코로나는 살아있다

코로나는 살아있다

초판 1쇄 발행 2021년 7월 15일
2쇄 발행 2021년 7월 25일

편 저 | 이은혜

펴낸곳 | 북앤피플
대 표 | 김진술
펴낸이 | 김혜숙
디자인 | 박원섭
마케팅 | 박광규

등 록 | 제2016-000006호(2012. 4. 13)
주 소 | 서울시 송파구 성내천로37길 37, 112-302
전 화 | 02-2277-0220
팩 스 | 02-2277-0280
이메일 | jujucc@naver.com

ISBN 978-89-97871-53-7 03510

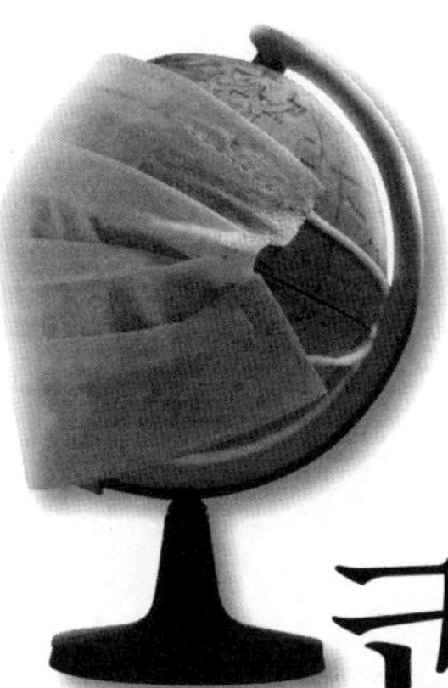

코로나는 살아있다

혼란과 희생을 딛고 미래를 향해

이은혜 편저

북앤피플

책을 펴내며

우리가 길을 나서는 이유는

이은혜

코로나19가 우리를 덮친 지 일 년이 넘었다. 사태 초기에 국민들은 보건당국의 정례 브리핑에 눈과 귀를 기울이며 가슴을 졸였으나, 매일 발표되는 신규 확진자 수와 사회적 거리두기에 지쳐서 점점 코로나에 무감각해지고 있다. 세계 10위의 경제대국이 백신 거지가 되고, 신규 확진자 수가 여전히 수백 명 수준임에도 강 건너 불구경하는 듯하다.

왜 이렇게 되었을까?

첫 단추를 잘못 끼웠기 때문이다. 해외유입 감염병에 대한 초기 방역의 절대 원칙은 해외유입을 차단하는 것이다. 그러나 현 정권은 자신들에게 협조적인 관련 전공자를 내세워 명백한 과학적 원리를 무시해버렸다. 그 결과 전 국민이 일 년 넘게 고통받고 있으며, 서민 경제가 파탄 지경에 이르렀다. 한때 전 세계에 자랑했던 K방역도 그 민낯이 드러났다. 그러나 모든 것이 비관적인 것은 아니다. 코로나 극복을 위해 노력하는 과정에서 대한민국의 저력을 경험할 수 있었고, 다음에는 어떻게 대응해야 할지 배웠기 때문이다.

정교모(사회정의를 바라는 전국교수모임)에는 약 7백 명의 전·현직 의대 교수들이 있고, 보건의료위원회에는 21명이 활동하고 있다. 코로나 일 년을 넘기면서 보건의료위원회에서 코로나 관련 기록물을 남기자는데 의견이 모아졌다. 우리는 출신 학교와 소속 대학이 다르고, 전공도 다르고, 연배도 다르고, 생각도 조금씩 다르다. 게다가 서로 얼굴도 모르는 사이다. 그럼에도 불구하고 서로 의기투합했고, (현실적인 사정으로 모든 위원이 참여하지는 못했지만) 마침내 출간을 하게 되었다. 비록 우리가 이 책에서 코로나19와 관련된 모든 이슈를 다루지는 못했지만, 대한민국의 의사로서 그리고 정교모 회원인 의대 교수로서 국민들을 위해서 미약하나마 해야 할 일을 해냈다는 것이 자랑스럽다.

이 책을 쓰게 된 가장 큰 동기는 코로나19에 대해서 국민들에게 정확한 사실을 알리기 위함이다. 의학도는 인체와 인간에 대한 과학적 진실을 추구하는 사람들이라 할 수 있다. 그런데 코로나19는 아직 진행 중이기 때문에 실체적 '진실'은 아직 명확하게 밝혀지지 않았지만 우리가 지난 일 년 동안 겪은 많은 일들이 객관적 '사실'로 존재한다. 그러므로 과도한 음모론이나 비과학적·반(反)의학적 선동에서 벗어나, 객관적인 자료를 기반으로 합리적인 견해를 기록하고자 노력했다.

첫째, 단순한 확진자 수에서 탈피하여 우리나라에서 코로나19 사태의 발생과 이에 대한 대응의 흐름을 전반적으로 분석했다. 확진자 수는 검사자 수와 관련이 있어 검사를 적게 하면 확진자 수가 감소하고, 검사를 많이 하면 확진자 수가 증가한다. 그러나 최근까지도 상당수의 국민들은 이러한 사실을 알지 못하고 있다. 또한, 확진자 수보다 더 중요한 것은 사망자 수임에도 불구하고, 방역 당국은 그동안 확진자 수만 강조하면서 코로나19의 위험성을 부풀린 채 전 국민에게 과도하게 단체 기합을 시킨 면이 있다. 방역조치와 유증상 환자들에 대한 적절한 격리치료가 반드시 필요하고 매우 중요하지만, 지나치게 국민들의 인내를 강요하거나 개인의 자유와 기본권을 침해한 점은 많이 아쉽다. 그래서 1부에서는 코로나19 바이러스의 특징을 시작으로, 확진자와 사망자 추이를 통해서 국내 유행을 분석하고 코로나19의 위험성을 평가했으며, 집단감염 사태를 분석함으로써 K방역을 평가했고, 사회적 거리두기가 감염재생산지수라는 과학적 근거를 제대로 반영했는지 살펴보았으며, 국내 상황에만 매몰되지 않기 위해서 주요 국가의 코로나 상황을 비교했다. 또한, 질병관리청이 매일 발표하는 다양한 수치들이 정확하고, 투명하고, 일관성이 있는지 살펴보았다.

둘째, 정부가 엄청나게 자랑하고 홍보했던 'K방역'을 객관적인 사실을 바탕으로 검증하고자 했다. 우리의 방역정책 중에서 잘한 것은 무엇이고, 잘못한 것은 무엇인지 정확한 사실을 알리고자 했다. 그래서 2부에서는 방역 당국과 정부의 정책을 분석했고, 특히 대만의 방역정책과 비교했다. 감염병예방법을 이용하여 전 국민을 지나치게 통제한 것은 아닌지 살펴보았고, 백신 수급상황을 정리해보았다. 그리고, 앞으로 어떤 대책을 세워야 하는지 질병관리청의 정책적인 추진 방향성에 관한 제언을 추가했다.

셋째, 코로나19라는 감염병의 전반적인 임상양상과 경과 등을 알림으로써 국민들이 가지는 불필요하거나 과도한 공포를 덜어주고자 했다. 일반인들에게 이런 내용까지 미주알고주알 알리는 것이 적절한지 약간 고민도 했지만, 유튜브나 SNS에 사실이 아닌 내용이 가끔 올라오기에 이에 대한 필자들의 견해를 알려주고자 했다. 그래서 3부는 실시간 RT-PCR 검사를 비롯한 코로나19 검사법의 원리를 설명했으며, 코로나19

의 증상 등 임상양상과 대략적인 치료방향을 설명했고, 백신과 치료제의 개발에 대한 개괄적인 내용을 다루었으며, 국민들의 관심이 집중된 다양한 종류의 코로나19 백신들의 작용기전을 설명했다. 또한, 우리가 처음 당했던 코로나 대유행인 대구·경북사태의 성공적인 마무리를 복기하는 의미에서 생활치료센터와 대구시의사회의 역할을 다루었다.

4부는 올바른 마스크 사용법과 손위생 방법, 고위험군에 대한 권고사항 등 코로나19와 관련된 우리의 일상생활에 대해서 다루었으며, 포스트 코로나 시대에 우리나라의 의료제도에 대한 고민을 담았다. 마지막 5부에서는 코로나가 우리 생활에 미친 영향과 그로 인한 변화에 대해 다루었다. 대학병원 병동의 상황, 비영리 의료봉사단체의 활동, 의사의 일상생활뿐만 아니라, 코로나로 인한 죽음과 코로나와 관련된 우울감을 다루었다.

대한민국의 대학병원 의사들의 일상은 정말 바쁘다. 그래서 코로나19가 정말 자연적으로 생긴 바이러스인지, 백신 임상실험을 제대로 수행한 것인지 등등 궁금하기는 하지만 코로나 관련 전공 교수들은 그들 나름대로, 다른 교수들도 그들 나름대로 매일매일의 진료와, 항상 옆에 끼고 가르쳐야 하는 전공의와 학생들이 있으니 이런 분야에 관심을 두기가 쉽지 않다. 대부분의 의대 교수들이 자기 분야 논문도 읽을 시간이 부족하므로 전공도 아닌 코로나 관련 논문을 찾아서 읽고 연구하는 것이 쉽지 않다는 것을 이해해주면 좋겠다. 그리고 백신을 맞는 것이 좋은지, 어느 백신이 더 효과가 좋은지 우리도 궁금하기는 하지만 교수를 포함한 모든 병원직원들은 이번 백신 파동에서는 자기결정권이 없었기 때문에 고민해봐야 소용이 없는 것이 현실이다. 이렇게 쓰고 보니 의대 교수가 참으로 하찮은 존재로 느껴지기도 한다.

이 책의 집필진은 대부분은 코로나 환자를 직접 치료하지는 않지만, 각자 영역에서 다양하게 코로나의 영향을 받고 있다. 따라서 의학도로서 코로나를 바라보는 시각에 대하여 글을 썼다. 나름대로 열심히 정보를 수집하고 생각을 정리하여 글을 썼지만, 코로나19는 아직도 진행 중인 질병이므로 지금 맞다고 생각한 것이 사태가 종료되고 시간이 흐른 뒤에는 틀린 것으로 밝혀질 수도 있다. 그러므로 현 상황에서 사실에 접근하기 위해 최대한 노력했으나, 이 책에서 다루는 내용이 100퍼센트 완벽하지 않을 수 있다는 점을 밝힌다. 대체로 의대 교수들은 틀리는 것을 극도로 두려워하기 때문에 어지간히 자신이 없으면 나서지 않는 경향이 있는데 그럼에도 불구하고 우리가 이 책을 낸 이유는 국민들에게 객관적인 '사실'을 알려야 한다는 사명감이 있었기 때문이다. 그리고, 극소수를 제외한 대부분의 대한민국 의사들은 코로나19 방역정책과 의료정책 결정과정에서 완전히 소외되고 있기에 뭔가 목소리를 내고 싶기도 했다.

코로나는 메르스와 달리 공식적인 종식선언이 불가능하다고 본다. 신규 확진자를 0명으로 만드는 것이 불가능하기에 코로나19는 약간 특이한 형태의 호흡기 감염병으로 우리 곁에 계속 머물 것으로 예상된다. 그러므로 이제는 코로나와 같이 살아가는 방법을 모색해야 한다.

필자의 개인적인 결론은, 마스크 착용과 손위생을 철저하게 하면서 이제 일상으로 돌아가야 한다는 것이다. 코로나 특효약은 아직 개발되지 않았지만, 그간의 경험을 통해서 어떻게 치료해야 하는지 알아냈고 그 결과 치사율이 감소하고 있다. 한편, 사회적 거리두기가 장기화되면서 경제위축과 교육공백 등의 부작용이 심각하게 나타나고 있기 때문에 사회적 거리두기가 아니라 개인적 거리두기로 전환해야 한다. 반면에, 누구나 원하면 코로나검사를 받을 수 있도록 접근성을 높이되, 확진자를 비난하거나 집단감염을 마녀사냥하지 않는 성숙한 의식이 필요하다. 코로나백신의 안전성 문제가 아직 해결되지 않았으므로 집단면역을 무리하게 추진하기보다는, 폐렴백신이나 독감백신처럼 고위험군을 중심으로 접종하되 개인의 자유의지를 존중해야 한다. 감염병 환자의 진료는 공공병원만의 몫이 아니고 민간병원도 당연히 같이 하는 것이므로, 정부는 공공병원과 민간병원을 차별하지 말고 공정하게 지원해야 한다. 따라서 감염병 전담병원이라는 하드웨어를 새로 장만하는데 치중하기보다는 '감염병 환자의뢰체계'라는 소프트웨어를 정착시켜야 효율적 운영과 감염병 대응성을 모두 충족시킬 수 있다.

이번에는 부족했지만 다음에 다른 신종 감염병이 닥친다면 그때는 정치 논리보다는 과학적 근거에 충실한 방역정책과 좀더 보완된 의료제도와 좀 더 합리적인 국민행동을 통해서 고통의 시간이 짧아지기를 기대해본다. 그러나 인간이 질병을 통제하고 완벽하게 관리할 수 있다는 것은 근자감(근거 없는 자신감)이다. 의학기술이 눈부시게 발전했지만 암, 감염병, 만성질환 등 그 어느 것도 정복하지 못하고 있다. '질병은 하늘이 고치는 것이고 의사는 그 과정을 도울 뿐이다'는 말이 있듯이 우리는 질병 앞에서 겸손해야 한다. 그런 의미에서 이 책이 우리 대한민국의 미래에 조금이나마 기여할 수 있다면 큰 기쁨과 보람을 느낄 것이다.

마지막으로, 코로나병동에서 숨막히는 레벨D 방호복을 입고 간호사의 역할뿐만 아니라 간병인과 가족의 역할까지 해내느라 몸과 영혼을 바치고 있는 수 많은 간호사들에게 깊은 감사와 따뜻한 격려의 말을 전한다.

2021년 현충일에

추천사

'코로나는 살아있다'

박영아

(명지대학교 교수, 정교모 사무총장)

2019년 12월 31일 중국 보건 당국이 우한시에서 폐렴 사례가 잇따라 발생하고 있다고 세계보건기구에 보고한 후, 지난 1년 반 동안 세계는 한 번도 경험해보지 못한 감염병을 겪고 있다. 2021년 6월 5일 기준으로 1억 7천 3백만 명이 감염되었고, 372만 명이 목숨을 잃었다. 그뿐 아니라 lock down으로 인한 전면적 경제활동 중단, 이동 및 집회 금지, 마스크 착용 의무화, 감염경로 추적을 위한 개인정보 공개 등 개인의 자유와 인권이 심각하게 제한되고 있으며, 국가와 보건 당국은 엄청난 권한으로 개인의 삶을 통제하고 있다. 그전에는 상상조차 할 수 없었던 상황이지만 이제는 현실로 받아들이고 적응하여 살고 있다.

이 감염병의 정체는 무엇이며, 어디서 왔는가? 우한시에서 발생했기에 초기에 '우한폐렴'이라고 불렸던 이 감염병은 세계보건기구의 예외적인 권고에 따라, 2019년에 발생한 신종코로나 바이러스로 인한 감염병을 의미하는 'COVID-19'으로 명명되었으며, 우리나라에서는 간단히 코로나19로 불리고 있다.

우리 국민들은 지난 1년여 동안 매일 발표되는 확진자 수에 촉각을 기울이며, 나와 내 주변의 건강과 안전에 노심초사하였다. 그러다가 2020년 11월 미국에서 개발된 백신이 긴급 사용 승인을 받았다는 소식에 우리 국민들은 정부의 백신수급과 접종계획을 애타게 기다렸다. 그러나, 2021년 2월에야 비로소 접종이 시작되었고 2021년 6월 7일 현재 전 국민의 약 10퍼센트만 1차 접종을 마쳤을 정도로 백신접종 후진국으로 전락했다.

그럼에도 불구하고 코로나19로 불리는 우한폐렴의 어두운 터널의 끝이 보이기를 여전히 희망하고 있는 이 시점에, 사회정의를 바라는 전국교수모임(정교모)의 보건의료위원회 교수들이 《코로나는 살아있다》를 출간한 것은 매우 의미 있는 일이다.

이 책은 코로나19라는 질병과 방역 그리고 진단과 치료에 이르기까지 여러 분야를 망라하여 국민들이 알고 싶어하는 내용을 자세하게 그리고 정확하게 이야기하고 있다.

또한, K방역이라는 이름으로 세계 최고라며 홍보해 온 대한민국의 방역정책의 진실을 통계 자료와 국제 비교를 통해서 파헤치고 있으며, 방역이라는 이름으로 국민의 기본권이 지나치게 짓밟힌 것을 지적하고 있다. 세계 최하위 수준으로 늦어진 백신접종의 문제점과 허황되게 매달렸던 백신의 자체 개발 시도에 대해서도 비판적으로 검토하고 있다.

가장 감동적인 이야기는 임종 순간마저도 인간적 존엄에서 소외된 코로나 환자를 위하여, 대구가톨릭대학교병원이 음압병실 1개를 임종실로 마련하여 환자와 방호복을 입은 가족들이 의미 있고 따뜻하게 마지막

시간을 나눌 수 있도록 한 것이다.

이 책을 통해서 우리 국민들이 코로나19 대유행기간 동안 일어났던 일들을 차분히 돌아보고, 향후 만에 하나 새로운 감염병이 유행하는 일이 생기더라도 진단과 치료, 백신접종 등 감염병과 싸워서 이기기 위해서 우리가 어떻게 해야 하는지를 깨닫는 이정표가 되기를 바란다. 집필을 위해 수고하신 정교모 보건의료위원회의 이은혜 교수를 비롯한 모든 집필진에게 감사드린다.

끝으로 열악한 환경에서 코로나 환자들의 치료에 매달리고 있는 많은 의사와 간호사 등 병원 관계자들에게 감사의 마음을 보내며, 코로나19로 희생된 모든 분들의 명복을 빕니다.

추천사

코로나19의 모든 것이 담겨 있다

서 민

(단국대학교 의과대학 기생충학교실 교수)

K방역. 지난 1년 반 동안 지겹게 들은 단어입니다. 한동안 정부는 K방역이 세계의 표준이 될 것이라 떠들었지요. 그런데 하도 들었더니 이제는 K로 시작하는 용어들을 혐오하게 됐고, 심지어 K팝이란 단어에도 얼굴이 찡그려질 정도입니다. 그런데 K방역은 정말 그리도 위대한 것이었을까요? 여기에 대해 의견을 내봤자 진영 논리로 폄하되기 일쑤지만, 그래도 의사들은 보다 객관적인 평가를 할 수 있을 겁니다. 순천향대 이은혜 교수를 비롯해 19명의 집필진이 《코로나는 살아있다》를 펴낸 건 바로 이 때문입니다. 우리 정부의 방역정책에 대해 제대로 된 평가가 있어야 훗날 또 다른 전염병이 우리나라를 덮쳤을 때, 대응을 잘할 수 있을 테니까요.

우리나라는 전염병을 관리하는 데 있어서 유리한 조건을 가지고 있습니다. 국민들이 정부의 통제에 아주 잘 따라준다는 것이죠. 통계에 따르면 우리나라의 마스크 착용 비율은 93퍼센트로, 세계 1위였습니다. 마스크 착용 의무화를 인권 침해라 여기는 프랑스, 독일, 영국, 미국 등은 착용률이 50퍼센트도 안 되는 것과 비교해보면, 우리 국민들이 열심히 마스크를 착용하는 것은 경이로울 정도입니다. 마스크를 안 썼다는 이유로 다른 사람을 폭행하는 일이 종종 벌어지는 나라도 우리밖에 없을 것 같습니다. 그뿐인가요? 5인 이상 집합금지도 어찌나 잘 지키는지, 어기는 업소가 있으면 손님들이 즉각 신고한다네요. 확진자를 접촉하거나 해외에서 입국하는 분들이 거쳐야 하는 자가격리도 기꺼이 따릅니다. 인구 대비 확진자 수나 사망자 수를 기준으로 한다면, 우리나라가 방역모범국이 되는 건 너무도 당연한 일입니다.

자, 국민들이 이렇게 잘 해줬다면 정부도 자신의 역할을 제대로 해줘야 합니다. 비정상적인 통제로 인해 국민들의 삶이 날로 피폐해지는 상황이 하염없이 계속되어서는 안 되잖아요? 그런데 우리 정부는 그 일을 잘 해내지 못했습니다. 코로나 유행 초기에 꼭 필요했던 중국발 입국 금지 조치를 하지 않았고, 코로나 확산을 막는 데 꼭 필요한 마스크 수급도 초기에는 실패했습니다. 이제는 지나간 추억이 됐지만, 마스크를 사기 위해 긴 줄을 섰던 기억, 다들 있지 않습니까? 게다가 우리 정부는 방역의 마지막 조치인 백신을 구하는 데에도 게을렀습니다. 사정이 이런데도 우리가 K방역을 소리높여 외치는 게 맞는 것일까요? 감염자가 거의 없다시피 한 대만이나 뉴질랜드는 물론이고, 백신접종률이 높아 세계에서 가장 먼저 마스크를 벗은 이스라엘이 어이없어 할 것 같네요.

이 책의 필자들도 K방역이란 이름 하에 이루어진 우리나라의 방역정책을 성토합니다. 바이러스가 진보와 보수를 가리지 않듯이, 방역정책은 정치적 입장과 무관해야 하지요. 네 편이냐 내 편이냐에 따라 방역의 기준이 달라진다면, 누가 정부 정책을 따르겠어요? 하지만 우리 정부의 방역정책은 이런 당연한 원칙을 지키지 않았습니다. 8월 15일 사랑제일교회가 주최한 광화문 집회에 대한 마녀사냥이 그 대표적인 예였지요. 그 시국에 대규모 집회를 한 것은 분명 잘못이지만, "국내 확진자가 증가하기 시작한 시기는 광화문 집회 3일 전인 8월 12일부터"였다는 사실로 보아 그즈음 확진자가 폭증한 것을 모조리 광화문 집회 탓으로 돌리는 것은 민망한 일이었습니다. 같은 날 인근에서 민주노총 집회가 있었던데다, 정부가 내수경기 침체를 극복한답시고 외식 상품권을 뿌리는 등 방역에 역행하는 정책을 폈으니까요. 게다가 11월부터 시작된 3차 유행마저 8·15 집회 탓을 하는 것은 방역이 정치화됐다는 또 다른 증거입니다. 이 책에서는 각종 통계 자료를 동원해 정부의 주장을 반박하고 있는데요, 읽다 보면 정치적 입장에 무관하게 '정부가 무리수를 뒀구나'는 점을 수긍할 수 있을 것입니다.

그런데 이 책이 정부 정책을 성토하는 데만 그치는 것은 아닙니다. 코로나19의 정체부터 시작해서 치료제와 백신에 대해 알려주는 것은 물론, 질병관리청을 비롯한 의료시스템이 향후 어떻게 바뀌어야 하는지, 코로나 이후 미래는 어떻게 되는지에 대해서도 전문가적 식견에 걸맞는 고급 정보들을 전달해 줍니다. 흡연이 코로나19 사망률을 높이는 위험인자라는 것만 알아도 본전은 뽑지 않을까 싶네요. 시중에 나와 있는 코로나19 책이 몇 권 있지만, 이보다 더 알차게 쓰여진 책은 없다고 자신합니다. 뜻있는 독자들과 정부 관계자분들에게 일독을 권합니다.

누적 확진자 수가 146,859명이 된 2021년 6월 11일

차례

III. 진단과 치료

IV. 달라진 일상생활

V. 의사도 코로나는 처음인데요

I

한 번도 경험해 보지 못한 감염병

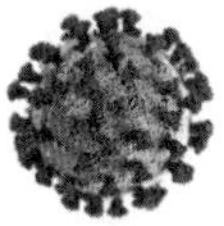

코로나19 바이러스의 특징 및 변이

신정임

2019년 12월 중국 우한에서 처음 발생한 것으로 알려진 코로나19 바이러스는 우리나라를 포함해 전 세계적인 팬데믹(pandemic) 양상으로 번졌으며 2021년 2월 말 현재 우리나라에서도 1,500명 이상, 전 세계적으로 250만 명 이상의 사망자가 발생했다. 전대미문의 감염병의 전파 가능성을 차단하기 위한 거리두기, 마스크 쓰기, 이동·모임·시간 제한 등의 선제조치로 인해 각국의 사회·경제적 손실이 눈덩이처럼 불어났고, 개인들의 정신적인 고통도 가중되고 있다. 다행히 코로나 바이러스 감염을 예방하는 백신들이 속속 개발되어 2020년 말부터 접종되기 시작했고, 우리도 다른 나라들에 비해 많이 늦기는 했지만 2월 하순부터 백신접종을 시작했다. 그러나 효과와 부작용에 대한 우려가 완전히 불식되지 않고 있는 실정이다. 게다가 전 세계적으로 코로나19 바이러스 변이주(株) 발생이 계속 보고되고 있고, 현재의 백신의 예방 효과가 이들 변이주 바이러스에 대해서는 제한적일 수 있다는 우려도 나오고 있다.

코로나19 바이러스는 지질막 성분의 외피(envelope)를 가진 positive

single-stranded RNA virus로 '베타 코로나 바이러스'의 일종이다. 크기가 120~160나노미터(nm, 십억분의 1미터=백만분의 1밀리미터)이며, 대개 비말(침방울)을 통해 사람 간에 전염(person-to-person transmission)된다. 공기 전파의 가능성을 시사하는 연구 결과도 발표되었으나 아직 확실하지 않다. 대변이나 소변 등 비(非) 호흡기 분비물에서도 코로나19 바이러스가 배양되었다는 보고가 있지만 실제로 대변이나 소변을 통한 전파가 일어날 수 있는지는 명확하지 않다.

[그림 1] 코로나19 바이러스의 돌기단백질과 인체 세포의 ACE-2 수용체 및 TMPRSS2의 모식도

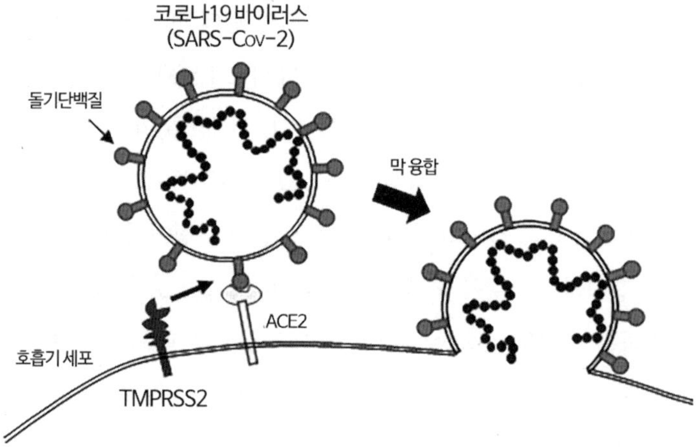

코로나19 바이러스는 외피에 돌기단백질(spike [S] protein)이 있는 것이 특징인데, 돌기단백질이 인체 세포 표면의 ACE(Angiotensin Converting Enzyme, 안지오텐신 전환 효소)-2 단백질을 인식하여 ACE-2 단백질을 가진 세포(호흡기 세포 등)에 붙어서 인체 세포 내로 침입한다. 즉, 돌기단백질이

인체 세포 표면에 있는 ACE-2 수용체에 결합하면, 그 옆에 발현되어 있는 세린 단백질 분해효소(serine protease)인 TMPRSS2가 코로나19 바이러스 표면에 있는 돌기단백질의 S1/S2 부위와 S2 부위 사이를 절단하고, 그 후에 바이러스와 인체 세포의 융합이 일어나서 바이러스가 세포내로 들어오게 된다[그림 1].

인체 세포 내에서 바이러스의 복제가 일어나고 이로 인해 결과적으로 세포 파괴 및 염증 반응이 생기면서 폐렴 증상이 생기게 된다. 이 증상을 초기에 '우한 폐렴'이라고 불렀다. 유전자 분석 결과 이번 바이러스는 2003년 유행했던 '사스코로나 바이러스(SARS-CoV)' 및 박쥐에서 분리된 여러 사스코로나 유사 바이러스(SARS-like CoV)들과 비슷한 것으로 판명되어 학계에서는 이를 '사스코로나 유사 바이러스2(SARS-CoV-2)'라고 명명했고, 이로 인한 질환을 '코로나바이러스감염증-19(COrona VIrus Disease in 2019, COVID-19)'라고 명명했다.

코로나19 바이러스는 RNA를 유전자로 갖고 있어서 유전자 간 재조합과 변이가 빈번하기 때문에 변이주가 많이 발생하는 것이 특징이다. 이를 미생물학적으로 설명하면, RNA 복제효소에 수정 기능이 없기 때문에 RNA 유전자를 복제할 때 변이가 쉽게 발생한다는 것이다. 또한 유전자 변이 과정에서 사람을 더 쉽게 감염시킬 수 있는 변이주가 만들어지면 이것이 또 하나의 대표적인 바이러스 유형으로 자리잡게 된다는 것이다. 국제보건기구(WHO)의 기준에 따르면, 코로나19 바이러스는 현재 7개 유형, 즉 S(ORF8: L84S), V(ORF3a: G251V), L(ORF8: S84L), G(S: D614G), GH(S: D614G + NS3: Q57H), GR(S: D614G + N: G204R) 및 O(others, 기타)로 분류되어 있다. 최근에는 남아프리카에서 보고된 변이주(S: E484K 및 기타 변이), 영국 변이주(S: N501Y 및 기타 변이), 브라질 변이주(S: K417T 및 기타 변이), 스페인 변이주(S: A222V 및 기타 변이) 등의 발생이 보고되고 있다. 변이주의 출현은 이미 만들어진 백신을 무용지물로 만들어 버릴 수도 있다. 예를 들어 노바백스 백신은 기존의 여러 유형에는 89.3퍼센트 정도로 효과가 있지만 남아프리카 변이주에서는 효과가 49.4 퍼센트로 급감하며, 모더나 및 화이자 백신도 이들 변이주에 대한 효과가 상대적으로 낮다고 한다. 이를 보면 앞으로도 더 많은 종류의 코로나19 바이러스 변이주가 발생하여 바이러스 억제에 어려움을 줄 수 있지 않을까 생각된다.

조금 다른 이야기인데, 사태 초기에 우리나라뿐만 아니라 세계 각국이 코로나19 바이러스에 의한 폐렴을 '우한 폐렴'이라고 불렀다. 그러나 질병 이름에 특정 국가나 지명을 붙여서는 안 된다는 WHO 권고에 따라 'COVID-19'로 명명되었고, '우한 폐렴'이나 '중공 바이러스 폐렴' 등의 용어는 더이상 사용하지 않게 되었다. 그런데 WHO는 변이 바이러스에 대해서는 남아프리카 변이주, 영국 변이주, 브라질 변이주, 스페인 변이주 등 지명이나 국가 명칭을 사용하고 있다. WHO같은 국제기구가 동일 질병에서 이런 식으로 일관성이 없는 태도를 보인다니 좀 의외다.

국내 코로나19 바이러스 유행 추이는 신규 발생 확진자 수와 바이러스 유형에 따라 대략 5개 기간으로 나누어 볼 수 있다[그림 2].

제1기는 국내에서 첫 확진자가 보고된 2020년 1월 중순부터 2월 중순까지다. 이때는 중국에서 유입된 감염자 및 이들을 통한 국내 감염이 개별적, 산발적으로 나타난 시기이며 국내 초기 감염의 주된 바이러스 유형은 S형으로 알려져 있다. 참고로, 중국 우한에서 최초로 보고된 바이러스의 유형은 S형과 V형이었다.

[그림 2] 코로나19 최초 1년간 국내발생 현황(2010. 1. 20~2021. 1. 25)

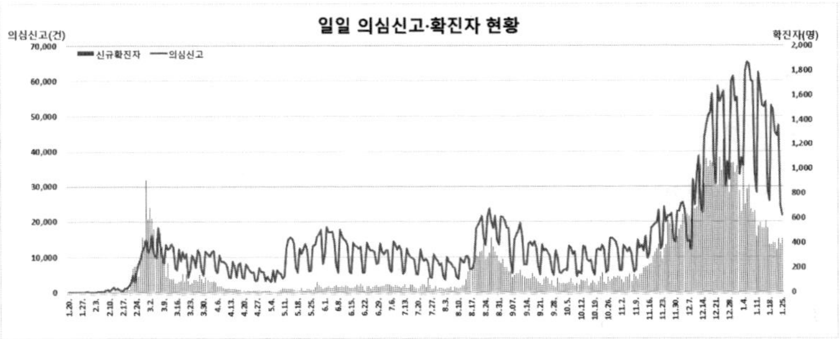

출처: 질병관리청 보도자료(2021. 1. 25)

제2기는 2020년 2월 중순 대구신천지교회 관련 대규모 집단발생이 보고된 시점부터 5월 초순까지로 볼 수 있다. 대구·경북 지역에서 젊은 층을 대상으로 대규모의 확진자가 발생한 시기이며 바이러스 유전자 분석 결과 대부분이 V유형으로 보고되었다.

제3기는 2020년 5월 초 황금연휴 기간에 용인 66번 확진자의 동선이 이태원에 위치한 성소수자 클럽을 다녀간 수천 명의 동선과 겹치면서 이들 간의 접촉으로 수도권에서 감염자가 계속 발생한 8월 중순까지다. 이태원클럽 관련 확진자들과 부천 소재 물류센터 관련 확진자들을 포함하는 333명의 검체에서 바이러스 유전자를 분석한 결과 대부분 GH 유형으로 밝혀졌다. 참고로, 중국에서 발생한 코로나19 바이러스는 유럽으로 전파되었다가 미국으로 전파된 것으로 보이며, 2020년 3~4월 이후 유럽과 미국에서 확인된 코로나19 바이러스의 대부분은 GH유형이다. 그러므로 이태원클럽 관련 코로나 바이러스의 대부분이 GH유형이라는 것의 의미는 제2기에 유행했던 V유형이 자체적인 변이를 거쳐 GH유형으로 변이되었다기보다는, 미국과 유럽에서 유행하던 GH유형의 바이러스 감염자가 해외에서 유입되었고 이들이 이태원클럽을 방문한 것이 제3기의 시발점이 되었을 가능성이 다분하다.

제4기는 제3기에 발생한 감염자들에 의해 지역감염이 본격화된 2020년 8월 중순부터 11월 초까지다. 이 기간 확진자들의 유전자형은 대부분 GH유형으로 밝혀진 것이 그 근거다. GH유형은 기존 V나 S유형보다 감염력은 6배 정도 높지만 치사율이 더 높지는 않은 것으로 알려져 있다.

제5기는 2020년 11월 중순부터 2021년 초 현재까지다. GH유형이 대부분인 것으로 알려져 있는 가운데 GR유형도 탐지되고 있다.

다행히 지금까지 보고된 코로나19 바이러스 유형들은 현재 개발된 백신 및 (항체)치료제에 민감한 것으로 알려져 있다. 코로나19 바이러스의 변이주는 앞으로도 계속 생성될 것으로 추측되지만 이에 대처하는 인간의 과학적 지식과 기술도 상응하여 계속 발전할 것이기 때문에 변이주 바이러스를 제어하는 방법도 추가적으로 개발되리라 생각된다. 현재 유효성이 기대되는 백신 및 치료제의 국내 도입이 유행 1년을 넘긴 전대미문의 유행병을 억제하는 유효한 방법이 되기를 기대한다.

확진자 수 추이를 통해서 본 국내 유행의 분석 및 평가

이은혜

국내에서 코로나19 확진자가 처음 발생한(보고된) 2020년 1월 20일부터 2021년 2월 말까지 약 13개월 동안의 확진자 수와 실시간 RT-PCR 검사자 수 추이를 보면, 확진자 규모와 검사자 규모 간의 연관성을 파악할 수 있다[그림 1]. 그동안 있었던 세 차례 대유행은 서로 다른 양상을 보여주는데 이것은 코로나19의 변이에 따른 감염력의 변화와 관련이 있다. 참고로, 그래프에서 검사자 수는 '신규 검사자 수'이고, 동일인이 반복해서 검사한 것은 반영되지 않았다. 즉, 검사자 수는 검사 건수와 동일하다.

1차 유행

2020년 2~3월 대구·경북 1차 유행 때는 그 전 시기에 비해서 검사자 수가 증가하기도 했지만, 검사자의 규모에 비해서 확진자의 규모가 상당히 컸다. 그 이유는 특정 종교단체(신천지)의 독특한 집회 방식이 코로나19의 전파를 용이하게 했고, 따라서 이 단체를 중심으로 집단감염이 발생한 상황에서 검사 대상을 제대로 특정했기 때문이다.

[그림 1] 코로나19 신규 확진자 수와 실시간 RT-PCR 검사자 수 추이(2020. 1~2021. 2)

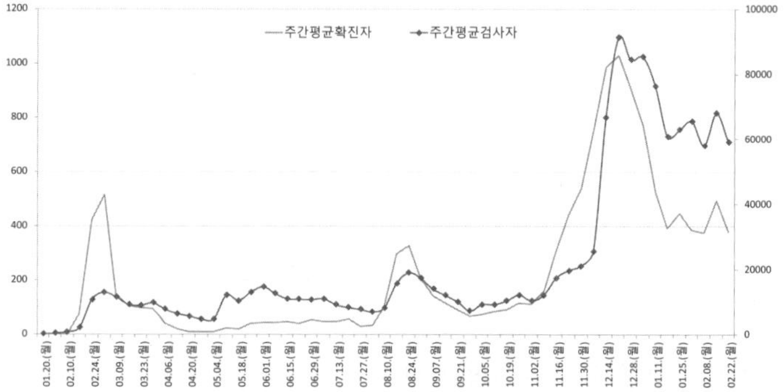

방역 당국은 대구신천지교회의 신도 명단을 입수하여 전수검사를 시행했는데, 사실 이러한 조치는 그 당시의 '사례정의'를 위반하는 것이었다. 2020년 2월 20일 개정된 사례정의 제6판에 의하면 확진자와 접촉했더라도 증상이 없는 경우는 검사대상이 아니었다[그림 2]. 개정 다음 날인 2월 21일 방역 당국은 신천지 신도들의 명단을 확보하여 유선으로 증상 유무를 확인한다고 발표했지만 실제로는 순서의 차이만 있었을 뿐 증상 여부에 상관없이 모든 신도를 대상으로 검사했다. 즉, 그 당시 사례정의에 의하면 무증상자는 검사대상이 아니었음에도 불구하고 방역 당국이 스스로 사례정의를 무시하고 검사를 강행한 것이다. 돌이켜보면 이미 이때부터 전수검사를 마녀사냥의 무기로 활용했다고 볼 수 있다.

[그림 2] 코로나바이러스감염증-19 사례정의, 제6판(질병관리청 2020. 2. 20)

코로나바이러스감염증-19(코로나19)는 임상양상, 역학적 특성에 대한 정보가 구체적으로 밝혀질 때까지 '제1급감염병 신종감염병증후군'을 적용하여 대응

▮ 사례정의(2020.2.20. 기준)

□ 확진환자(Confirmed case)

- 임상양상에 관계없이 진단을 위한 검사기준에 따라 감염병 병원체 감염이 확인된 자
  ※ 진단검사 : 코로나바이러스감염증-19 유전자(PCR) 검사, 바이러스 분리

□ 의사환자

- 중국(홍콩, 마카오 포함)을 방문한 후 14일 이내에 발열(37.5 ℃ 이상) 또는 호흡기증상(기침, 인후통 등)이 나타난 자
- 확진환자의 증상발생 기간 중 확진환자와 접촉한 후 14일 이내에 발열(37.5 ℃ 이상) 또는 호흡기증상(기침, 인후통 등)이 나타난 자
- 의사의 소견에 따라 입원이 필요한 원인미상 폐렴인 자

□ 조사 대상 유증상자

- 코로나바이러스감염증-19 발생 국가 · 지역* 방문 후 14일 이내 발열 또는 호흡기증상(기침, 인후통 등)이 나타난 자
  * 질본 홈페이지에 공지하며, 수시 변동가능
- 의사의 소견에 따라 코로나바이러스감염증-19가 의심되는 자

▮ 신고 대상 (2020.2.20. 기준)

확진환자, 의사환자, 조사대상 유증자

사실은 전수조사가 마녀사냥일 이유가 없다. 코로나19는 무증상 감염 및 전파가 가능하므로 역학적 연관성이나 증상이 없더라도 본인이 원하면 검사를 받을 수 있어야 하고, 상황적으로 필요하면 검사를 할 수 있어야 한다. 그런데도 전수검사가 마녀사냥이라는 오명을 쓰게 된 것은 그 당시의 사례정의 자체가 문제였기 때문이다. 대구·경북 사태가 시작되기 전, 국내 4번째와 18번째 확진자가 무증상이었고 해외(독일)에서도 무증상 감염이 보고되었으나 질병관리청(당시 질병관리본부)은 "해열제 복용등으로 인한 오류"라고 주장했다. 2020년 1월 29일 정례 브리핑에서도 무증상 감염 가능성을 일축했다가, 2월 3일에야 보건복지부가 무증상 감염을 인정했다. 그러면서도 2월 20일 개정된 사례정의에는 이를 제대로 반영하지 않았다. 방역 당국이 코로나19의 무증상 전파 가능성을 '공식적으로' 인정한 것은 그로부터 한참 후인 3월 15일이었다(파이낸셜뉴스2020. 3. 17).

대구·경북 사태 당시 질병청은 코로나19의 무증상 감염이나 전파를 인정하지 않은 상태에서 증상이 없는 신천지 신도들에게 검사를 강요했고 실제로 전수검사를 완료했다. 그러면서 그 외의 사람들에게는 사례정의를 엄격하게 적용했는데 방역 당국의 이런 일관성 없는 태도가 일선의 의료기관을 어떤 식으로 혼란에 빠트렸는지를 보여주는 생생한 실례가 이 책의 제5부에 실려 있다("전공의가 코로나에 걸렸어요").

책상에만 앉아 있는 공무원은 절대로 현장을 알 수 없다. 그런데도 질병청의 고위 공무원들은 현장에 가 보지도 않은 채, 일선에 있는 의사들의 목소리를 일축하면서 메르스 매뉴얼에 집착했다. (코로나 사태 초기의 사례정의는 메르스 상황을 기반으로 만들어졌다) 너그럽게 본다면, 정은경 질병관리청장(당시 본부장)이 대구에 직접 내려갈 수 없었던 이유는 정례 브리핑 내용을 이해하고 무게감 있게 발표할 수 있는 다른 의사가 질병청 내에 없었기 때문이다. 코로나 사태가 장기화되어 정례 브리핑이 완전히 일상화된 후부터는 행정고시 출신 고위 공무원들도 정례 브리핑에 나서고 있지만, 사태 초창기인 당시만 해도 의사 출신이 아닌 '그냥' 공무원이 국민을 상대로 코로나 브리핑을 한다는 것은 상상하기 힘들었다. 바꿔 말하면 전 국민이 그 정도로 정은경 청장을 신뢰하고 따랐다는 것이고, 다른 한편으로는 질병과 방역에 무지한 비(非)보건의료인 출신들이 질병청 고위직의 대부분을 꿰차고 있었다는 이야기다. 이것이야말로 '국민의 생명을 담보로 한 밥그릇 챙기기'가 아닐까? 상명하달과 복지부동이라는 공무원 문화를 고려할 때, 책임자가 직접 현장에 가서 상황을 판단하고 명령을 내리는 것이, 중간관리자가 대신 가서 보고 상부에 보고한 후 책임자의 판단과 결정을 기다리는 것보다 훨씬 더 효과적이라는 점에서 질병청 고위직의 인적 구성은 여러모로 아쉽다.

결과적으로 보면 무증상 신도들을 검사한 것은 잘한 일이었다. 그런데 그 후도 여전히 문제였다. 대구·경북 사태가 수습되고 질병청이 공식적으로 무증상 감염을 인정한 후에도, 증상이 있는 '의심'환자들에게만 코로나19 검사를 급여로 인정(건강보험 적용, 즉 무료로 검사)했다는 점은 반드시 짚고 넘어가야 한다. 심지어 2020년 후반기에 요양병원 및 시설의 집단감염이 확산되어 선제적 전수조사를 시행하는 와중에도 입원자와 입소자의 검사비는 50퍼센트만 건강보험 요양급여로 지급했다(나머지 50%는 본인 부담). 코로나 사태 초기에는 증상이 없지만 검사를 받고 싶은 사람은 검사비 전액을 본인이 부담하겠다고 해도 검사를 받을 수 없었다. 당시만 해도 코로나19 검사는 일부 의료기관과 보건소에서만 가능했는데, 이들 기관은 질병청의 사례정의(원인 미상 폐렴이 의심되거나, 역학적 연관성이 있으면서 증상이 있는 경우만 검사 대상)를 따라야 했기 때문에 무증상인 사람들의 검사를 거부할 수밖에 없었다. 이처럼 방역 당국이 입으로는 무증상 감염을 인정하면서 행동으로는 무증상자의 검사를 못하게 막은 것은 이해할 수 없는 일이다. 만약 방역 당국이 코로나19의 무증상 전파 가능성을 공식적으로 인정한 3월 중순 이후부터라도 무증상자의 무료검사나 건강보험 급여를 허용했더라면 조기 발견을 통해서 지역사회 확산의 규모를 줄일 수 있었을 것이다.

방역 당국의 이런 꽉 막힌 선례는 2015년 메르스 사태 때도 있었다. 그 당시 삼성의료원 의사가, 메르스 의심 환자가 있다고 질병관리본부(질본)에 검체 검사를 요청했지만 사례정의에 맞지 않는다면서 검사를 거부하는 바람에 첫 번째 환자의 진단이 늦어졌고 그 사이에 여러 사람들이 감염되었다. 그런데 질본은 쏙 빠져나가고, 감염관리를 제대로 안 했다며 모든 죄(?)를 삼성의료원에 뒤집어씌워서 결국 이재용 부회장이 머리를 숙이며 대국민 사과를 하게 만들었다. 그런 점에서 방역 당국이 책상에 앉아서 만든 매뉴얼을 가지고 현장에 있는 의료진을 압박하는 것은 2020년에도 전혀 달라지지 않았다.

증상이나 역학적 연관성 여부에 상관없이 검사를 원하는 사람은 누구든지 자유롭게 검사를 받을 수 있게 된 것은 2020년 12월 14일 이후였는데, 이마저도 2021년 4월 현재 기준으로는 수도권에서만 가능하다. 이것은 방역 당국과 현 정권이 수도권 국민과 비수도권 국민을 차별한다는 뜻이다. 만약 방역 당국이, 수도권이 비수도권보다 확진자가 더 많이 발생하기 때문에 수도권에만 선별검사소를 운영한다고 해명한다면 그것은 앞뒤가 맞지 않는 말이다. 만약 방역 당국의 해명이 진실이라면 대면예배의 참석자 제한도 수도권과 비수도권에 차등적용해야 하는데 대면예배의 제한에는 수도권과 비수도권을 차등적용하지 않았기 때문이다. 자기들 입맛에 맞게 차별하거나 혹은 차별하지 않는 것, 이것이 코로나19 방역정책의 가장 큰 특징 중 하나다.

'신천지 마녀사냥'도 온당하지 못했다. 신천지가 이단이라는 것은 개신교계 내부에서나 중요한 이슈이지, 일반 국민들의 입장에서 보면 신천지는 그냥 '교회'일뿐이다. 대다수 국민들은 TV에서 연일 보여주는 신천지 신도들의 열광적인 집회 광경을 대하면서 이질감과 당혹감을 느꼈고 '교회=비이성적 집단', '코로나19=교회발 감염'이라는 인식을 갖게 되었다. 실제로 신천지 사태를 계기로 전국의 모든 교회는 코로나 고위험시설로 낙인찍혔다. 그러나, 의도하지 않게 감염되었다는 점에서 당시의 신천지 신도들은 피해자이며, 보호받아야 마땅한 대한민국 국민이다. 게다가 그들이 중국 우한 등의 해외여행력이 없음에도 불구하고 코로나에 감염된 근본적인 이유는 현 정권이 해외유입을 차단하지 않았기 때문인데 정책 오류에는 눈을 감은 채 신천지에 대한 마녀사냥이 난무했고, 전국이 신천지(나아가 개신교 전체)에 대한 비난으로 들끓었다. 그런데 일부 개신교인들도 신천지에 대한 비이성적 마녀사냥을 방관하거나 또는 동조했다. 신천지교회가 폐쇄를 당할 때 침묵했고, '이참에 아예 신천지가 없어졌으면 좋겠다'고 생각한 개신교인들도 있었다. 돌이켜보면, '종교의 자유'는 개신교 뿐만 아니라, 신천지 신도들에게도 보장되어야 하는데도 불구하고 개신교가 이를 외면했다는 점에서 개신교판 '내로남불'이었다.

대구·경북 사태가 진정된 후 방역 당국은 혈장치료제 개발을 위해서 완치자를 대상으로 혈장 공여자를 모집했는데 신천지 신도들이 혈장 공여에 적극적으로 참여했다. 그런데 신천지 신도들이 대규모의 혈장 공여를 두 차례나 했음에도 불구하고 방역 당국과 언론들은 그들의 명예를 회복시켜 주지 않았다. 신천지를 맹비난할 때와는 비교조차 할 수 없을 정도의 미미한 비중으로 "감사한다"고 했을 뿐이다. 그래서 대다수의 국민들은 신천지가 대구·경북 사태의 발화점이라는 것만 기억할 뿐, 신천지 신도들의 선행으로 많은 환자들이 치료에 도움받은 사실은 알지 못한다. 필자도 이 글을 쓰기 위해서 정례 브리핑의 보도참고자료를 들여다보기 전에는 신천지 신도들의 선행을 전혀 몰랐다.

대구·경북 지역을 중심으로 한 1차 유행은 약 한 달 만에 진정되었다[그림 3]. 2020년 2월 18일 최초 확진자(31번 확진자)가 발생했고 열흘 후인 2월 29일 하루에 무려 741명의 신규 확진자가 발생했으나 이를 정점으로 감소 추세를 보이기 시작하여 3월에는 확실하게 진정세를 보였고, 4월 중순 이후는 신규 확진자를 한 자리 숫자로 유지했다.

[그림 3] 대구 지역 당일 및 누적 확진자와 누적 사망자 수 추이

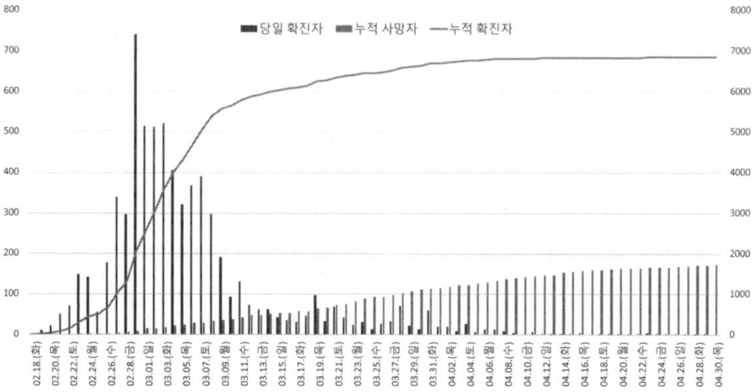

(원 자료 출처: 대구광역시의사회 『코로나19 백서』, 2021)

코로나19라는 전대미문의 적을 맞이하여 대구·경북이 처음이자 유일하게 완벽한 승리를 거둘 수 있었던 배경에는 많은 요인들이 상호작용했다(제3부 "국내 최초 생활치료센터의 경험", "1차 유행 극복에서 대구시의사회의 역할" 참조). 이 치열했던 전투의 승리는 대구시의사회를 중심으로 한 강력한 컨트롤 타워, 자원봉사 의료진의 헌신, 대구시민들의 자발적 격리, 전 국민의 응원과 지지라는 무형의 자산 덕분이었다. 그 외에 대구시와 방역 당국 실무진의 지원과, 전국 상급종합병원의 중환자 분담도 있었다. 이러한 무형의 자산을 토대로 드라이브스루 및 워킹스루 검사, 자가격리 중인 확진자들을 위한 전화상담, 생활치료센터, 유증상자와 중증환자 의뢰체계 등 유·무형의 방역 및 진료 모델을 만들어 냈다. 그 전투의 현장에는 공공병원이 더 잘했는지 민간병원이 더 잘했는지, 의사가 더 잘했는지 간호사가 더 잘했는지 하는 식의 치졸한 편 가르기는 없었다.

대구·경북 사태가 진정될 수 있었던 중요한 계기는, 모든 환자(확진자)를 입원시켜서 치료한다는 메르스 매뉴얼을 버린 것이다. 확진자들을 무

증상 및 경증, 유증상, 중증으로 분류하여 이들을 각각 생활치료센터, 전담병원(대구의료원과 대구동산병원), 상급종합병원(대구와 전국)에 분산하여 입소 및 입원 격리를 시행한 것이 가장 중요한 정책적 결정이었다.

2차 유행

2020년 광복절 서울 도심 집회 사태 때도 검사 규모가 증가했지만, 대구·경북 1차 유행 때와 비교하면 검사 규모의 증가 효과는 드라마틱하지 않았다[그림 1, 4]. 즉, 검사를 많이 하여 확진자가 증가하기는 했지만 검사 규모의 증가 대비 확진자 규모의 증가가 매우 크지는 않았다. 이는 코로나19가 더 이상 특정집단에 국한된 것이 아니라, 이미 지역사회 감염이 만연하여 엔데믹(endemic) 상황으로 전환되었음을 의미한다.

[그림 4] 2020년 광복절 서울 도심 집회 전후 신규 확진자 수와 의심 검사자 수 일별 추이

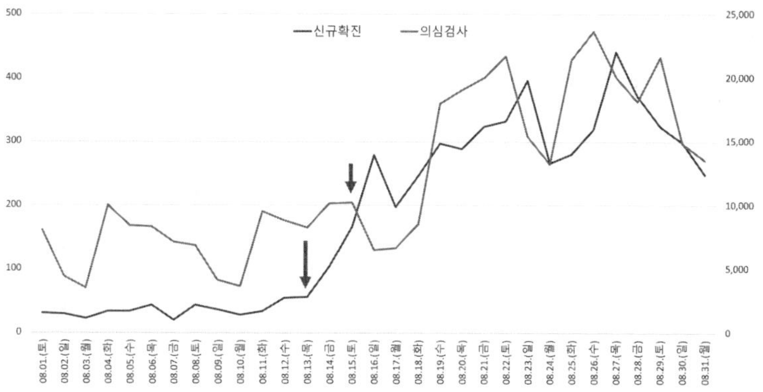

사실 8월 15일 전부터 확진자 수는 이미 증가 추세였다. [그림 4]에서 확진자가 증가하기 시작하는 시점이 검사자 수가 증가하는 시점보다 더

앞선다는 것을 명확하게 볼 수 있다. (주말에는 검사를 적게 하기 때문에 금~월요일의 검사 보고 건수는 대개 주중 보고 건수의 절반 미만이다. 그런데 광복절 주말에는 평소 주말보다 두 배 넘게 검사를 했고, 그 다음 주말에는 평소의 평일보다도 검사를 더 많이 했다) 정확하게는 8월 12일 발표(11일 검사)부터 확진자 증가 추세를 보였다. 즉, 8월 첫 주에는 하루 평균 33명이 확진된 반면 12일에는 54명, 13일에는 56명으로 확진자가 늘어났고, 14일 103명, 15일 당일(토) 166명, 16일(일) 279명으로 확진자가 폭증했다. 행사 당일 발표된 확진자 수가 광복절 전 주에 발표된 평균 확진자 수보다 5배 이상 증가했다는 것은 광복절의 광화문 애국집회를 2차 유행의 시발점으로 보기 어렵다는 뜻이다. 수치가 말해 주는 것이 진실이다.

[표 1] 2020년 광복절 집회 전후 검사자 및 확진자 규모와 양성률 추이

주간	평균 검사자 수	평균 확진자 수	평균 양성률(%)
07.20(월) - 07.26(일)	8,227	57.9	0.70
07.27(월) - 08.02(일)	7,617	30.9	0.41
08.03(월) - 08.09(일)	6,915	33.1	0.48
08.10(월) - 08.16(일)	8,162	102.9	1.26
08.17(월) - 08.23(일)	15,628	297.1	1.90
08.24(월) - 08.30(일)	18,998	328.6	1.73
08.31(월) - 09.06(일)	17,395	211.1	1.21

검사자 수도 8월 첫 주에는 평일 기준으로 하루 평균 8,151명, 주말 기준으로 하루 평균 3,895명을 검사한 반면, 8월 15~16일 주말에는 거의 평일 수준인 하루 평균 6,587명, 그 다음 주중에는 하루 평균 1만 7,466명을 검사했다. 광복절 전에 검사를 많이 하지 않은 것이 의도적인지 우연인지는 알 수 없지만, 광복절 집회 직후부터 검사 규모가 두 배 이상 증가한 것은 사실이다[표 1].

당시 방역 당국은 광화문 일대에 30분 이상 머무른 사람들의 휴대전

화 기지국 정보와 사랑제일교회 교인 명단을 입수하여 증상 여부에 상관없이 전수검사를 강요했다. 광복절 사태 전에는 (사례정의에 입각하여) 확진자와 동선이 겹치더라도 증상이 있는 경우에만 검사를 했던 것과 비교하면 이러한 조치는 애국시민과 미운털이 박힌 교회에 대한 일종의 징벌적 검사인 셈이다. 그래서 항간에는, 코로나19 검사를 받고 싶은 사람은 광복절 집회 참석자나 사랑제일교회 교인이라고 거짓말하면 무료 검사를 받을 수 있다는 꼼수가 소개되기도 했다.

이러한 검사량의 증가는 코로나19의 최대 잠복기인 14일의 세 배에 해당하는 9월 말까지 계속되었다. 확진자 규모가 광복절 이전 수준으로 돌아간 것이 10월 초였는데 이는 검사자 규모를 광복절 이전 수준으로 줄였기 때문이다. 그래서 '고무줄 방역'이라는 별명이 생겼다.

2차 유행에서 확진자가 증가한 것은 코로나19 바이러스의 유형 변화도 관련이 있다. 최초에 우한에서 발생한 코로나19 바이러스는 S그룹이었고, 1차 유행 당시 우리나라는 S와 V그룹이 주된 유형이었지만, 이태원클럽과 광복절 사태 때는 GH그룹이 주된 유형이었다[표 2]. GH그룹은 S나 V그룹보다 전파력(감염력)이 더 높은데 이유는 원래의 코로나 바이러스에 'D614G 변이'라는 점 돌연변이(point mutation)가 발생했기 때문이다. 즉, 돌연변이에 의해 돌기 단백질의 614번 아미노산이 아스파르테이트(D)에서 글루타메이트(G)로 바뀌고, 이로 인해 바이러스가 인체세포를 뚫고 들어오는 부위인 S2(세 가닥이 한데 묶여 있음)의 수소결합이 약해지는 바람에, 세린 단백질 분해효소(TMRSS2)가 S1/S2 부위와 S2 부위의 사이를 절단하고 나면 한 가닥처럼 붙어 있던 S2가 세 가닥으로 벌어져서 인체세포 내로 유입이 더 용이해진 것이다[그림 5](Bette Korber et al. Tracking Changes in SARS-CoV-2 Spike: Evidence that D614G Increases Infectivity of the COVID19 Virus.Cell. 2020;182:812-827).

[표 2] 코로나19 확진자 유래 바이러스 분류(질병청. 2020. 7. 3., 2021. 1. 18)

그룹	국내발생		해외유입	
	분석건수	역학정보	분석건수	유입 국가
S	17	우한교민, 구로콜센터 등	33	중국(14) 등,
V	118	신천지대구교회, 청도대남병원, 천안 줌바댄스, 세종정부청사, 분당재생병원, 성남은혜의강교회 등	7	영국(5) 등
L			4	일본(3), 싱가포르(1)
G	2	수도권 미분류	74	프랑스(15), 미국(11) 등
GH	1,532	이태원클럽, 쿠팡물류센터, 수도권 개척교회, 리치웨이, 사랑제일교회, 815광화문집회, 파주스타벅스 등	191	미국(43), 이라크(20), UAE(12), 인도네시아(12), 프랑스(11), 독일(10) 등
GR	24	부산 감천항 입항 러시아 선박 선원, 청주 이슬람(우즈베키스탄)신도 등	262	카자흐스탄(43), 러시아(42), 우즈베키스탄(30), 영국(20) 등
GV	4	용인 대지고/죽전고	18	영국(6), 스위스(4) 등
기타			5	필리핀(3) 등

[그림 5] GH그룹의 D614G 변이 모식도

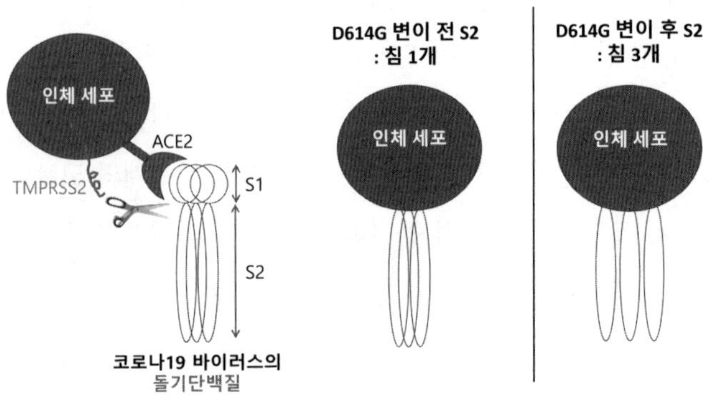

그러나 다행스러운 점은, 감염력은 증가했지만 병독성(virulence)이 증가하지 않았다는 것이다. 또한, 바이러스가 인체 세포의 ACE-2 수용체와 결합하는 부위인 S1에는 아무 변화가 일어나지 않았기 때문에 초기의 바이러스 유전자 정보를 토대로 만든 백신이 여전히 유효하다는 것이다.

'D614G 변이'는 G, GH, GR, GV그룹에서 나타나는데 2020년 2월 말 유럽에서 발생하여 미국 등으로 전파되었고, 그 후 여러 국가를 통해서 국내로 유입되었다. 해외유입 확진자들에서 GH그룹이 처음 나타난 것은 2020년 3월이고, 국내발생 확진자들에서 GH그룹이 처음 나타난 것은 2020년 4월이다. 5월부터는 GH그룹이 S와 V그룹을 밀어내고 국내발생의 절대 대다수를 차지했다[그림 6].

[그림 6] 국내발생 및 해외유입 코로나19 바이러스 그룹의 월별 추이(질병청. 2021. 1. 18)

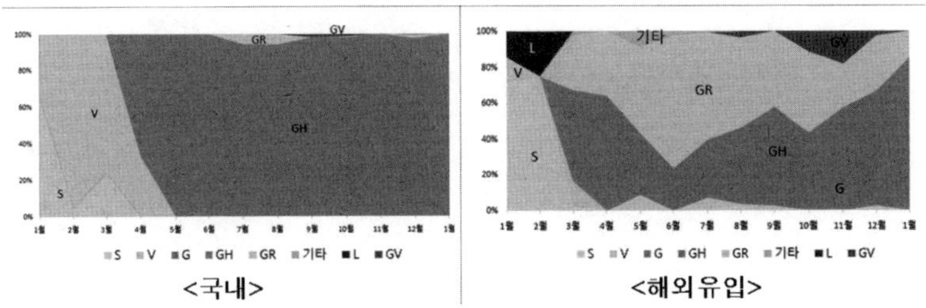

[그림 7] 코로나19 실시간 RT-PCR 검사 양성률과 신규 확진자 수 추이

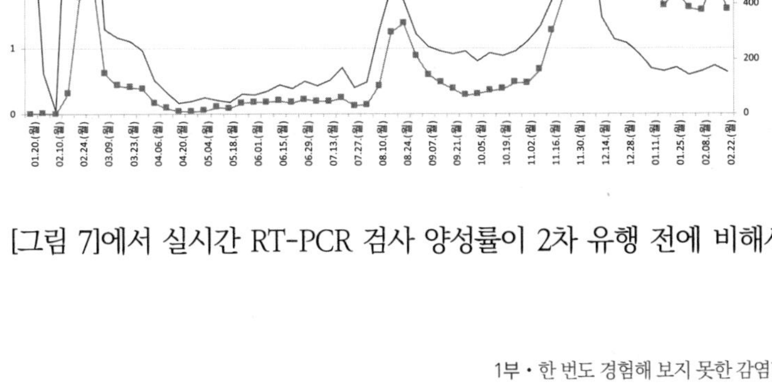

[그림 7]에서 실시간 RT-PCR 검사 양성률이 2차 유행 전에 비해서

현저히 증가한 것을 볼 수 있는데 이는 앞에서 말한 것처럼 검사자 수 증가 및 바이러스의 유형 변화가 반영된 것이다. 그런데 실제로는 GH그룹이 주된 유형으로 등장한 5월부터 양성률이 증가하기 시작했지만 방역당국은 2차 유행 전까지는 검사 규모를 늘리거나 검사를 적극적으로 시행하지 않았다. [그림 8]에서 6~7월에 양성률이 증가하고 있음에도 불구하고 검사자 수는 오히려 감소하는 것을 볼 수 있는데 그 시기에 방역당국은 K방역에 도취해서 모더나, 화이자 등의 백신 선구매 제의를 거절했다.

[그림 8] 코로나19 실시간 RT-PCR 검사자 수와 양성률 추이

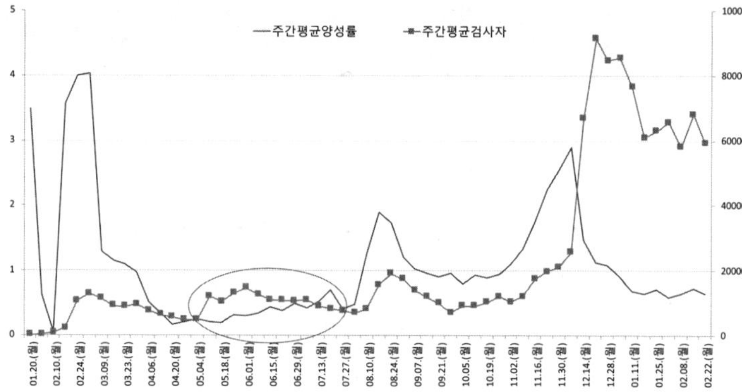

사랑제일교회 관련 첫 확진자가 발표된 것이 2020년 8월 12일이므로, 혹자는 2차 유행이 사랑제일교회에서 시작되었다고 주장하기도 한다. 그러나 이 역시 사실이 아니다. 2차 유행의 불씨는 5월 초 이태원클럽 사태 때 이미 뿌려진 것이다. 즉, 6~7월에 이미 코로나19가 지역사회에 만연되어 있었지만 검사를 충분히 많이 하지 않아서 수면 아래에 감춰져 있던 것이, 사랑제일교회를 예의주시하면서 교인들을 상대로 전수

검사를 했기 때문에 수면 위로 드러난 것에 불과하다. 2020년 초 대구 신천지교회와 마찬가지로 사랑제일교회 교인들이 의도적으로 스스로를 감염시킨 것이 아니므로, 마녀사냥의 대상이 되어서는 안 된다. 그들도 역시 국가로부터 보호받아야 할 국민이기 때문이다.

물론 아쉬움이 남는 것은 사실이다. 만약 교인들이 예배시간뿐만 아니라(어느 정도 규모가 있는 교회들은 거의 대부분 방역수칙을 철저하게 지킨다) 개인 모임이나 일상생활에서도 남들보다 더욱 철저하게 개인 방역수칙을 지켰더라면 어땠을까? 적을 이기려면 실전에서 잘하는 것뿐만 아니라, 훈련시간과 심지어 휴식시간에도 정신을 바짝 차려야 하는데 어쩌면 사랑제일교회 교인들은 본인들이 중요한 전투를 치르고 있다는, 현 정권이 자신들을 불순세력으로 여기고 예의주시하고 있다는 현실 인식이 부족했던 것이 아닐까?

2차 유행에서 확진자 증가의 원인은 코로나19 자체의 전파력 증가와 검사자 수의 증가 때문이었지만, 이번에는 애국세력과 사랑제일교회 교인들이 마녀사냥을 당했다. 심지어 당시 청와대 비서실장은 국가의 보호를 받아야 할 국민을 향해 "살인자"라며 비난하는 만행을 저질렀다.

국가는 모든 국민을, 설령 정권에 반대하는 국민이라도 마땅히 보호해야 한다. 그것이 국가의 책무이자 존재 이유다. 만약 정권의 마음에 드는 '착한' 국민만 보호하고 그렇지 않은 사람들은 '나쁜' 국민으로 몰아서 차별한다면 그것은 더 이상 국가라고 할 수 없다. 따라서 코로나19가 국내에서 이미 엔데믹으로 발전한 상황인데도 방역 당국과 현 정권이 현실을 인정하지 않고 특정집단에 책임을 돌리려고 하는 것은 손으로 해를 가리려는 짓이다. 그러나 현 정권은 대구·경북 사태에서 효과가 검증된 마녀사냥을 다시 불러들였다. 눈에 안 보이는 바이러스를 대상으로 적개심을 불태우는 것보다는, 눈에 보이는 '틀딱'들과 교회를 비난하는 것이 훨씬 더 쉽기 때문이다. 이를 통해서 결속력을 다지는 부수적 효과를 거둘 수도 있다.

문재인 정권은 2차 유행을 지나면서 국민들의 뇌리에 '교회=코로나19의 온상'이라는 거짓 프레임을 깊이 각인시켰다. 교회는 만악의 근원이고, 교회 때문에 코로나19가 없어지지 않는다는 착각에 빠지도록 유도 했다. 자유민주주의의 근간이 종교개혁과 개신교이므로 현 정권의 입장에서 교회는 만악의 근원이다. 그래서 코로나를 빌미로 교회를 탄압하는 것이다.

2020년 8월 12일 사랑제일교회에서 첫 확진자가 나오자 바로 다음날인 13일 방역 당국은 집회금지 행정명령을 내렸다. 그리고 18일에 광복절 집회 관련 첫 확진자가 발생하자 다음 날인 19일에는 대면예배를 금지시켰다. 코로나19의 잠복기가 최소 4~5일인 점을 감안할 때, 18일 검사에서 확진된 사람이 15일 집회에서 감염되었다고 단정하기 어렵다.

사실, 광복절 집회는 그저 핑계에 불과했다. 현 정권이 애국세력과 교회를 탄압할 기회를 호시탐탐 찾고 있는데 집회 주최 측이 행사를 강행한 것은 어찌 보면 사자 굴에 제 발로 걸어들어 간 것이나 마찬가지다. 그날 개신교와 애국세력이 광화문에 모여서 울분을 토한 대가는 너무나 참혹했다. 그들은 일반 국민들로부터 철저하게 분리되고 고립되었으며 '또라이' 집단으로 전락해버렸다. 보수세력의 이런 전략 부재는 너무나 뼈아픈 현실이다. 울분과 혈기만 있었을 뿐 뱀과 같은 지혜가 없었던 것이다.

현 정권은 코로나19 방역에서도 그들의 특기인 '내로남불'을 보여주었다. 광복절에 광화문 일대에서는 애국 집회가 열렸고, 인근 보신각에서는 민노총 집회가 열렸으며, 을지로에서는 선거 부정 규탄 집회가 열렸다. 민노총 집회 관련 첫 확진자가 발생한 것이 애국 집회 관련보다 나흘 늦은 8월 22일이었는데, 방역 당국은 전례 없이 이틀이나 지난 24일에야 발표를 했다. 민노총은 추가 확진자가 전무하다고 선을 그었으나, 이 역시 사실이 아닐 것이다. 잠복기를 감안할 때 8월 15일 애국 집회 참석자가 18일 확진된 것보다는 민노총 집회 참석자가 22일 확진된 것이 집회 관련성이 훨씬 더 높음에도 불구하고, 방역 당국은 민노총 집회 관련 확진자를 '8·15 서울 도심 집회 관련 집단발생'이라는 제목 아래에 숨겼다. 민노총 집회 참석자 중에 몇 명의 확진자가 나왔는지는 질병청만 알고 있다. 아마 민노총도 알고 있을 것이다. 방역 당국과 현 정권의 비호 아래 민노총은 11월 14일에도 대규모 집회를 가졌다.

이 와중에 현 정권은 8·15에 있었던 세 번째 집회인, 선거 부정 규탄 집회는 존재 자체를 완전히 무시했다. 대부분의 국민들은 민노총 집회가 있었다는 사실은 알지만 확진자가 거의 생기지 않는 클린 집회였다고 알고 있을 것이다. 그러나 선거 부정 규탄 집회가 열렸다는 사실은 아예 모를 것이다. 방역 당국의 발표대로라면 코로나19 바이러스는 광화문의 애국 집회에만 선택적으로 출몰하고, 그 옆 민노총 집회에서는 한 명만 감염시키고, 그 옆 선거 부정 규탄 집회에는 아예 얼씬거리지도 않은 셈이다.

그뿐이 아니다. 광복절 집회 전날인 8월 14일 여의도에서 '4대 악 의료정책 저지를 위한 전국 의사 총파업 궐기대회'가 열렸는데, 행사 진행 보조 업체의 종사자 중에서 확진자가 나왔지만 방역 당국은 이에 대해서 입도 뻥긋하지 않았다. 정부 정책을 비판하는 집회의 존재 자체를 알리기 싫어서였을까, 아니면 의사들의 심기를 더 이상 건드리지 않기 위해서였을까? 이유가 무엇이건 방역정책의 집행에 차별을 두거나 일관성이 없는 것은 잘못된 것이다.

3차 유행

2020년 말~2021년 초의 수도권 대유행의 특징은 집단발생의 일상화다. 특히, 요양병원·시설 등과 의료기관의 집단감염이 많았다[표 3]. 요양병원이나 요양원 등의 지표환자는 간병인, 요양보호사, 직원 등의 종사자(73.8%)가 대부분을 차지하는 반면 의료기관은 종사자(39.3%)보다는 환자(50.5%)나 보호자(10.7%)가 지표환자인 경우가 상대적으로 많았다. 전자는 종사자 관리의 문제점을 보여주는 것이고, 후자는 지역사회 감염의 만연함을 보여주는 것이다.

[표 3] 요양병원·시설과 의료기관 집단감염 현황(2020. 12. 16-2021. 3. 1)

소재지	지표 환자			누적 확진자			
	환자·입소자	종사자	가족	환자·입소자	종사자	가족·지인·기타	합
요양병원·시설, 주간보호센터 등	16.7%	73.8%	9.5%	평균 33.2명	13.6명	7.6명	총 2192명
경기 고양시 요양병원		종사자		67	35	3	105
경기 김포시 요양병원		종사자		11	1	0	12
경기 남양주시 요양원2		종사자		11	7	0	18
경기 성남시 요양병원		종사자		59	17	1	77
경기 부천시 요양병원		종사자		104	54	5	163
경기 수원시 요양원2		종사자		33	11	13	57
경기 시흥시 요양원		종사자		19	9	1	28
경기 용인시 요양원		종사자		18	5	0	23
경기 용인시 요양원2	입소자			7	2	2	11
경기 파주시 복지시설		종사자		10	2	0	12
경기 파주시 요양원		종사자		43	14	1	58
광주 광산구 요양병원		종사자		110	32	18	160
광주 북구 요양원			가족	24	12	30	66
대전 유성구 주간보호센터		종사자		9	4	4	17
부산 금정구 요양병원		종사자		68	20	4	92
부산 기장군 요양병원		종사자		6	2	0	8
부산 동구 요양병원2		종사자		38	13	3	54
부산 북구 요양병원		종사자		8	5	2	15
부산 수영구 요양시설		종사자		3	4	0	7
부산 중구 요양원		종사자		21	10	0	31
부산 중구 재활병원		종사자		11	10	24	45
부산 해운대구 요양병원	환자			9	5	6	20
부산 해운대구 요양시설		종사자		8	4	1	13

서울 강동구 요양병원	환자			6	3	4	13
서울 강동구 한방병원	환자			19	1	3	23
서울 구로구 요양병원	환자			121	85	24	230
서울 노원구 요양시설		종사자		11	4	3	18
서울 성동구 요양시설		종사자		21	5	9	35
서울 양천구 요양시설		종사자		15	10	3	28
서울 양천구 요양시설2		종사자		32	18	5	55
서울 은평구 요양시설			가족	8		6	14
서울 종로구 요양시설	입소자			10	1	2	13
서울 종로구 요양시설2		종사자		10	3	1	14
서울 중랑구 요양시설			가족	5	4	00	9
울산 남구 요양병원		종사자		166	47	27	240
인천 계양구 요양병원		종사자		32	22	3	57
인천 남동구 요양병원		종사자		11	5	0	16
인천 서구 요양원		종사자		18	6	0	24
전북 김제시 요양원	입소자			41	24	6	71
전북 순창군 요양병원		종사자		96	12	11	119
제주 장애인 복지시설			가족	4	1	8	13
충북 청주시 요양시설		종사자		72	27	9	108
의료기관	50.0%	39.3%	10.7%	평균 30.8명	9.3명	14.0명	총 1389명
강원 동해/강릉 병원	환자			1	2	11	14
강원 속초시 의원	환자			9	3	6	18
경기 부천시 병원		종사자		6	5	0	11
경기 수원시 병원		종사자		1	3	7	11
경기 안양시 대학병원		종사자		11	7	7	25
경기 안산시 병원	환자			7	4	0	11
경기 안산시 병원2		종사자		21	3	16	40
경기 안산시 병원3	환자			8	4	4	16
경기 파주시 병원	환자			28	8	18	54
대구 달서구 의원	환자			30	3	16	49
대구 북구 병원		종사자		29	12	2	43
부산 금정구 의원	환자			4	3	16	23
부산 영도구 병원			가족	4	7	6	17
서울 관악구 병원		종사자		3	4	10	17
서울 노원구 병원	환자			20	12	16	48
서울 동대문구 병원2	환자			7	7	0	14
서울 성동구 대학병원			가족	39	31	43	113
서울 용산구 대학병원	환자			83	59	115	257
서울 은평구 병원3		종사자		0	10	4	14
인천 강화군 종합병원	환자			8	3	4	15
인천 부평구 의원		종사자		4	1	7	12
인천 서구 의원	환자			8	0	3	11
전북 남원시 병원	환자			8	4	9	21
충남 공주시 병원			가족	11	5	6	22
충북 괴산/음성/진천/안성 병원	환자			432	34	6	472
충북 옥천군 병원		종사자		17	5	0	22
충북 제천시 병원		종사자		3	4	1	8
충북 청주시 병원		종사자		0	8	3	11

전자를 해결하기 위해서 방역 당국은 2020년 10월 19일부터 11월 6일까지 수도권의 노인·정신병원(시설) 및 노인 주간보호시설 등 감염 취약 시설의 이용자와 종사자를 대상으로 '코로나19 선제적 전수검사'를 시행했고 그 후 2주 간격으로 주기적으로 검사했다. 비수도권도 11월 9일부터 선제적 검사를 시행했고 완료 후 역시 4주 간격으로 주기적 검사를 시행하는 등 고위험군의 방역 관리를 위해 노력했다. 그러나 선제적 검사의 양성률이 0.04퍼센트 안팎에 머무른 반면, 고위험시설의 집단감염은 끊임없이 계속되었다. 이것은 현재의 요양병원·시설의 수가나 인력 구성으로는 제대로 된 감염 관리가 불가능하다는 것을 보여준다. 현재의 수가로는 병상 간 간격이 협소하고 병실 내 환자 밀집도가 높을 수밖에 없으며, 제한된 수가에 맞춘 인력 구성으로는 유증상자 여부를 감시할 겨를이 없고, 시설 내 감염 관리가 미흡할 수밖에 없으며, 신규 입원(입소)자에 대한 사전검사나 일반인의 출입 통제도 제대로 하기 어렵다. 특히 요양병원이나 시설은 (제대로 하는 곳도 있겠지만) 제대로 된 요양이나 돌봄을 제공한다기보다는 거의 '수용' 시설에 가깝다는 현실과, 간병인의 거의 대부분을 차지하는 외국 출신자들에 대한 관리가 문제라고 생각한다. 상황이 이러니 감염에 취약할 수밖에 없다. 그런데 방역 당국은 이런 사실을 모르는지 알고도 모르는 척하는지, 참으로 모를 일이다.

한편, 후자를 해결하기 위해서 상당수의 의료기관이 입원 환자와 지정 보호자 1인에 대하여 입원 전 RT-PCR검사를 시행하고 있다. '무증상자에 대한 선별검사'의 성격이기 때문에 처음에는 전액 본인 부담이던 것이, 2020년 후반기에는 50퍼센트 본인 부담으로 하다가, 2021년 4월 30일부터는 병원과 재활병원, 정신병원 입원 환자와 노인의료복지지설 및 장애인 거주시설 입소(예정)자에 한해서 검사비용의 20퍼센트 부담으로 감소했다(메디컬투데이 2021. 4. 27). 그러나 보호자는 여전히 100퍼센트 본인 부담이다.

2020년 12월~2021년 1월에는 서울 송파구 교정시설(서울동부구치소) 관련 집단감염으로 전국이 떠들썩했다. 그러나 교정시설의 집단감염은 이미 선례가 있었다. 11월 9일 광주광역시 교도소에서 첫 확진자가 발생하여 총 17명의 집단감염 사례가 발생했는데, 방역 당국은 이를 11월 25일에야 늑장 발표했다. 서울동부구치소 관련 첫 확진자가 발생한 것이 11월 28일인데, 방역 당국은 이를 발표하지 않은 채 다음 날인 11월 29일 뜬금없이 '교정시설 코로나19 방역관리 강화방안'을 발표했다. 그러나 강화방안 발표가 무색하게도 교정 당국은 재소자들에게 마스크조차 제대로 지급하지 않다가, 22명의 추가 확진자가 발생한 12월 15일에야 방역 당국이 공식적으로 집단감염 사실을 발표했다. 그 후 서울동부구치소에서는 2021년 1월 19일까지 총 1,223명이 감염되었는데, 그 후로는 확진자가 나와도 발표는 하지 않고 보도참고자료의 끝부분에 깨알 같은 글씨로 업데이트만 했다. 이런 꼼수는 2월 6일까지 계속 되었고, 사태는 총 1,232명의 확진자를 발생시킨 것으로 일단락됐다. 교정시설 관리를 책임져야 하는 주무장관이 본업에 충실하지 않고 검찰총장과 기싸움이나 하는 사이에 애꿎은 재소자들이 피해를 본 것이다.

범죄자의 인권도 중요하다며 목소리를 높이던 인권단체들은 모두 어디로 갔는지, 이런 인권 유린 상황에도 꿀 먹은 벙어리마냥 잠잠했다. 방역 당국은 이 와중에 1월 9일부터는 BTJ 열방센터를, 1월 25일부터는 IM선교회 미인가 대안교육시설을 물고 늘어지며 물타기를 시도했다. 서울동부구치소 관련 집단감염은 신규 확진자가 6명이나 발생한 날에도 발표하지 않으면서(2021년 2월 6일), IM선교회 관련 집단감염은 겨우 2명이 증가했는데도 2월 12일까지 매일 발표했다. 한편, 교정 당국은 2021년 1월 8일 전국 교정시설 직원을 대상으로 매주 선제적 정기검사를 시행하겠다고 발표했지만 불과 한 달 후인 2월 1일에는 서울 구로구 교정시설에서도 확진자가 발생했다.

3차 유행은 검사자의 규모와 확진자의 규모가 거의 비례적으로 일치하는 양상이다[앞의 그림 1]. 즉, 검사를 많이 하면 확진자가 증가했고, 검사를 적게 하면 확진자도 감소했다. 검사자 규모와 확진자 규모 간의 연관성은 1차 유행과 2차 유행 때도 볼 수 있었지만 양자의 규모가 이처럼 비례적이지는 않았다.

[그림 9] 의심검사자, 선별검사자, 전체 확진자 수 추이

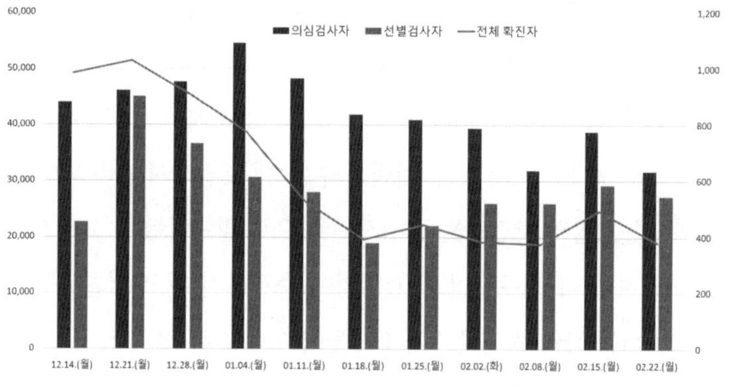

3차 유행에서 검사 규모에 비례해서 확진자가 증가한 이유는 몇 가지가 있다. 첫째, 요양병원 및 시설, 구치소 등 밀폐된 실내 환경과 사람들의 이동이 제한된 곳에서 집단감염이 많이 발생했기 때문에 접촉자 통제와 전수검사가 용이했다. 둘째, 업종에 상관없이 모든 장소와 기관에 출입자 명단을 작성하도록 의무화했고 확진자가 나오면 이를 토대로 증

상 여부에 상관없이 검사를 시행했다. 셋째, 12월 14일부터 운영한 임시 선별검사소의 익명 무료검사를 통해서 검사에 대한 접근성을 높인 점도 검사자 규모의 증가에 기여했다[그림 9]. 둘째와 셋째 요인의 의미는 방역 당국이 '드디어' 무증상 감염 및 전파 가능성을 방역현장에 일상적으로 적용했다는 점이다. 그런데 그 동안은 왜 제대로 하지 않았는지, 의학적 근거(무증상 감염 및 전파 가능)와 방역정책(유증상자만 검사하되 '나쁜' 집단은 무증상도 검사)이 왜 따로 국밥이었는지 알다가도 모를 일이다.

방역 당국은 2020년 12월 12일부터 수도권에 임시선별검사소를 설치하여 운영하면서, 증상 유무 또는 역학적 연관성(코로나19 확진자와 접촉) 여부와 상관없이 원하는 사람은 누구나 무료로, 개인 휴대전화번호만 제공하고 익명으로 검사를 받을 수 있도록 했다. 임시선별검사소에서는 비인두도말 PCR 검사를 실시하는 것이 기본 원칙이지만, 비인두도말 검체 채취가 어렵거나 신속한 검사 결과가 꼭 필요한 경우에는 타액 PCR 또는 신속항원검사를 실시할 수도 있다[표 4]. 신속항원검사를 받은 시민은 결과가 확인될 때까지 현장에서 30분~2시간 대기 후 결과를 들을 수 있다. 신속항원검사에서 양성으로 나온 경우는 비인두도말 검체를 다시 채취하여 PCR 검사로 확인한다. 신속항원검사 양성인 사람은 비인두도말 PCR 검사 결과가 나오기 전까지 확진자에 준하여 관리된다.

[표 4] 임시선별검사소 코로나19 검사법 3종(질병관리청, 2020. 12. 12)

구분	비인두도말 PCR법	신속항원검사법	타액 PCR법
소요시간	24시간 이내	30분 이상 (양성 시 추가 24시간 필요)	24시간 이내
정확도*	민감도: 98% 이상 특이도: 100%	민감도: 90% 특이도: 96%	민감도: 92% 특이도: 100%
검체	비인두도말	비인두도말	타액(침)
절차	검체 채취 → PCR ⇒ 확진	검체 채취 → 현장검사 ⇒ (양성) 검체 재채취 → PCR ⇒ 확진	타액 채취 → PCR ⇒ 확진

* 민감도는 감염자를 양성으로 맞게 판정하는 정도, 특이도는 비감염자를 음성으로 맞게 판정하는 정도

2020년 12월 16일부터 2021년 3월 1일까지 '선별' PCR 검사는 221만 9,989명(40.8%), 기존의 '의심' PCR 검사는 322만 4,540명(59.2%)에게 시행했고, 해당 기간의 확진자는 각각 5,986명(13.1%)과 3만 9,689명(86.9%)이었다. 수도권 임시선별검사소는 한때 최대 153개소까지 운영했으나 2021년 3월 1일 기준 102개소로 감소했다. 그 결과 선별검사자 수의 감소에 거의 비례하여 선별검사의 확진자 규모도 감소했다[그림 10].

[그림 10] 수도권 임시선별검사소의 검사자 수와 확진자 수 추이

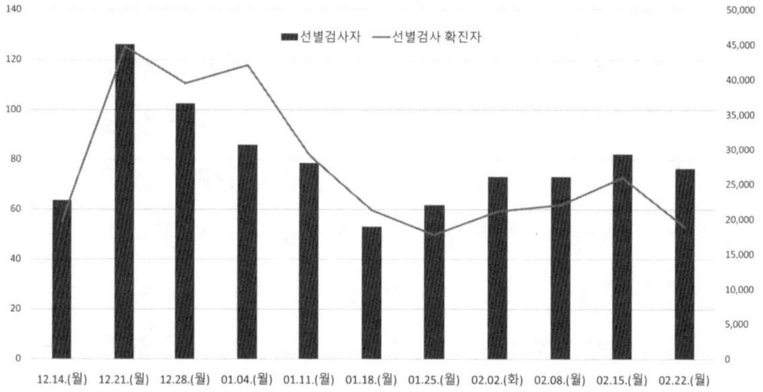

3차 유행에서 특이한 점은 변이 바이러스의 역할이다. 국내에서는 2020년 12월 말부터 코로나19 변이 바이러스가 발견되었는데, 감염력이 더 높다는 해외 보고와는 달리, 2월 말까지 국내에서 변이 바이러스에 의한 감염이 계속 증가하고 있음에도 불구하고 양성률은 2020년 12월 7일 주간의 2.9를 정점으로 오히려 감소했다[앞의 그림 8 참조]. 검사자 수에 비해서 양성률이 높지 않다. 양성률의 감소는 의심검사와 선별검사에서 공통적으로 나타나는 현상이지만 의심검사자에서 더욱 뚜렷하게 나타나고, 선별검사자는 나중에(2021년 1월 초부터) 더 미약하게 나타

난다[그림 11]. 이것이 단순히 검사 규모가 줄어서 발생한 착시효과인지, 아니면 변이 바이러스가 한국인(동양인)에게는 별 영향이 없는 것인지, 그도 아니면 변이 바이러스가 감염력이 더 높다는 언론의 보도 내용이 사실이 아닌지는 시간이 좀 더 지나야 알 수 있을 것 같다.

[그림 11] 3차 유행기간 동안 검사 양성률의 추이

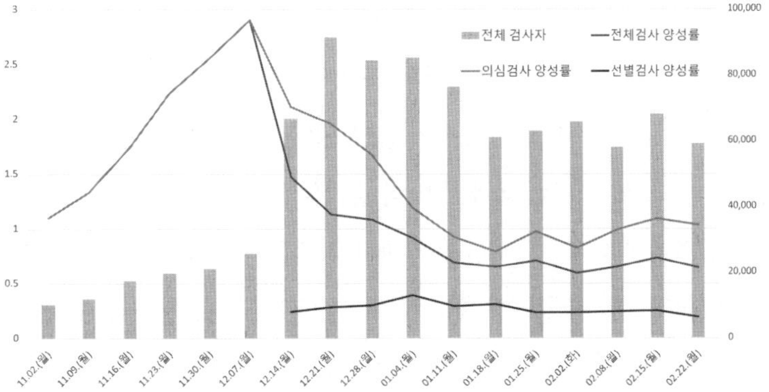

수도권 임시선별검사소를 운영하기 전에는 확진자와 접촉해서 역학적 연관성이 있거나 발열 등 의심증상이 있는 사람만 건강보험 급여로 검사를 받을 수 있었고, 그렇지 않은 경우는 본인이 검사비 전액(약 16만원)을 부담해야 했다. 그리고 의료기관에서만 검사를 받을 수 있었기 때문에 검사비에 대한 본인부담금 외에 진료비도 추가로 내야 했다. 그런데 임시선별검사소에서는 검사비가 무료인데다 묻지도 따지지도 않고 원하는 사람 누구에게나 검사를 해 주고, 의료기관이 아니기 때문에 진료비도 발생하지 않으므로 접근성 측면에서 매우 큰 장점이 있다. 그런데 다른 나라는 의심검사와 선별검사를 구분하지 않는다. 아마 필요하거나 본인이 원하는 경우는 모두 검사를 시행하고 있는 것 같다. 그런 점에서 우리나라도 초반부터(특히 2020년 5월 이태원클럽 사태 이후) 접촉이나 증상 유무와 상관없이 검사를 받을 수 있도록 조치를 취했어야 했다. 실제로 2021년 2월 말까지 임시선별검사의 평균 양성률은 0.29퍼센트였는데 의심검사 양성률(1.27%)의 약 1/4 수준이었다. 그런데 이것을 거꾸로 해석하면 그동안 확진자의 약 1/4에 해당하는 감염자들이 검사를 받지 않은 채로 지역사회 내에 존재했었다는 뜻이 된다.

우리나라는 코로나19사태 초반에 이미 전 세계 최대 수준의 검사 역량을 갖춘 상황이었기 때문에(마스크는 일시 부족했지만 검사 키트는 대량 수출이 가능할 정도로 많았음) 방역 당국이 마음만 먹었다면 얼마든지 검사 규모를 확대할 수 있었다. 그런 점에서 방역 당국의 조치는 의혹의 대상이다. 진작부터 전국에 선별검사소를 운영하고 익명 및 무료검사를 시행하여 접근성과 참여도를 올렸어야 했는데 그렇게 하지 않은 이유는 무엇일까? 만약 어떤 의도가 있었고 그것이 정치적인 것이라면 'K방역'의 우수성을 홍보하여 총선에서 유리한 고지를 차지하기 위해서였을 것이라고 생각한다. 만약 정치적 의도가 없었다면(이후 백신 부족 사태에서 또 한 번 드러났듯) 방역 당국의 현실 직시 및 대처 능력의 한계 때문일 것이다. 그런 점에서 질병청의 승격은 두 가지 가능성 중 전자에 무게를 실어주고 있다.

또 다른 비정치적 이유로, 검사비가 아까워서였을 수도 있다. 그것은 방역 당국과 현 정권이 일회 당 가격이 약 20달러인 화이자 백신보다 4달러인 아스트라제네카 백신을 더 선호하는 것처럼 보이는 데서도 알 수 있다. 그런데 코로나 검사비가 약 16만 원인 점을 감안할 때 백신 가격이 4~5만 원이라 하더라도 그렇게 비싼 것은 아니다.

방역 당국의 미흡한 대처는 대구·경북 1차 유행으로 거슬러 올라간다. 접촉자를 14일간 자가격리하는 방역조치는 메르스 사태부터 본격적으로 적용한 것이다. 그런데, 코로나19와 메르스는 같은 호흡기 감염병이기는 하지만 그 양상이 전혀 다름에도 불구하고 방역 당국이 메르스 매뉴얼을 고집하는 바람에 확진자와 접촉한 대구 지역 의료기관의 응급실 의료진들이 자가격리를 당하여 응급실이 마비되었다. 여기에는 환자들이 방역 당국의 안내에 따라 선별진료소에 가지 않고, 평소에 늘 해왔던대로 3차 병원 응급실로 직행한 것이 크게 작용했다. 또한 증상 유무에 상관없이 모든 확진자를 입원시키는 바람에, 초반에 진단된 무증상이나 경증 환자로 전담병원인 대구의료원이 금방 포화상태가 되어서 그 후에 진단된, 그러나 정작 입원이 필요한 환자들이 입원을 못 해서 자택에서 입원 대기 중에 사망하기도 했다. 당시 대구 지역 상급병원 원장들이 유증상자와 무증상자를 분리해서 투 트랙으로 대책을 세워야 한다고 2월 하순부터 계속 건의를 했지만 방역 당국은 메르스 매뉴얼을 고집했다(대구시장도 지자체장으로서 위신이 안 선다며 회의적이었다). 그로 인해 3월 2일 최초의 생활치료센터가 개소하기 전까지 약 2주간 대구시민들은 공포에 떨어야 했다. 미지의 감염병에 걸리는 것도 두려움이었지만, 입원을 못 해서 치료를 받지 못할 수도 있다는 것은 대한민국 국민이 이제까지 '한번도 경험하지 못한' 종류의 두려움이었다.

골든 크로스와 해외유입 효과

다시 2020년 초로 돌아가서, 대구·경북 사태가 진정되면서 3월 13일에는 드디어 신규 확진자(110명)보다 격리해제자(177명)가 더 많은 '골든 크로스'가 나타났다[그림 12]. 사태가 발생한지 채 한 달이 안 되서였다. 그리고 검사자 수와 함께 확진자 수도 계속 감소했는데, 4·15 총선 시기를 전후로 검사자 수와 확진자 수가 역대 최저 수준이었다[그림 1]. 이로 인해 마치 'K방역'이 성공한 것처럼 보이는 착시현상이 일어났고, 문재인 정부는 이를 대대적으로 홍보했다. 총선을 앞두고 문재인 정권의 최대 악재가 될 것으로 예상됐던 코로나19가 갑자기 최대 공신으로 탈바꿈한 것이다. 방역 당국이 의도적으로 검사를 적게 했는지, 아니면 우연히 이 시기에 검사가 줄었는지는 알 수 없다. 그러나 현 정권과 더불어민주당이 검사자 및 확진자 규모가 줄어든 혜택을 톡톡하게 누렸다는 점은 부인할 수 없다.

첫 번째 골든 크로스를 지나 1차 유행이 진정되었으나, 확진자의 규모는 1차 유행 전의 수준으로 돌아가지는 못했다. 두 번째 골든 크로스도 1차와 마찬가지로 2차 유행이 시작된 지 한 달이 채 되기 전인 2020년 9월 7~13일 주간에 나타났으며, 이후의 확진자 규모는 역시 2차 유행 전의 수준으로 돌아가지는 못했다. 세 번째 골든 크로스는 이전과 달리 3차 유행이 시작된 지 약 두 달 후에 나타났는데, 2021년 1월 중순부터 진정세를 보이기는 하지만 유행이 끝난 것인지 아직도 지속되고 있는지 확실하지 않다.

확실한 것은, 3차 유행이 진정세를 보이고 있는 3월 1일 현재에도 그 전 수준으로 돌아가지 못하고 있다는 것이다. 현재의 주간 평균 확진자 규모가 2차 유행 때의 최대치보다도 더 많은데 이걸 '진정세' 또는 '감소추세'로 볼 수 있는지 애매하기는 하지만 앞선 1, 2차 유행의 패턴을 감안할 때 필자는 이 수준을 '3차 유행이 최대로 수습된 상황'이라고 보고 있다. 즉, 3차 유행은 끝났다는 뜻이다.

[그림 12]에서 눈여겨볼 것은 1, 2, 3차 유행을 거치면서 베이스 라인이 계속 올라가고 있다는 것이다. 만약 이런 식으로 4, 5차 유행을 더 겪

는다면 그때는 하루에 1천 명 정도의 확진자가 발생하는 것은 더이상 '유행'이 아니라 '일상'이 될 것이다. 수면 아래에 감추어진 무증상 감염자까지 고려할 때 이런 식으로 계속된다면 백신접종과 상관없이 아마 2021년 말쯤이 되면 자연감염에 의해서 집단면역을 달성할 수 있을지도 모르겠다.

[그림 12] 주간 평균 신규 확진자 수와 격리해제자 수 추이

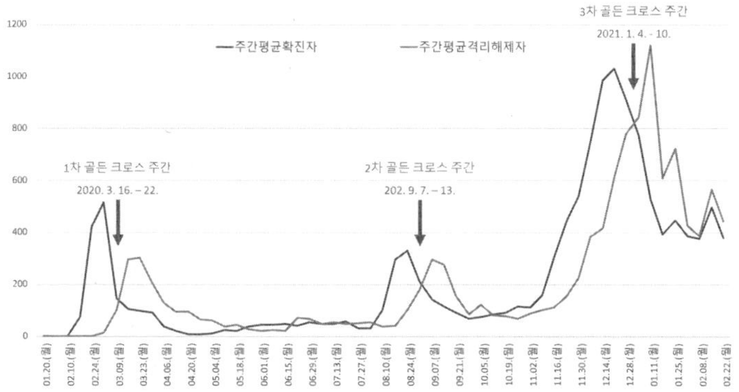

방역 당국은 대구·경북 사태의 발단이 되었던 31번 확진자의 감염 경로를 명확하게 밝히지 않았다. 31번 확진자 이전에는 확진자가 거의 대부분 수도권에서 발생했으며 모두 해외유입 또는 기존 확진자와 접촉한 사례였다[표 5]. 방역 당국이 공개한 초기 확진자 29명 중 해외유입이 19명이고, 그 중 12명은 중국 우한에서 입국했다. 우한 입국자는 1월 31일까지 있었으며 28번 확진자는 입국에서 확진까지 기간이 무려 22일이나 되었으므로 그 사이에 불특정 다수를 전염시켰을 수 있다. 16번 환자만 유일하게 수도권의 병원이 아닌 전남대병원에서 치료를 받았으나 국내발생이 아니라 해외유입 사례였고, 최초의 지역사회감염을 의심했

던29번 확진자도 역학조사 결과 기존 확진자와 접촉에 의한 것으로 밝혀졌다.

[표 5] 사태 초기 확진 환자 현황 ('20.2.16. 현재 29명) (질병청, 2020. 3. 30)

연번	우한방문	입국일자	확진일자	입원기관	접촉자수 (1,785명)	격리 중 (398명)
1	O	1.19	1.20	격리 해제	45	0
2	O	1.22	1.24	격리 해제	75	0
3	O	1.20	1.26	격리 해제	16	1
4	O	1.20	1.27	격리 해제	95	0
5	O	1.24	1.30	서울의료원	31	0
6	X	-	1.30	서울대병원	17	3
7	O	1.23	1.30	격리 해제	9	0
8	O	1.23	1.31	격리 해제	113	0
9	X	-	1.31	서울의료원	2	0
10	X	-	1.31	서울대병원	43	0
11	X	-	1.31	격리 해제	01)	0
12	X	1.19	2.1	분당서울대병원	422	2
13	O	1.31	2.2	국립중앙의료원	02)	0
14	X	-	2.2	분당서울대병원	3	1
15	O	1.20	2.2	국군수도병원	15	12
16	X	1.19	2.4	전남대병원	450	234
17	X	1.24	2.5	격리 해제	290	24
18	X	1.19	2.5	전남대병원	8	7
19	X	1.23	2.5	서울의료원	68	64
20	X	-	2.5	국군수도병원	2	1
21	X	-	2.5	서울대병원	6	1
22	X	-	2.6	격리 해제	1	1
23	O	1.23	2.6	국립중앙의료원	23	23
24	O	1.31	2.6	국립중앙의료원	02)	0
25	X	-	2.9	분당서울대병원	12	11
26	X	1.31	2.9	경기도의료원 안성병원	01)	0
27	X	1.31	2.9	경기도의료원 안성병원	38	12
28	O	1.20	2.10	명지병원	1	1
29	X	-	2.16	서울대병원	확인 중	확인 중

1) 다른 확진자와 접촉자가 일치하여 현재 추가 접촉자 없음 (10번과 11번, 25번과 26번)
2) 우한 교민- 임시항공편 입국자로 격리된 상태에서 증상 발견되어 현재까지 추가 접촉자 없음

31번 확진자의 감염 경로는 중국 우한에 있는 신천지교회의 신도들이 2020년 1월 31일~2월 2일 신천지 총회장의 친형(폐렴으로 사망) 장례식이 열린 청도대남병원을 방문한 것과 관련이 있을 것으로 추정되지만 방역 당국은 이를 확실하게 밝히지 않았다. 밝혔으나 발표를 하지 않은 것인지, 밝히려는 노력을 철저히 하지 않은 것인지는 알 수 없다.

돌이켜보면, 2020년 1월 말~2월 초에 검사를 좀 더 적극적으로, 더 많이 했더라면 하는 아쉬움이 있다. 그 시기에 검사자 수와 양성률이 바닥에 머물러 있었다가 급격하게 반등했는데[그림 7, 8], 해외유입도 아니고 기존 확진자와 접촉력도 없는 31번 확진자가 갑자기 나타나면서 대구·경북을 초토화시켰다는 것은, 방역 당국이 놓치고 있는 무증상 감염자가 이미 상당수 존재했다는 것을 의미한다. 그런데도 그 시기에 대통령은 코로나19가 머지않아 종식될 것이라며, 정부를 믿고 일상생활을 하라고 국민들의 경각심을 무디게 만들었다(2020. 2. 13).

그렇다면 그 당시에 질병청은 왜 검사를 많이 하지 않았을까? 이유는 역시 메르스 매뉴얼을 고집했기 때문으로 생각된다. 방역 당국의 실무자들은 메르스와 코로나19가 전혀 다른 감염병이라는 것을 인지하지 못한 것 같다. 그리고 의료기관에서 RT-PCR 검사를 할 수 있게 된 것이 2020년 2월 7일이어서 그 전까지는 질본, 국립보건원, 보건환경연구원에서만 검사가 가능했다(실시간 RT-PCR 검사는 1월 31일부터 가능했고 그 전까지는 염기서열분석 방법으로 검사를 했기 때문에 결과가 나오기까지 이틀정도 걸렸다). 의료기관이 RT-PCR 검사 능력을 갖춘 후에도 메르스 매뉴얼에 입각한 사례정의(방역 당국이 지정한 지역이나 국가에 대한 여행력이 있는 유증상자만 검사 대상)를 엄격하게 적용했기 때문에 검사를 하고 싶어도 할 수가 없었다. 중국 등의 여행력이 없더라도 의사 소견만으로 검사를 할 수있게 된 것은 2월 7

일 개정된 사례정의 제5판부터였다. 이처럼 방역 당국이 메르스 매뉴얼을 기반으로 하는 사례정의에 매달려 있는 동안 코로나19는 조용히 우리나라에 스며들었고, 그 결과 감염 경로가 확실하지 않은 31번 확진자가 대구에서 나타난 것이다.

대부분의 사람들이 제대로 인지하지 못하지만, 1차 유행과 2차 유행 사이에는 이태원클럽 사태가 있다. 필자는 코로나19가 수도권을 포함한 지역사회로 확산된 기폭제는 이태원클럽 사태였다고 확신한다.

이태원클럽 관련 확진자가 최초로 언급된 것은 2020년 5월 8일인데 이때 12명의 확진자가 발표되었다. 추정 노출 시기는 첫날에는 5월 2일 새벽이라고 발표했으나, 다음 날에는 4월 29일 밤~5월 6일 새벽까지로 확대되었다. 확진자 중에는 군인도 포함되어 있었는데 이것은 며칠 후 뜬금없이 '입영 장정 대상 코로나19 진단검사'로 이어졌다. 그런데 방역 당국은 신천지 사태 때는 신도 명단을 입수하여 전수검사를 '강요'했지만, 이태원클럽 사태 때는 검사를 받으라고 '요청'했다. 또한, 성소수자들이 노출되지 않도록 개인정보보호 가이드라인을 부랴부랴 만들어서 익명검사를 시행했다. 나중에 광복절 사태 때는 광화문 일대에 체류했던 사람들은 증상에 상관없이 검사를 받아야 한다며 협박했고 최대 잠복기의 세 배에 가까운 기간 동안 매일 정례 브리핑 시간에 발표했지만, 이태원클럽 사태 때는 최대 잠복기만큼인 5월 22일(누적 확진자 206명)까지만 검사를 '요청'했다.

5월 8일 시작된 이태원 사태는 6월 9일 보도참고자료(누적 확진자 277명=클럽 방문자 96명+접촉자 181명)를 끝으로 막을 내렸으나 확진자들의 거주 지역이 서울(139명), 경기(59명), 인천(54명), 충북(9명, 그중 8명은 국방부 관련), 부산(4명), 대구·경남·강원·전북(모두 2명씩), 대전·충남·경북·제주(모두 1명씩) 등 그 여파가 전국으로 퍼졌다. 그런데 검사를 받은 클럽 방문자 96명은 빙산의 일각에 불과했다. 클럽 한 군데의 방문자가 하루 평균 천 명을 넘는 규모였고, 관련 클럽이 한 두개가 아니었음에도 불구하고 검사를 받은 방문자가 겨우 96명에 불과했던 것이다. 방문자의 거의 대부분은 신분 노출을 꺼려서 숨어버렸으며 그것이 지역사회 확산의 결정적인 계기가 되었다.

이태원클럽 사태가 지역사회에 미친 영향은 명확하다. 예를 들어 5월 11일에는 국내발생 확진자 29명이 모두 이태원 관련이었고, 12일에는 22명 중 21명, 13일에는 22명 중 18명, 14일에는 26명 중 20명, 15일에는 22명 중 17명, 16일에는 9명 중 6명이 이태원클럽과 관련되었다.

이 와중에 '이태원클럽'이라는 명칭이 성소수자를 연상시킨다는 비난이 있었고, 방역 당국은 이를 수용하여 5월 14일부터 '이태원클럽'이 아니라 '클럽' 관련 집단감염으로 명칭을 바꾸었다. 게다가 방역 당국은 이태원클럽에게는 '불가피한 경우' 마스크 착용 등 개인방역수칙을 지키면서 계속 운영하도록 허용한 반면, 교회에게는 비대면을 권장한다며 사실상 대면예배를 금지했다.

[그림 13] 이태원 유흥시설과 지역사회 확진자 추이(질병청, 2020. 5. 18)

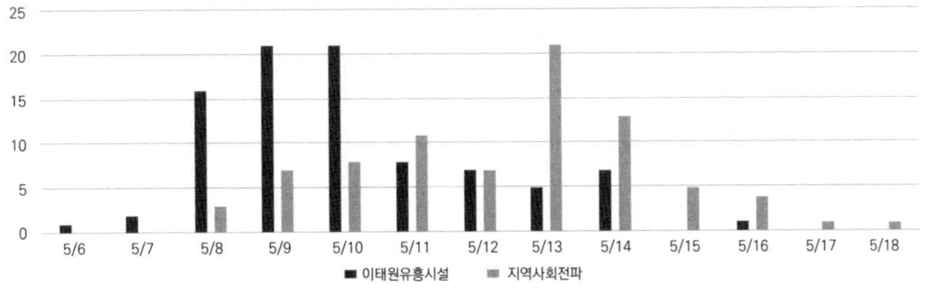

[그림 14] 서울 지역 일별 신규 및 누적 확진자 현황(질병청, 2020. 5. 25)

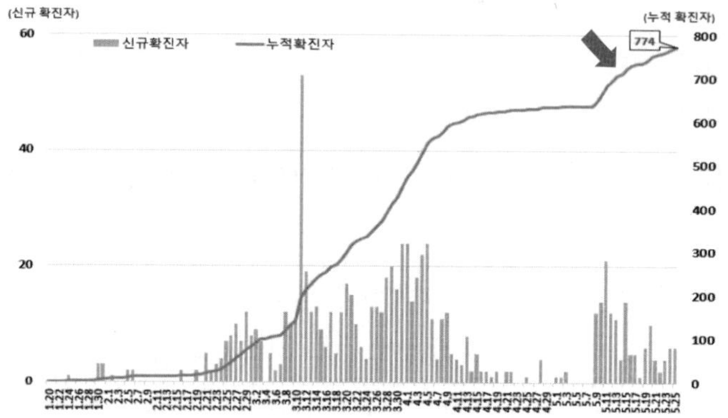

이태원클럽 사태의 영향은 방역 당국이 발표한 자료에서도 뚜렷하게 드러난다[그림 13. 14]. 특히, [그림 14]에서는 한동안 안정세를 보이던 서울 지역의 신규 및 누적 확진자 규모가 이태원클럽 사태를 거치면서 거의 45도 기울기로 급격하게 상승하는 것을 볼 수 있다. 경기도에서도 정도는 덜하지만 서울과 비슷한 경향이 나타났다.

그런데, 이태원클럽 사태 동안 검사자 수를 1차 유행 때의 수준 이상으로 늘렸지만 확진자 규모는 미미하게만 증가했다. 이유는, 대부분의 클럽 방문자들이 수면 아래로 잠적해 버렸기 때문이다. 심지어 성소수자들 사이에서는, "검사를 받지 말고 버티다가 조만간 대유행이 터질 테니 그때 가서 그 틈에 끼어서 받으면 된다"는 꼼수가 공유되기도 했다. 이처럼 방역 당국이 성소수자를 보호하느라 이태원클럽 사태를 제대로 수습하지 못하는 사이에 숨어 버린 (특히 무증상) 감염자들을 통해서 수도권을 중심으로 코로나가 확산되었다. 즉, 이태원클럽 사태를 통해서 국내에서 코로나19가 에피데믹에서 엔데믹으로 전환된 결과 가깝게는 쿠팡(2020

년 5월 26일)이나 리치웨이(2020년 6월 2일) 관련 집단감염 사태가 발생했고, 멀게는 광복절 집회 관련 집단감염을 파생시켰다. 질병청은 스스로, 감염경로가 파악되지 않은 산발적인 환자로 인한 유행이 지속되고 있다고 발표하였고(2020년 6월 6일), 결국 수도권에 대한 강화된 방역조치를 무기한 연장하기에 이르렀다(6월 15일). [그림 14]에서 증상이 있어서 확진된 이태원클럽 방문자의 영향이 저 정도라면 증상이 없거나 숨어 버린 '클러버'들의 영향은 과연 어느 정도일까?

[그림 15] 이태원클럽 사태 전후 국내발생과 해외유입 신규 확진자 수 추이

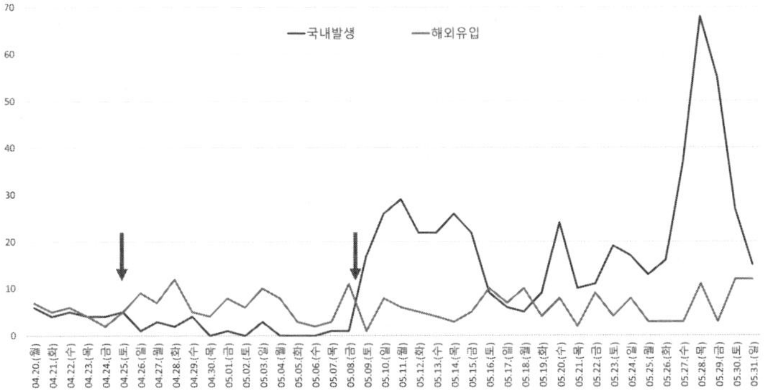

그런데, 31번 확진자가 어느날 갑자기 하늘에서 뚝 떨어진 것이 아니듯이 이태원클럽 사태를 유발한 최초의 확진자 역시 하늘에서 뚝 떨어진 것은 아닐 것이다. 그렇다면 이태원클럽 사태는 어디에서 시작되었는가? 필자는 해외유입을 의심한다. 2020년 3월 중순부터 해외유입이 급격하게 증가하기 시작해서 4월 내내 그리고 5월 초까지 국내발생보다 해외유입이 더 많았다[그림 15]. 4월 30일과 5월 2일에는 신규 확진자 전원이 해외유입 사례였고, 날짜를 감안할 때 역학적 연관성은 떨어지지

만 5월 4~6일도 3일 연속 신규 확진자 전원이 해외유입 사례였다. 그리고 1차 유행의 주된 바이러스 유형은 S와 V그룹인 반면, 이태원클럽 사태를 전후로 GH그룹이 주된 유형으로 등장하는 점도 의심의 근거다. 실제로 2020년 7월 6일 질병청은, 3~4월 해외입국 굉장히 많았고 그때 유입된 GH형이 현재의 유행을 주도하고 있다고 발표한 바 있다.

즉, 중국발 입국을 차단하지 않은 것이 31번 확진자를 통해서 1차 유행을 촉발했듯이, 3~4월의 해외유입이 이태원클럽 사태를 촉발했고, 1차 유행과 달리 전수검사를 못했기 때문에 지역사회 내로 확산된 것이다. 혹은, 방역 당국과 문재인 정권이 총선을 의식해서 3~4월에 코로나 검사를 적극적으로 시행하지 않아서 해외유입 효과가 실제보다 과장된 것일 수도 있다. 그러나 해외유입이 실제로 많았든, 실제보다 과장되었든 상관없이 3~4월에 코로나 검사를 적게 한 것은 사실이고, 이 시기에 대한민국은 K방역에 취한 채 총선을 치렀다.

그런데 해외유입 확진자들의 상세자료가 공개된 2020년 3월 23일부터 4월 말까지 해외유입 확진자의 89.5퍼센트(658명 중 589명)는 한국인이었다. 이는 아마 해외 장기체류 중인 국민들이 미국과 유럽 각국 등이 코로나에 속수무책인 점과 달리 K방역의 성공담에 감동을 받은 것과, 대한민국의 의료서비스에 대한 접근성이 전 세계에서 가장 높다는 점이 동시에 작용한 결과일 것이다.

2차 유행 전에도 비슷한 현상을 볼 수 있다[그림 16]. 7월 초부터 8월 초까지 약 한 달간 신규 확진자는 국내발생보다 해외유입이 더 많았다. 코로나19로 인해 전 세계적으로 해외여행이 제한된 상황에서 이것을 단순히 휴가 및 방학철에 의한 현상이라고 하기에는 2차 유행에 대한 부스터 효과가 매우 컸다고 생각한다. 코로나19 유행 1년동안 유독 두 기간에만 국내발생보다 해외유입이 더 많았다.

[그림 16] 광복절 서울 도심 집회 전 해외유입 및 국내발생 신규 확진자 수 추이

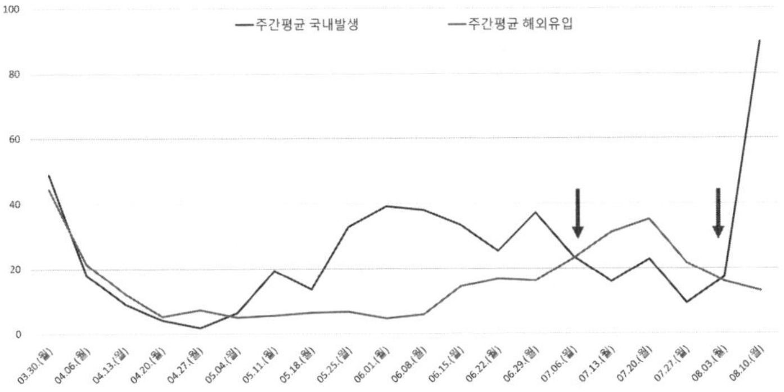

해외유입 신규 확진자들이 모두 검역 단계에서 발견되는 것도 아니다. 2020년 3월 23일 이후 2021년 2월 말까지 해외유입 확진자 중 3,026명은 검역 단계에서 발견되었으나 3,775명은 자가격리 기간 중에 지역사회에서 발견되었다. 이태원클럽 사태 전 약 한 달 동안 검역 단계에서 확진된 경우는 100명, 지역사회에서 확진된 경우는 103명이었고, 2차 유행 전 약 한 달 동안 검역 단계에서 확진된 경우는 560명, 지역사회에서 확진된 경우는 440명이었다. 즉, 해외유입 확진자들의 약 절반은 공항에서 걸러졌지만 그 비슷한 숫자가 자가격리 기간 중에 확진되었다는 것이다. 그 당시는 유증상자만 공항에서 검사를 했고 증상이 없으면 유럽에서 온 사람만 내국인은 3일 내 검사, 외국인은 공항에서 검사를 했다[그림 17]. 그런데 검사를 해도 잠복기에는 위음성으로 나올 수도 있고, 2주간 자가격리 의무화라지만 격리기간 동안 집에만 틀어박혀 있으라는 법이 없다. 그러므로 지역사회에서 자가격리 기간 중에 확진된

해외입국자들(이태원클럽 사태 전 103명, 2차 유행 전 440명) 중 상당 수는 가족과 지인을 포함한 불특정 다수에게 바이러스를 전파하고 다녔을 가능성이 있다. 상황이 이런데도 모든 입국자들에게 PCR검사 음성확인서 제출을 의무화한 것은 이보다 한참 후인 2021년 2월 10일부터였다. 이런 것을 보면 질병청이 과연 방역을 제대로 하겠다는 의지가 있기는 했는지 의심스럽다.

[그림 17] 2020년 4월 1일 이후 해외입국자 검역 흐름도(질병청, 2020. 3. 30)

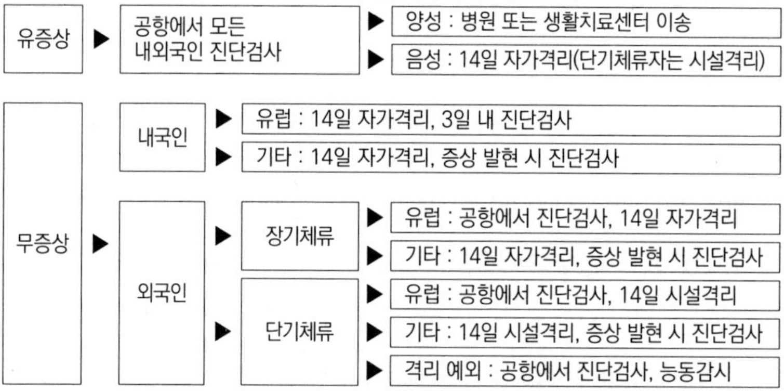

그런 점에서 국내발생은 K방역으로 그런대로 선방했지만 결국 해외유입을 제대로 관리하지 못해서 매번 뚫렸다는 것을 알 수 있다. 그렇기 때문에 전문가들이 해외유입 감염병에 대한 최고 최선의 방역이 바로 '해외유입 차단'이라고 누누이 강조하는 것이다. 이처럼 방역정책을 제대로 수행하지 못했는데도 질본은 질병청으로 승격했고 정은경 본부장은 청장으로 승진했다.

조금 다른 이야기로, 해외에서 귀국한 내국인 확진자가 입원 등 치료를 받는 경우 건강보험 적용은 어떻게 될까? 직장가입자의 피부양자든,

지역가입자의 세대원이든 전화 한 통이면 자격이 회복된다. 국내에서 감염된 외국인 확진자뿐만 아니라 해외에서 입국한 외국인 확진자(3,306명)도 모두 무료로 치료를 받았다. 게다가 우리나라는 해외 입국 외국인의 자가격리 비용도 국가가 대신 부담하는데 '글로벌 호구'의 진면목을 보여주는 것이 아닐 수 없다. 돈도 돈이지만, 다른 병과 달리 코로나19와 관련된 의료진과 격리병상은 매우 한정적이다. 그러므로 해외유입을 방치하면 건강보험료를 꼬박꼬박 내는 내국인이 역차별을 당하고 피해를 보게 된다. 2020년 3월 23일 이후 2021년 2월 말까지 해외유입 확진자 중 한국인은 3,424명, 외국인은 3,306명이었는데 자국민은 해외체류 기간동안 건강보험료를 내지 않았다 하더라도 국가가 보호하는 것이 마땅하지만, 대한민국을 활짝 열어놓고 외국인 감염자까지 받아들이는 것은 부처님이라도 쉽지 않은 일이다. 의료서비스는 아무때나 공짜로 쓸 수 있는 공공재가 아니다. 의료서비스를 이용하려면 비용이 발생하며, 이용자가 직접 내지 않더라도 누군가가 대신 지불해야 한다. 또한 어떤 사람이 사용하는 동안에는 다른 사람이 이용할 수 없는 경합재(競合財)라는 점을 명심해야 한다.

통계로 본 코로나19의 부풀려진 위험성: 사망자 추이와 초과사망률

이은혜

일반적으로 코로나19 확진자의 약 80퍼센트는 증상이 없거나 경미하고, 약 20퍼센트는 폐렴을 앓으며, 전체의 약 5퍼센트는 급성호흡부전(acute respiratory distress syndrome, ARDS) 등을 겪는다고 알려져 있다. 그러나 국내 통계는 이와 약간 다르므로 따로 후술하겠다(제3부 '임상양상과치료방향'). 한편, 메르스는 (무증상이나 경증인 경우도 있지만) 대부분 폐렴을 일으키며 감염자의 20~40퍼센트가 급성호흡부전과 다발성 장기부전을 일으키고 약 35퍼센트는 사망한다고 알려져 있는데 이는 사스의 치명률(약 9%)보다 현저히 높다(Ian M. Mackay and Katherine E. Arde. MERS coronavirus: diagnostics, epidemiology and transmission. Virol J. 2015;12: 222).

2021년 3월 1일 질병청 발표에 의하면 당시까지 코로나19 확진자 9만 29명 중 사망자는 1,605명(1.78%)이고, 격리 중 7,354명(8.17%), 격리해제 8만 1,070명(90.05%)이었다. 격리 중인 숫자에는 생활치료센터 입소자와 위중증환자 131명을 비롯한 입원 환자가 포함되어 있다. 위중증환자란 증상이 있어서 격리입원치료를 받는 환자 중에서 고유량(high flow) 산소요법, 인공호흡기, ECMO(extracorporeal membrane oxygenation, 체외막 산소공급), CRRT(continous renal replacement therapy, 지속적 신대체요법) 등의 집중치료가 필요한 중환자를 말한다.

사망자 수 추이는 1, 2, 3차 유행에서 확진자 수가 증가했던 패턴과 대체로 비슷하다[그림 1].

1차 유행이 수습되는 시기에 사망자 수가 증가한 것을 볼 수 있는데 이것은 그동안 누적된 위중증환자들이 집중치료에도 불구하고 회복되지 못하고 사망하는 시간적 경과를 보여주는 것이다. 방역 당국이 위중증환자 현황을 발표하기 시작한 것이 2020년 3월 29일부터이므로 1차 유행이 한참 진행 중인 시기에는 위중증환자에 대한 자료가 없다. 그러나 임상적인 상식과 2차 유행의 패턴을 고려한다면 1차 유행 시기에 확진자 수, 위중증환자 수, 사망자 수의 순서로 최대치에 도달했을 것이다.

[그림 1] 코로나19 확진자 수, 위중증환자 수, 사망자 수 추이(2020. 2~2021. 2)

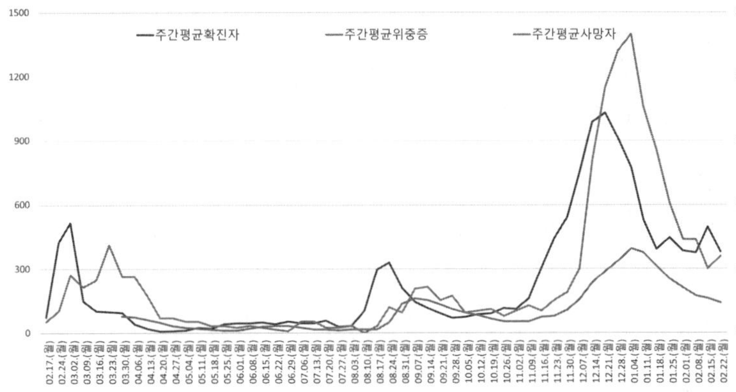

2차 유행 때도 확진자가 감소하면서 유행이 수습되는 시기에 위중증환자와 사망자가 증가하는 것을 볼 수 있다. 즉, 확진자 수가 최대치를 기록하고 (그동안 위중증환자 누적) 약 2주 후에 위중증환자 수가 최대치를

기록하고, 약 1주 후에 사망자 수가 최대치를 기록하는 패턴이다. 2차 유행은 1차 유행보다 확진자와 사망자의 규모가 작았다. 그러므로(1차 유행 위중증환자의 규모는 알려져있지 않지만) 2차 유행의 위중증환자 규모가 1차 유행보다 작을 것으로 추정할 수 있다.

3차 유행 때도 확진자 수가 최대치를 기록한 후 약 2주 지나서 사망자와 위중증환자 수가 최대치를 기록했는데 시간적인 패턴은 앞의 유행들과 비슷하다고 볼 수 있지만 자세히 들여다 보면 큰 차이점이 있다. 첫째는, 위중증환자의 증가보다 사망자의 증가가 더 먼저 나타났다는 것이고, 둘째는 위중증환자의 규모 대비 사망자의 규모가 매우 컸다는 것이다. 12월에서 1월까지 두 달 동안 사망한 숫자가 그 전 기간을 모두 합친 것보다도 더 많았다. 이는 앞의 유행들과 달리 3차 유행에서는 사망자의 대부분이 위중증환자가 아니었다는 것을 의미하며, 뒤에 다시 언급하겠지만 요양병원 코호트 격리로 인해 상태가 그리 심각하지 않은 환자들이 단지 치료를 제대로 받지 못해서 사망했음을 의미한다. 1차 유행은 코로나19를 전혀 모르는 상태에서 당했기 때문에 병상을 미리 준비할 수 없었고, 따라서 사망자가 많이 발생할 수밖에 없었다. 그러나 3차 유행은 1차 유행의 모범답안이 나와있었고, 병상을 준비할 시간도 충분히 있었으며, 무엇보다 여러 전문가들이 겨울에 3차 유행이 올테니 미리 대비해야 한다고 당부를 했었다. 그런데도 미리 준비하지 않았고, 그 결과 위중증이 아닌 환자들이 이렇게 많이 사망했다는 점은 아주 심각한 사실이다. 나중에 반드시 책임을 물어야 할 일이라고 생각한다.

확진자 9만 29명 중 1,605명이 사망했으므로 치명률[fatality rate=(사망자 수/확진자 수)×100]은 1.78퍼센트다. 치명률은 확진자 치사율(case fatality rate)과 같은 말이다. 감염병의 위험도를 실제적으로 평가하려면 감염자

사망률[(사망자 수/감염자 수)×100] 또는 감염자 치사율[infection fatality rate=사망자 수/(확진자 수+확진되지 않은 감염자 수)]이 더 중요하지만, 코로나19는 무증상 감염자가 많고 전 국민을 대상으로 실시간 RT-PCR 검사를 시행하지 않아서 감염자 숫자를 정확하게 파악할 수 없기 때문에 사망률이나 감염자 치사율 대신 치명률을 적용한다. 따라서 우리나라에서 2020년 1월 이후 코로나19 확진자 100명 중 1.78명이 사망했지만, 무증상 감염자가 상당히 있을 것으로 예상되므로 실제 사망률이나 감염자 치사율은 이보다 더 낮을 것이다.

참고로, 2015년에 우리나라에서 유행했던 메르스는 186명의 환자가 발생하여 38명이 사망하였으므로 치명률은 20.43퍼센트였다. 따라서 코로나19의 치명률은 메르스의 10분의 1에도 미치지 못한다. 그러나 전파력(감염력)이 매우 높아서 확진자 수는 메르스보다 650배 이상 많다. 게다가 무증상 감염자가 상당히 많을 것으로 추정되고 이들도 타인을 감염시킬 수 있다는 점에서 코로나19는 참으로 다루기 어려운 감염병이다.

코로나19의 치명률은 연령에 따라 현저한 차이를 보이는데 20세 미만에서는 치명률이 0인 반면, 연령대가 높을수록 치명률이 증가하여 80세 이상인 경우는 무려 20.6퍼센트에 달한다[표 1]. 즉, 80세 이상에서는 확진자 5명 중 1명이 사망했다는 뜻이다.

연령대에 따른 치명률 증가는 우리나라뿐만 아니라 전 세계적으로 공통된 현상이다. 코로나19 사태 초기의 국내 연구에 의하면 50세 미만인 1,324명은 거의 대부분 산소요법(supplemental oxygen)이 필요하지 않았으며 전원이 회복되어 퇴원한 반면, 50세 이상인 경우는 연령에 비례하여 치명률이 증가하여 80세 이상에서는 약 14퍼센트에 달했다(Ho Kyung Sung et al., “Clinical Course and Outcomes of 3,060 Patients with

Coronavirus Disease 2019 in Korea, January-May 2020, J Korean Med Sci. 2020 Aug 3;35(30):e280). 한편, 코로나19 사망자의 성비는 남자 800명, 여자 805명으로 거의 동일하게 나타났다.

[표 1] 연령대별 누적 사망자 수와 치명률(질병청, 2021. 3. 1)

연령대	누적 사망자 수(비율)	치명률(%)
80세~	906 (56.45%)	20.64
70~79세	440 (27.41%)	6.44
60~69세	184 (11.46%)	1.31
50~59세	54 (3.36%)	0.32
40~49세	14 (0.87%)	0.11
30~39세	6 (0.37%)	0.05
20~29세	1 (0.06))	0.01
10~19세	0	0
0~9세	0	0
계	1,605 (100%)	1.78

국내에서 치명률이 가장 높았던 시기는 유행 초기에 해당하는 2020년 5~6월이었고 최고 2.37퍼센트를 기록했다[그림 2]. 이후에는 전반적으로 치명률이 감소하는 추세를 보이고 있는데 2020년 9월 초에 1.59퍼센트까지 감소했다가 10월에 소폭 증가한 후, 2020년 12월 중순에는 1.36퍼센트까지 감소했다. 1, 2, 3차 유행에서 공통적으로 신규 확진자가 최대치에 도달한 후 약 1~1.5개월의 시차를 두고 치명률이 최대치에 도달하는 것을 볼 수 있다. 확진자가 가장 많았던 시기와 치명률이 가장 높았던 시기 간의 차이(시차)가 1차 유행 때는 약 두 달이었으나 2차와 3차 유행 때는 약 한 달로 짧아졌다.

다행스러운 것은 우리나라에서 코로나19의 치명률이 미국이나 유럽 국가들에 비해서 원래부터 높지 않았고, 그마저도 점차 감소하고 있다는 것이다. 게다가 검사 양성률이 (신천지 집단발생 시기를 제외하고) 점차 상승하는 추세를 보이고 있음에도 불구하고 치명률은 전반적으로 감소하는 추세를 보이고 있다[그림 2].

[그림 2] 확진자 수 및 검사 양성률 대비 치명률 추이

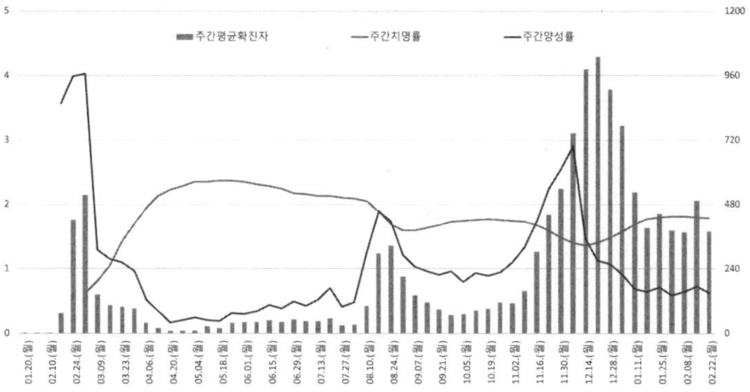

역시 다행스러운 것은 치명률의 감소 추세가 모든 연령대에서 공통적으로 나타나고 있다는 것이다[그림 3]. 특히 80세 이상에서는 치명률이 2020년 6월 초순 약 26퍼센트에 달했으나 12월 중순에는 약 15퍼센트로 감소했다가 2021년 2월 말 현재는 20.6퍼센트로 증가한 상황이다. 70대는 2020년 5월 말과 6월 초에 약 11퍼센트로 가장 높았으나 12월 하순에는 5퍼센트대로 감소했다가 2021년 2월 말 현재는 6.4퍼센트로 약간 증가했다. 60대는 2020년 5월 하순에 약 3퍼센트로 가장 높았으나 9월 이후는 1.3퍼센트 내외를 유지하고 있다.

만약 2020년 초 대구·경북 지역 1차 유행의 성공적인 수습을 교훈으로 삼아서 서울과 수도권이 대비를 잘했더라면 즉, 전담병원을 미리 준비하고 중환자 의뢰체계를 구축하여 요양병원 코호트를 시행하지 않았더라면, 치명률이 증가했더라도 현재보다는 낮은 수준이었을 텐데 현실

은 그렇지 않았다. 아마도 지자체장의 실질적인 부재 상황-서울시장의 유고, 경기도지사는 민생보다 정치에 더 관심-이 1차 유행을 수습한 모범답안을 제대로 활용하지 못한 이유가 아닐까 생각한다.

[그림 3] 연령대별 치명률 추이

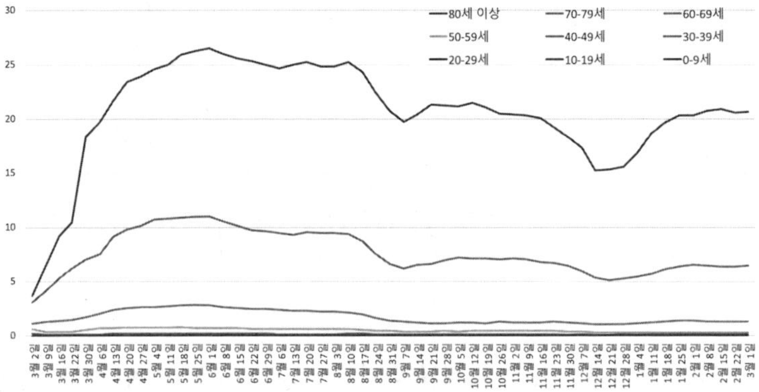

[그림 4] 2015~2019년 대비 2020년 초과사망자 수(Our World in Data)

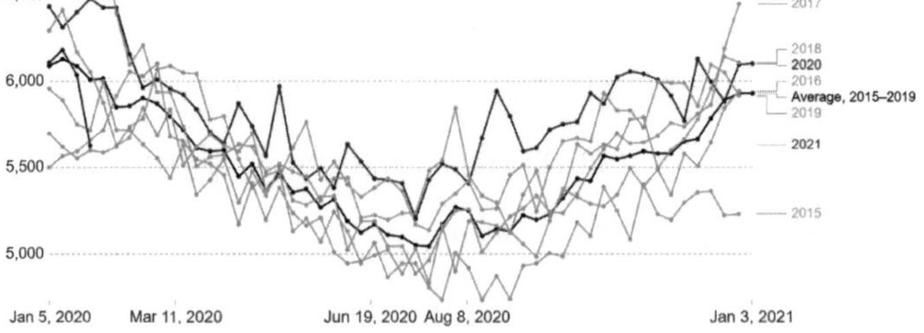

국내 코로나19 사망자는 2021년 2월 말 현재 총 1,605명이다. 한편, 2020년 한 해 동안 우리나라의 전체 사망자 수는 예년에 비해 증가했다[그림 4].

그렇다면 코로나19로 인해 우리나라의 사망률이 전반적으로 더 높아졌을까? Our World in Data(https://ourworldindata.org/excess-mortalitycovid)에서 제공하는 초과사망률(excess mortality)로 알아보자.

[그림 5] 2015~19년 대비 2020년 연령대별 초과사망률(Our World in Data)

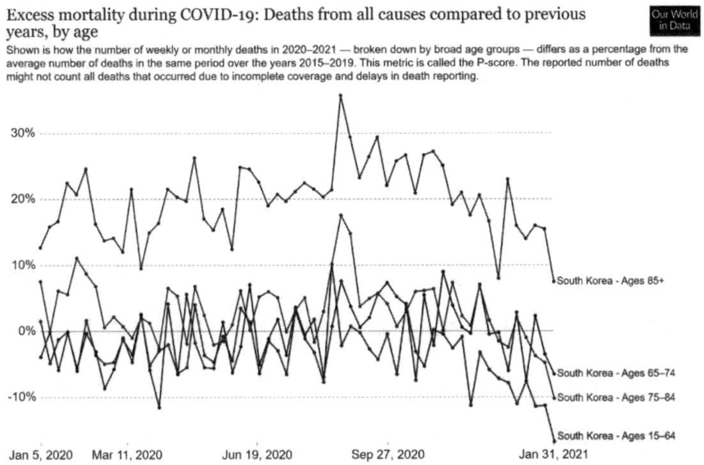

초과사망률은 전염병이 전 세계적으로 유행할 때 전염병을 포함한 모든 원인으로 인한 모든 연령의 사망자 수를 이전의 정상적인 상황과 비교하는 수치이다. 초과사망률은 전염병이 사망에 미치는 전반적인 영향을 포괄적으로 측정하기 위해 역학과 공중보건 분야에서 사용하는 전문적인 용어이며, 국가 간 비교 자료로 이용된다. 여기에는 코로나19뿐만 아니라 교통사고 등 모든 사망자가 포함된다. 초과사망률은 코로나19

사태 동안 발생한 전체 사망자 수와 2015~19년 사망자를 주 단위로 비교하여 2020년의 주간별 사망자 수와 지난 5년 동안 같은 주간의 평균 사망자 수의 차이를 백분율(p-score)로 표시한 것이다.

[그림 6] 코로나19 치명률 대비 초과사망률 추이(2020. 1~2021. 1)

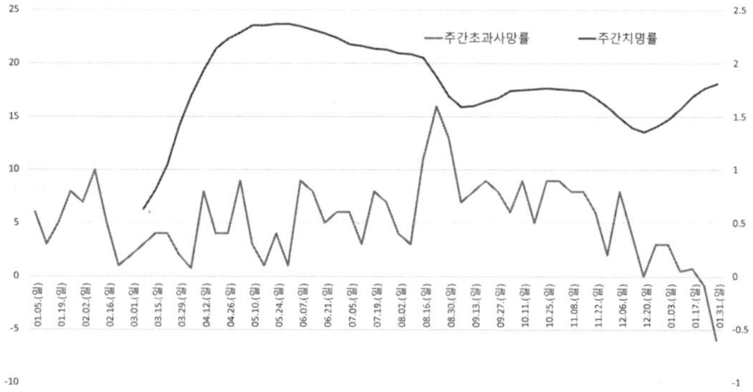

우리나라는 2020년 8월 17~23일 주간에 초과사망률이 가장 높았는데 85세 이상 36퍼센트, 75~84세 18퍼센트, 65~74세 8퍼센트였다[그림 5]. 그러나 같은 기간에 64세 이하는 -2퍼센트로 초과사망률이 오히려 감소했다. 이후 모든 연령대에서 초과사망률이 감소하는 추세를 보이고 있다. 2021년 1월 25~31일 주간을 기준으로 85세 이상은 초과사망률이 7퍼센트였으나 75~84세는 -6퍼센트, 65~74세는 -10퍼센트, 64세 이하는 -17퍼센트로 예년에 비해 현저히 감소했다. 심지어 2021년 1월에는 3차 대유행으로 인해 치명률이 상승하고 있는 상황인데도 전 연령대에서 초과사망률이 감소하는 특이한 현상이 나타났다[그림 6]. 초과사망률이 감소한 것이 이상한 것이 아니라, 앞에서 말했듯이 3차 유행기간 동안 코로나19 치명률이 증가한 것이 문제다. 또한, 현 정권이 방역을 핑계로 헌법에 명시된 국민의 기본권을 심각하게 훼손하고 있지만, 코로나19로 인해 사망률이 예년보다 더 높아진 것은 아니라는 것이 팩트다.

그렇다면 다른 나라는 어떨까? 대표적으로 미국과 영국, 그리고 코로나19 방역이나 봉쇄를 거의 하지 않았던 스웨덴을 비교해 보면 전 기간에 걸쳐 우리나라보다 초과사망률이 대체로 높은 것을 볼 수 있다[그림 7]. 공통적으로 2020년 봄, 여름, 연말에 큰 유행이 있었지만 2021년 들어서는 초과사망률이 감소하는 추세다. 초과사망률이 높은 것은 코로나19의 영향일 것으로 생각되지만, 2021년 초부터 초과사망률이 감소하는 이유가 백신접종의 영향 때문인지는 아직 알 수 없다.

[그림 7] 한국, 미국, 영국, 스웨덴의 2020년 초과사망률 비교(Our World in Data)

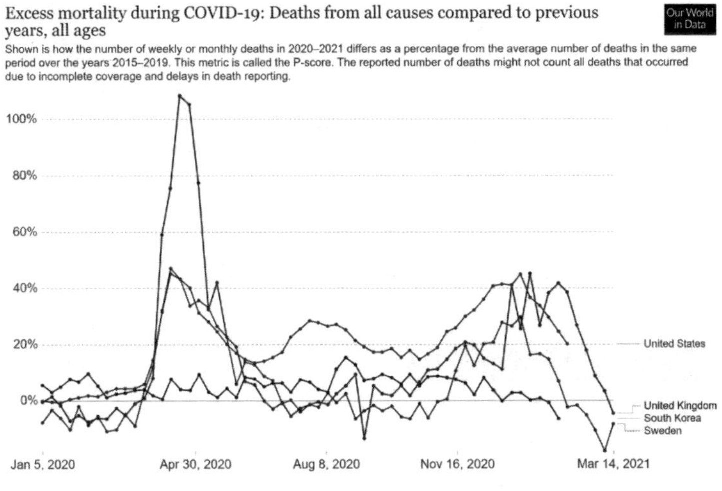

통계청이 최근에 발표한 2019년 사망원인통계와 비교해 보면 코로나19의 위험성을 좀 더 구체적으로 알 수 있다. 2019년의 총사망자 수는 29만 5,110명이었고, 인구 10만 명당 명 조사망률은 574.8명이었다.

사망자 수 및 사망률은 2014년부터 5년 연속 증가하다가 2019년에 소폭 감소했다. (당연한 이야기지만) 80세 이상의 사망자가 가장 많아 전체 사망자 중 47.0퍼센트를 차지했다. 한편, 코로나19 사망자 중 80세 이상이 차지하는 비율은 56.5퍼센트였다. 즉, 80세 이상 사망자에서 코로나19의 영향이 크다는 것을 확실하게 알 수 있다. (참고로, 2020년 통계청 자료에 의하면 한국인의 평균 기대수명은 82.7세이며 남자는 79.7세, 여자는 85.7세다) 연령별 사망률은 80대 이상이 가장 높고 그 다음이 70대지만, 사망률 자체는 10년 전에 비해 감소했고 특히 70세 이상 고령층에서 감소했다[그림 8].

[그림 8] 연령별 사망률: 2009년과 2019년 비교(통계청)

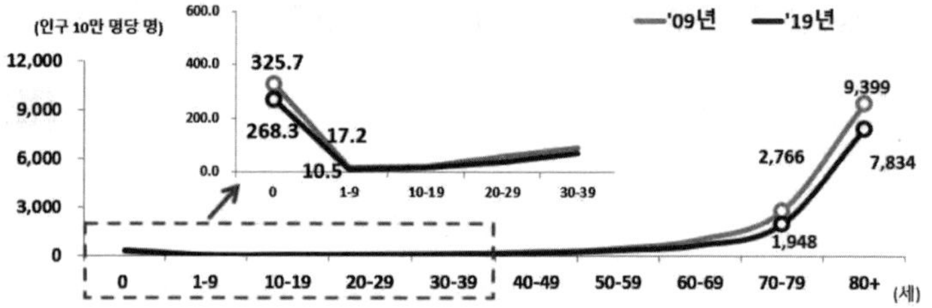

[그림 9] 2019년 10대 사망 원인 및 사망률(통계청)

<사망원인 순위 추이>

(단위: 인구 10만 명당 명)

순위	사망원인	사망률	'18년 순위 대비
1	악성신생물(암)	158.2	-
2	심장 질환	60.4	-
3	폐렴	45.1	-
4	뇌혈관 질환	42.0	-
5	고의적 자해(자살)	26.9	-
6	당뇨병	15.8	-
7	알츠하이머병	13.1	⬆(+2)
8	간 질환	12.7	⬇(-1)
9	만성 하기도 질환	12.0	⬇(-1)
10	고혈압성 질환	11.0	-

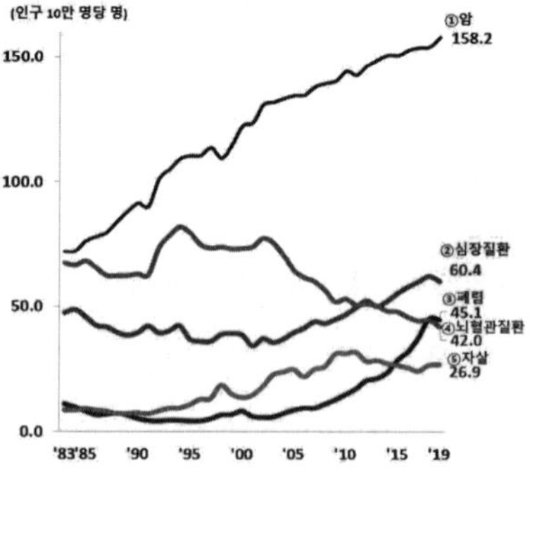

[표 2] 2019년 40대 이상 연령별 사망 원인 순위(통계청)

▣ 남녀전체 (단위: 인구10만 명당 명, 명)

순위	40대			50대			60대			70대			80세 이상		
1	악성신생물	41.1	3,422	악성신생물	119.6	10,189	악성신생물	281.4	17,014	악성신생물	695.0	24,364	악성신생물	1402.6	24,816
2	고의적 자해	31.0	2,588	고의적 자해	33.3	2,837	심장 질환	57.0	3,448	심장 질환	197.1	6,911	심장 질환	972.2	17,201
3	간 질환	10.7	889	심장 질환	25.4	2,161	뇌혈관 질환	40.4	2,442	뇌혈관 질환	152.3	5,340	폐렴	918.6	16,252
4	심장 질환	10.3	855	간 질환	23.4	1,993	고의적 자해	33.7	2,035	폐렴	137.2	4,810	뇌혈관 질환	636.1	11,254
5	뇌혈관 질환	8.2	685	뇌혈관 질환	19.0	1,618	간 질환	23.5	1,419	당뇨병	63.8	2,235	알츠하이머병	325.7	5,762
6	운수사고	4.5	372	운수사고	8.5	720	폐렴	22.1	1,333	고의적 자해	46.2	1,620	고혈압성 질환	243.8	4,313
7	추락	2.4	196	당뇨병	7.4	632	당뇨병	17.9	1,085	만성 하기도 질환	44.4	1,558	만성 하기도 질환	224.7	3,975
8	당뇨병	2.1	177	폐렴	6.1	520	운수사고	14.1	853	패혈증	31.5	1,104	당뇨병	220.0	3,893
9	정신활성 물질 사용에 의한 정신 및 행동 장애	1.9	162	추락	5.6	474	추락	8.5	516	간 질환	29.5	1,033	패혈증	175.7	3,108
10	폐렴	1.9	157	정신활성 물질 사용에 의한 정신 및 행동 장애	4.0	342	만성 하기도 질환	8.0	484	운수사고	26.8	940	고의적 자해	67.4	1,193

10대 사망 원인이 전체 사인 중 69.1퍼센트를 차지했는데 악성신생물(암), 심장질환, 폐렴, 뇌혈관질환, 고의적 자해(자살), 당뇨병, 알츠하이머병, 간질환, 만성하기도질환, 고혈압성 질환 순서였다[그림 9]. 3대 사인인 암, 심장질환, 폐렴은 전체 사인의 45.9퍼센트를 차지했다. 그런데 놀라운 것은 폐렴이 세 번째로 흔한 사망 원인이고, 폐렴 때문에 인구 10만 명당 45.1명이나 사망했다는 사실이다. 게다가 폐렴 사망률은 10년 전에 비해서 무려 254.4퍼센트나 증가했다. 폐렴으로 인한 사망은 거의 대부분 호흡부전으로 인한 사망이다. 그런데 코로나19도 중증 폐렴을 일으킬 수 있고 그로 인한 급성 호흡부전으로 사망하는 경우가 많은데, 의외로 코로나19의 인구 10만 명당 사망률은 3.4명에 불과하다. 즉, 2019년 한 해 동안 폐렴으로 2만 3,168명이 사망했는데 2020년 2월부터 2021년 2월까지 13개월 동안 코로나19 사망자는 1,605이며, 폐렴 사망자의 6.9퍼센트에 불과하다.

연령별 사망 원인을 보면 80대 이상은 악성신생물, 심장질환, 폐렴, 뇌혈관질환, 알츠하이머병의 순서였다[표 2]. 70대는 악성신생물, 심장

질환, 뇌혈관질환, 폐렴, 당뇨병의 순서였고, 60대는 악성신생물, 심장질환, 뇌혈관질환, 고의적 자해(자살), 간질환, 폐렴의 순서였다. 즉, 70세 이상에서 폐렴으로 사망하는 것은 흔한 일이고, 이를 예방하기 위해서 우리나라에서는 65세 이상 노인을 대상으로 폐렴 예방접종을 시행하고 있다. 이처럼 예상외로 폐렴 사망률이 높고, 더욱더 예상외로 코로나19 사망률은 폐렴 사망률의 15분의 1에 불과하다.

[그림 10] OECD 국가의 폐렴 사망률과 코로나19 사망률 비교(통계청, 질병청)

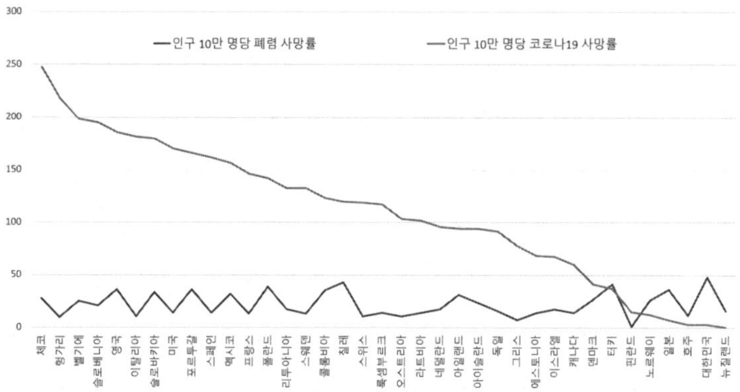

국제 비교는 어떨까? OECD 37개국의 인구 10만 명당 폐렴 사망률은 평균 22.3명인데 우리나라는 48.1명으로 최고로 많다(꼴찌). 반면에 OECD 국가의 코로나19 사망률은 인구 10만 명당 평균 110.0명인데 우리나라는 3.4명으로 뉴질랜드(0.5명) 다음으로 적다(2등)[그림 10]. 물론 사망률을 제대로 비교하려면 연령 등을 보정해야 하지만 대략적으로 감을 잡기 위해서 단순하게 인구 대비로 나타낸 것이다. OECD 국가들의 폐렴 사망률은 인구 10만 명당 1.2~48.1명의 범위이고 중간값은 17.7명이다(네덜란드 17.5명). 반면에, 코로나19 사망률은 인구 10만 명당 0.5~247.9명으로 편차가 매우 크고 중간값은 118.3명이다(룩셈부르크 117.7명). 유럽과 미주 국가는 폐렴 사망률 대비 코로나19 사망률이 매우 높다. 백신접종에 왜 그렇게 목을 매는지 이해가 된다. 반면에 노르웨이, 일본, 호주, 한국, 뉴질랜드는 코로나19 사망률이 폐렴 사망률보다 낮다. 호주와 뉴질랜드는 폐렴 사망률과 코로나19 사망률이 모두 낮은 반면, 일본과 한국은 폐렴 사망률은 높지만 코로나19 사망률은 낮다.

이번에는 코로나19 사망률을 자살이나 교통사고 사망률과 비교해 보자. 질병이 아닌 외적 원인에 의한 사망은 전체 사망 원인의 9.2퍼센트를 차지하는데 외인(外因)사망률은 고의적 자해(인구 10만 명당 26.9명), 운수사고(8.2명), 추락사고(5.2명) 순이다(2019년 사망원인통계. 통계청 2020). 교통사고 사망률은 10년 전 14.4명에서 감소했고, 자살 사망률도 10년 전 31.0명에서 감소했으나 여전히 높다.

[그림 11] OECD 국가 연령표준화 자살률 비교(통계청)

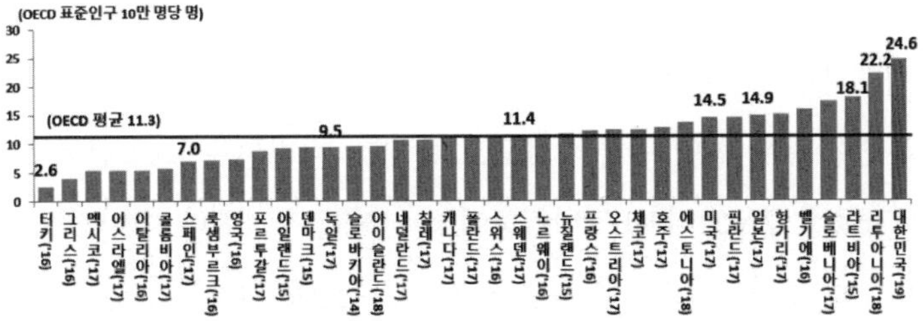

* 자료: *OECD.STAT, Health Status Data(2020. 9. 추출), 우리나라 최근 자료는 OECD 표준인구로 계산한 수치임.*
* OECD 평균은 자료 이용이 가능한 37개 국가의 가장 최근 자료를 이용하여 계산

특히 사망의 외인 중 10세 이상 전 연령에서 자살이 가장 많았는데 인구 10만 명당 자살 사망률은 80대 이상 67.4명, 70대 46.2명, 60대 33.7명, 50대 33.3명, 40대 31.0명, 30대 26.9명, 20대 19.2명, 10대 5.9

명이었다. 2019년에 우리나라의 하루 평균 자살 사망자 수는 37.8명이었다. OECD 평균 연령표준화 자살률(OECD 표준인구 10만 명당 명)이 11.3명인 데 비해서 우리나라는 24.6명으로 OECD 국가 중 가장 많았다[그림 11]. 한편 알코올 관련 사망자수는 총 4,694명으로 1일 평균 12.9명이 사망한 셈이다. 코로나19 사망자의 약 3배나 된다.

인구 10만 명당 3.4명이 사망하는 코로나19가 위험하다며 전 국민의 개인 정보와 안면인식 정보를 무차별적으로 수집하고, 사회적 거리두기를 강요해 전국의 자영업자들이 생계에 곤란을 겪고, 전국의 모든 학생들이 1년의 교육 공백을 경험하고, 종교와 집회·결사의 자유가 박탈되고 있다. 그런데 인구 10만 명당 24.6명이 사망하는 자살을 예방하기 위해서 보건복지부는 그동안 어떤 노력을 했나? 혼자 사는 노인들이 증가하면서 질병과 우울증 등으로 인한 자살이 사회적 문제로 대두된 것이 벌써 몇 년째인데 그들을 위해서 무슨 노력을 했는지 묻고 싶다. 자살로 죽는 국민은 방치하면서 코로나19는 신규 확진자가 씨가 마를 때까지 사회적 거리두기를 강제하고, 개인 정보를 털고, 국민의 사생활과 기본권을 침해하겠다는 것인가?

흡연에 대한 방역 당국의 태도도 문제다. 질병청은 2020년 4월 4일 보도자료에서 코로나19 고위험군에 '흡연자'를 추가했다. 이어 6월 20일에는 뇌졸중·당뇨 환자 및 흡연자가 코로나19에 취약한 원인을 발표했는데 그것은 이들에서 코로나19 바이러스가 인체의 세포 안으로 침입하는 경로인 ACE(Aangiotensin I Converting Enzyme)-2 수용체가 증가하기 때문이다. 2020년 10월 22일 보도자료에도 흡연에 대한 주의사항이 언급되어 있다. 그런데 이것을 아는 국민이 과연 얼마나 될까? 전 국민이 코로나19에 걸릴까봐, 코로나19에 걸려서 혹시 죽을까봐 공포에 떨고 있으므로 만약 방역 당국이 흡연자가 코로나19 감염의 고위험군이라는 것을 대대적으로 홍보했다면 금연자가 속출했을 것이다. 뇌졸중이나 당뇨는 완치가 불가능하지만 담배는 마음만 먹으면 얼마든지 끊을 수 있다. 그런데 방역 당국은 신천지 신도나 광복절 애국시민이나 BTJ 열방센터 참석자는 마치 이 잡듯이 하면서 흡연자들이 건물 모퉁이마다 마스크를 벗고 옹기종기 모여서 담배를 피는 것은 아무 제재를 하지 않는다. 담배만 피나? 이야기도 하고 커피도 마신다. 흡연장소는 지하철, 대형마트나 백화점과 함께 우리나라의 3대 코로나 청정지역이다. 혹시, 더 많은 국민이 코로나19에 감염되도록 방조하는 것은 아닐까?

흡연자가 코로나19를 포함한 호흡기 질환에 취약한 이유는 쉽게 추정할 수 있다. 코로나19에 감염이 되더라도 모든 사람이 즉시 발병하는 것이 아니다. 이는 인체의 면역이 작용하기 때문인데, 바이러스에 노출(감염)되더라도 면역 상태가 좋은 사람은 이를 쉽게 물리칠 수 있으므로 증상이 거의 없거나 가벼운 감기 수준의 상기도감염으로 끝난다. 반면에 면역 상태가 낮은 사람은 적은 양의 바이러스에 노출되어도 이를 물리치지 못하므로 증상이 생기게 되고(발병), 폐렴을 심하게 앓는다. 인체의 면역은 크게 선천성과 후천성으로 나눌 수 있는데 피부, 인후나 비강의 점막, 호흡기 점막 등은 1차 방어 기전의 하나로서 세균이나 바이러스의 침입을 막는 물리적 장애물의 역할을 한다. 흡연을 하면 이런 점막이 손상되므로 코로나19 바이러스 등의 침입에 취약하게 되는 것이다.

코로나19 사망자의 거의 대부분인 1,537명(95.8%)에서 한 가지 이상의 기저질환이 있었고, 기저질환이 없는 경우는 단지 14명(0.9%)에 불과했다[표 3](나머지 54명, 3.4%는 조사중). 가장 흔한 기저질환은 순환기계 질환(69.8%)이었고, 그 외 정신질환(39.5%), 내분비계·대사성 질환(38.0%), 비뇨·생식기계 질환(12.8%), 호흡기계 질환(11.7%) 등이었다. 기저질환이 있는 환자에서 코로나 사망률이 높은 것도 역시 전 세계적으로 공통된 현상이다. 해외의 부검 연구 결과에서는 모든(12명) 사망자에서 만성질환이 있었고 그중 관상동맥 심장병(coronary heart disease)이 50퍼센트, 천식 또는 만성 폐쇄성 폐질환 등의 호흡기계 질환이 25퍼센트로 가장 많았으며 그 외 비만, 말초동맥질환, 당뇨병, 신경퇴행성질환이 동반되었다[Dominic Wichmann et al. Autopsy findings and venous thromboembolism in patients with COVID-19: a prospective cohort study. Ann Intern Med. 2020 Aug 18;173(4):268-277]. 반면에 질병청 자료에 의하면 순환기계 질환의 비율이 약 70퍼센트로 매우 높았고, 호흡기계 질환은 약 12퍼센트로 비중이 낮았다. 전자는 관상동맥 심장병과 관련된 심근경색 외에 심부전, 뇌졸중, 고혈압 등이 모두 포함되었기 때문으로 이해할 수 있지만 호흡기계 질환의 비중 이 상대적으로 낮은 것은 좀 특이하다.

[표 3] 코로나19 사망자의 기저질환 현황(중복 포함) (질병청 2021. 3. 1)

기저질환	사망자 수(명)	비율(%)	세부 질환
순환기계 질환	1,121	69.8	심근경색, 심부전, 뇌졸중, 고혈압 등
정신질환	634	39.5	치매, 조현병 등
내분비계·대사성 질환	610	38.0	당뇨병, 통풍, 쿠싱증후군 등
비뇨·생식기계 질환	205	12.8	만성신장질환, 전립선질환 등
호흡기계 질환	188	11.7	만성폐쇄성폐질환, 천식 등
악성신생물(암)	155	9.7	폐암, 간암, 위암 등
신경계 질환	149	9.3	파킨슨병 등
근골격계 질환	136	8.5	골다공증, 관절염 등
소화기계 질환	55	3.4	간경변증 등
혈액 및 조혈계 질환	23	1.4	원발성 혈소판증가증, 빈혈 등

우리나라는 다른 나라와 달리 코로나19 사망자의 부검을 법으로 금지하고 사망 즉시 화장하도록 되어 있어서 코로나19의 구체적인 사망원인에 대한 국내 자료는 없다. 그러나 해외 연구 자료에 의하면 심한 폐

렴, 광범위한 폐포 손상(diffuse alveolar damage), 폐색전증 등에 의한 급성 호흡부전(acute respiratory distress syndrome, ARDS)이 주된 사망 원인으로 알려져 있으며, 그 외 폐포 모세혈관의 내피 손상 및 미세혈전증, 다발성 장기부전(multiple organ failure), 정맥혈전증, 과도한 면역반응 등이 동반되는 것으로 알려져 있다[(앞의 논문), Maximilian Ackermann et al. Pulmonary Vascular Endothelialitis, Thrombosis, and Angiogenesis in Covid-19. N Engl J Med. 2020 Jul 9;383(2):120-128]. 이런 소견은 인플루엔자 등 기존의 바이러스성 폐렴과 다르고, 같은 코로나 바이러스인 사스나 메르스와도 다르다. 이처럼 코로나19가 폐렴이나 호흡부전만 일으키는 것이 아니라, 모세혈관 손상과 미세혈전증, 혈전증이나 색전증 등을 초래하는 것은 상당히 특이한 현상이다. 또한, 일부 환자에서 매우 심한 염증반응과 지나치게 과도한 면역반응을 유발하는 것도 매우 특이하다[Jeong Seok Lee et al. Immunophenotyping of COVID-19 and influenza highlights the role of type I interferons in development of severe COVID-19. Sci Immunol. 2020 Jul 10; 5(49)]. 즉, 외부 항원에 의해 유발된 면역반응이 자신을 보호하는 것이 아니라, 오히려 스스로를 파괴하는 자해적인 결과를 초래하는 것이다. 이로 인해 사이토카인 폭풍(cytokine storm)이 발생하여 사망에 이르기도 한다. 그리고 코로나19 바이러스는 인체의 중요한 면역체계 중 하나인 T세포를 파괴하는 것으로 알려져 있다(바로 앞의 논문). 이런 행태는 에이즈 바이러스와 비슷하다고 할 수 있는데 어쩌면 코로나19 바이러스는 코로나 바이러스와 에이즈 바이러스를 합성한 것인지도 모르겠다. 최근에는 코로나19 바이러스가 자연적으로 발생한 것이 아니라, 중국 우한의 실험실에서 만들어진 것이라는 이야기가 있다. 정확한 기전은 아직 밝혀지지 않았지만 만성질환이 이런 반응을 촉진시키거나, 인체 세포를 염증이나 면역반응에 더욱 취약한 상태로 만드는 것으로 추정된다. 예를 들어 당뇨병 환자가 코로나19에 취약한 이유는 당뇨병 자체가 미세혈관증(microangiopathy)을 유발하고 혈액이 끈적하기 때문에 혈관 내피 손상이나 혈전증이 더 잘 생길 수 있기 때문이다. 한편, 나이가 많아질수록 기억 T세포(memory T cells)의 숫자가 증가한다[그림 12]. 고령 환자에서 코로나19 사망률이 증가하는 이유 중 하나는 이렇게 많아진 기억 T세포들로 인해서 과도한 면역반응이 더욱 잘 유발되기 때문이 아닌가 생각한다.

[그림 12] 연령에 따른 기억 T세포의 변화

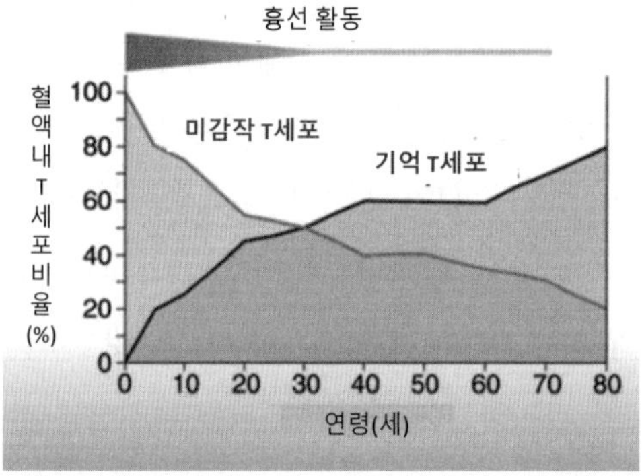

(출처: Abbas et al. Cellular and Molecular Immunology. 9th Edition. Elsevier)

코로나19 사망자 1,605명의 추정 감염 경로는 시설 및 병원이 843명(52.5%)으로 가장 많았고 그 외 기존 확진자 접촉 197명(12.3%), 집단발생 149명(9.3%), 신천지 관련 31명(1.9%), 해외유입 및 해외유입 관련 7명(0.4%) 및 2명(0.1%)의 순서였다[표 4](나머지 376명, 23.4%는 조사중 미분류). '시설 및 병원'을 세부적으로 살펴보면 요양병원이 392명(24.4%)으로 가장 많았고, 요양원 216명(13.5%), 기타 의료기관 153명(9.5%), 주·야간보호센터, 노인복지센터 등 82명(5.1%)이었다.

[표 4] 코로나19 사망자의 추정 감염경로(기간: ~'21. 2. 27)

	사망자 수	비율
시설 및 병원	843	52.5%
- 요양병원	392	24.4%
- 기타 의료기관	153	9.5%
- 요양원	216	13.5%
- 주·야간보호센터, 노인복지센터 등	82	5.1%
기존 확진자 접촉	197	12.3%
지역 집단 발생	149	9.3%
신천지 관련	31	1.9%
해외유입	7	0.4%
해외유입관련	2	0.1%
미분류	376	23.4%

[그림 13] 코로나19 확진자와 사망자의 추정 감염 경로

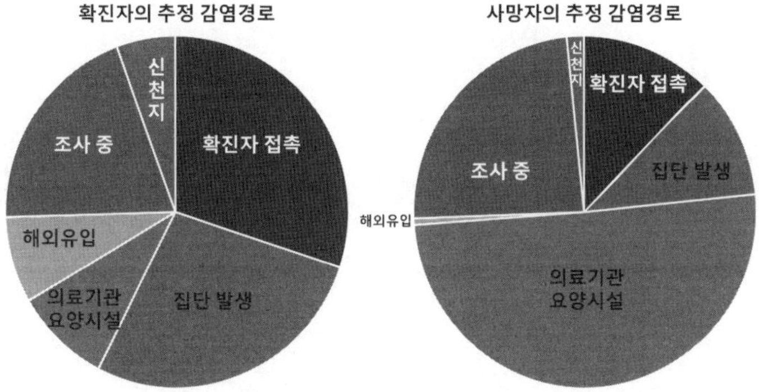

그런데 '사망자'의 감염 경로 비율은 '확진자'의 감염 경로 비율과 매우 다른 양상을 보였다[그림 13]. 사망자 중에서는 요양시설이나 의료기관에서 감염된 경우가 52.5퍼센트로 절반 이상이었지만, 확진자의 추정 감염 경로는 기존 확진자 접촉(30.1%), 집단발생(27.4%), 의료기관·요양시설등(9.1%)의 순서였다. 즉, 요양시설이나 의료기관에서 감염된 확진자는

약 10.0퍼센트가 사망한 반면, 기존 확진자와 접촉한 경우와 집단감염에서 발생한 확진자는 약 0.7퍼센트만 사망한 것이다.

이것은 요양시설이나 의료기관 등이 심각한 고위험군이라는 것을 직접적으로 보여주는데, 특히 요양병원이나 시설이 가장 심각한 고위험군이다. 요양병원은 1차 유행 당시부터 사망자가 많았는데 그 후로는 사망자가 크게 증가하지 않다가 2020년 12월부터 급격하게 사망자가 폭증했다[그림 14].

[그림 14] 코로나19 사망자의 감염 경로별 누적 사망자 수

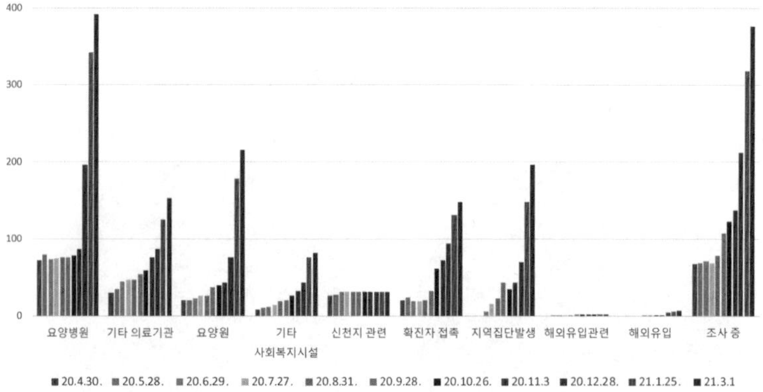

이것은 2020년 12월 4일 방역 당국이 요양병원 등에서 확진자가 발생하면 코호트 격리를 시행하기로 결정한 것과 관련이 있다. 보도 당시에는 희망하는 요양시설이나 기관만 시행하는 것처럼 발표했지만 실제로는 확진자가 발생한 요양병원, 정신병원, 요양시설, 장애인시설 등 거의 대부분이 강제적으로 코호트 격리를 당했다. 그런데도 정확한 현황조차 파악되지 않고 있다(시사IN. 2021.1.26.).

코호트 격리란 동일집단 격리라고도 하며, 전염병의 전파를 방지하기 위해 감염원에 노출된 환자와 의료진을 폐쇄된 공간에 격리함으로써 전염병 발원지를 물리적으로 폐쇄하여 감염병이 외부로 전파되지 않도록 하는 방법이다. 병원이나 병동에 코호트 격리가 결정되면 환자와 의료진은 잠복기(14일)가 끝날 때까지 해당 병원이나 병동 밖으로 이동이 금지된다. 코로나19 초기에 중국 공산당이 우한을 봉쇄한 것은 인류 역사상 가장 큰 규모의 코호트 격리였다. 비슷한 시기에 일본에서 코로나19 환자가 발생한 크루즈선을 코호트 격리하여 3,700여 명의 승객과 승무원이 잠복기간 동안 선상에서 고립되기도 했다. 우리나라에서는 2020년 2월에 코로나19의 주요 감염지인 청도 대남병원의 확진자 103명을 코호트 격리한 것이 최초다.

요양병원 코호트 격리의 문제점은 매우 심각하다.

첫째, 요양병원은 의료기관으로 분류되기는 하지만 치료가 아니라 요양(실제로는 수용)이 목적이기 때문에 위중증환자를 위한 치료장비나 시설이 전무하고 의료진도 절대적으로 부족하므로 코로나19 환자들을 치료할 능력이 전혀 없다. 게다가 요양병원 환자들은 고령이면서 기저질환을 여러 개씩 갖고 있는 경우가 거의 대부분이어서 코로나19에 감염되면 위중증환자가 되기 쉬운데 집중치료 장비와 전문인력 등의 외부 지원이 없는 상태에서 코호트 격리를 해버리면 시쳇말로, 환자가 죽어야만 병원 밖으로 나갈 수 있는 상황이 된다.

둘째, 대부분의 요양병원은 시설이 열악하기 때문에 구조적으로 감염자와 비감염자를 분리하기가 어렵다. 원래는 집단감염이 발생하면 구성원을 확진자, 접촉자, 비접촉자로 나눈 후 확진자는 전담병원으로 이송하고 접촉자는 자가격리하는 것이 원칙이다. 그러나 입원이 필요한 확진자들이 갈 수 있는 전담병원이나 병상이 없는 상황이었기 때문에 어쩔 수 없이 확진자, 접촉자, 비접촉자가 모두 요양병원 내에 격리되었다. 즉, 감염자와 비감염자가 분리되지 않은 상황에서 밀폐된 실내에서 같은 시설을 사용하게 되므로 감염이 확산될 수밖에 없고 따라서 비감염 환자와 의료진이 추가적으로 감염될 가능성이 매우 높다.

셋째, 비감염 종사자도 병원 밖으로 나갈 수 없기 때문에 정상적인 3교대나 출퇴근이 불가능하여 피로가 누적된다. 그러면 코로나19 환자의 치료뿐만 아니라 비감염 환자에 대한 일상적인 돌봄 활동–식사, 기저귀 갈기, 체위 변환, 가래 흡인 등–마저도 평소만큼 해 줄 수 없으므로 비감염 환자의 상태가 나빠지거나 사망이 증가할 수 있다.

중대본 자료에 의하면 2020년 12월 한 달간 코호트 격리된 전국 요양병원 14곳에서 확진자 996명이 발생하여 그 중 99명이 사망했다. 3차 대유행 기간 동안 코호트 격리되었던 요양병원이나 시설은 한마디로 생지옥이나 다름없었다.

사망자와 확진자의 감염 경로가 다르다는 것은 매우 중요한 시사점을 알려 준다. 즉, 코로나19에 대한 대책을 투 트랙으로 나누어, '확진자 감소' 정책과 '사망자 감소' 정책을 별도로 시행해야 한다. 지금처럼 확진자 감소에만 초점을 맞추고 1년 이상 사회적 거리두기를 강요하는 것은 실효성이 없다. 특히 사회적 거리두기가 장기화되면서 코로나에 걸려서 죽는 게 아니라 굶어서 죽겠다는 하소연이 전국에서 쏟아지고 있다. 코로나19에 감염된 확진자와 사망자를 모두 감소시키면서 동시에 비감염 국민들을 살리는 정책이 필요하다.

먼저, 확진자 감소를 위해서 철저한 마스크 착용과 손위생이 필요하다. 마스크의 탁월한 예방효과가 이미 증명된 상황이므로 무리한 사회적 거리두기는 지양해야 한다. 마스크를 쓰고(개인적 거리두기) 일상생활을 할 수 있도록 허용해야 한다.

사망자 감소를 위해서는 지금이라도 전담병원을 확충해야 한다. 그러나 새로 짓자는 것이 아니라 기존의 병원을 활용하자는 이야기다. 방법은 먼저, 대구의료원 정도로 일정 규모 이상의 시설을 갖춘 공공설립병원과, 자발적으로 참여하고자 하는 민간설립병원을 섭외하여 코로나 전담병원을 확보해야 한다. 민간병원이라면 가동률 100퍼센트에 준하여 요양급여수가를 지급하고 손실을 전액 보상하면 된다. 기존에 입원 중이던 비(非) 코로나 환자들을 다른 공공병원이나 민간병원으로 이송한 후 이동식 음압시설을 갖추고, 인공호흡기와 CRRT를 추가로 확보하고, 활동하지 않는 경력 간호사를 계약직으로 우선 채용하고, 공보의 및 군의관과 자원봉사자를 통해서 의사를 확보하면 전담병원에 요양병원 확진자들을 모아서 치료할 수 있다. 최중증 환자들은 상급종합병원으로 이송한다. 늦었다고 생각할 때가 가장 빠른 때다. 의지만 있다면 할 수 있다. 문제는 방역 당국과 지자체가 이런 의지가 있는가 하는 점이다.

방역 당국의 고위 공무원들이 1년 넘게 매일 TV 화면을 통해서 코로나19 신규 확진자를 발표하고 있지만 코로나19는 치명적인 감염병이 아니다. 누적 확진자 수가 계속 증가하고 있지만 이는 2020년 말부터 검사자 수를 크게 늘린 것에 기인한다. 검사자 수를 파격적으로 늘렸음에도 불구하고 우리나라의 인구 대비 검사자 수는 전 세계 220개국 중 102등이고, OECD 국가 중 꼴찌 수준이다(37위 뉴질랜드 다음인 36위). 1차 유행을 제외하고 코로나 사태의 전체 기간을 본다면 검사 양성률은 계속 증가하고 있지만 치명률은 오히려 감소하는 추세다[그림 15]. 2020년 말부터 언론들은 영국이나 남아공 등 변이 바이러스 때문에 더 위험해질 수 있다고 매일 시끄럽게 떠들고 있지만 양성율은 오히려 감소하고 있다.

[그림 15] 코로나19 양성률과 치명률 추이(2020. 3~2021. 2)

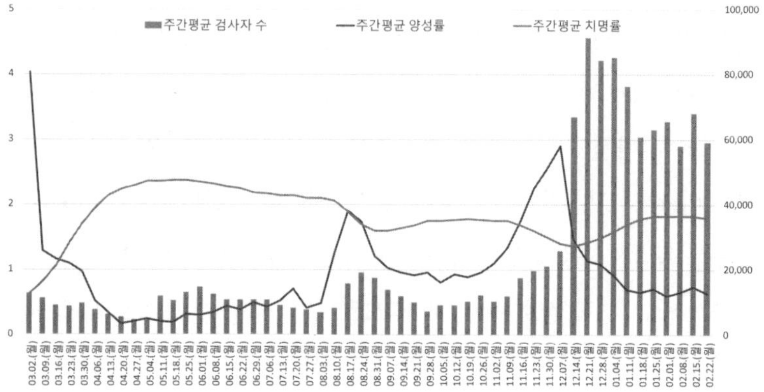

결론적으로, 코로나19 확진자의 일부는 집중치료를 필요로 하지만 2021년 2월 현재 우리나라의 코로나19 치명률은 1.78퍼센트에 불과하며 이는 거의 전 세계 최저 수준이다. 또한, 코로나19 사망자는 예년의 폐렴 사망자의 약 15분의 1에 불과하며, 코로나19 하루 사망자는 자살 사망자의 약 7분의 1에 불과하다. 이것이 통계가 보여주는 코로나19의 위험성의 실체다. 부풀려진 것이다.

집단감염 대처로 본 일그러진 K방역

배재현

코로나로 얼룩진 대한민국과 K방역

국내는 물론이고 전 세계가 코로나19와 전쟁을 치르고 있다. 우리나라도 2020년 1월 20일, 우리나라를 방문한 중국인이 국내 처음으로 코로나19 감염자로 확진된 지 1년여가 지났다. WHO는 2020년 1월 30일 '국제적 공중보건 비상사태(PHEIC)'를 선포했다. 확진자가 전 세계에서 속출하자 WHO는 그해 3월 11일 홍콩독감(1968), 신종플루(2009)에 이어 사상 세 번째로 코로나19에 대해 팬데믹(세계적 대유행)을 선포했다. 2021년 2월 9일 현재 국내 누적 확진자 수는 8만 1,487명, 이 중 사망자 수는 1,482명이다. 확인된 감염 경로별 확진자 비율은 집단발병이 40.3퍼센트로 가장 높고 기타 감염이 26.3퍼센트, 해외유입이 8.1퍼센트로 보고되고 있다[그림 1].

국내 첫 확진자 발생 1주일 후인 2020년 1월 27일 정부는 코로나19 위기경보 수준을 '주의(국내 유입)'에서 '경계(국내 제한적 전파)' 수준으로 격상하고 중앙사고수습본부를 설치했다. 감염이 확산됨에 따라 중국발 입국을 금지해 달라는 내용의 청와대 국민청원이 답변 요건인 20만 명 이상의 동의를 3일 만에 충족했다. 대한의사협회도 1월 26일 이후 무려 일곱 차례나 중국으로부터의 입국 금지 조치가 필요함을 강력히 권고했지만 정부는 "어려울 때 친구가 진짜 친구"라고 강변하며 이를 받아들이지 않았다. 그 결과 방역담당 실무자, 의료진, 국민들의 노력으로 버티고 있던 방역은 무참히 무너졌고, 2월 18일 이후 대구 신천지교회 집단감염과 경북 청도 대남병원 집단감염으로 확진자가 기하급수적으로 증가하여 1차 대유행(대구·경북 사태)이 시작되었다.

[그림 1] 감염 경로별 누적 확진자 비율(2021. 2. 9)

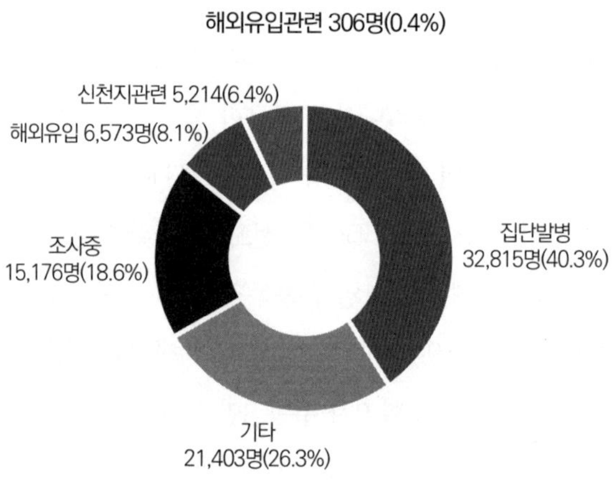

당시 우리나라의 누적 확진자 수는 중국에 이어 전 세계 2위를 기록 중이었다. '진짜 친구' 중국을 비롯한 많은 국가에서 한국인의 입국을 즉시 금지했다. 이는 바이러스의 유입을 막기 위해 지극히 자연스러운 차단 조치였다. 그에 반해 우리나라는 이동 제한, 지역 봉쇄 등 조치 없이 바이러스의 확산을 막겠다는 '한국만의 방역'의 길을 걸었다. 코로나19가 초유의 감염병이었다는 것을 감안하더라도 이렇듯 안이한 방역정책은 지금 돌이켜 보면 어처구니없는 부분이 많다. 그럼에도 불구하고 정부는 한국만의 독특한 이 방역을 'K방역'이라 자화자찬하며 국내는 물론 해외에도 모범적인 방역이라고 과대 홍보하는 데 여념이 없었고, 한편으로 이는 선거철을 앞두고 정권의 지지율을 지키기 위한 정치방역 수단이라는 비판을 받기도 했다.

그러나 K방역은 정부가 홍보한 것과는 다르게 국제비교에서 좋은 평가를 받지 못했다. 호주 시드니에 본사를 둔 로위 연구소(Lowy Institute)가 2021년 1월 28일 코로나 사태를 효과적으로 방어하며 방역적으로 잘 대처한 국가 순위 98개국을 발표했는데 뉴질랜드, 베트남, 대만이 1~3위를 차지했으며 우리나라는 말레이시아(16위), 리투아니아(19위)보다 낮은 20위에 불과했다(https://interactives.lowyinstitute.org/features/covidperformance).

유례없는 감염 사태 속에서 우리 국민은 커다란 혼란과 불안을 경험하고 있다. 돌이켜 보면 아쉽고 안타까운 점이 너무나 많은 방역정책이었다. 언급할 내용이 많지만 이하에서는 코로나 유행 첫해인 2020년의 신규 확진자 감염 경로를 중심으로 돌아보고자 한다.

2020년 코로나 감염 경로 현황과 분류 기준

중앙방역대책본부(중대본)는 2020년 12월 31일, 2020년 코로나19 발생 상황을 분석한 보도자료를 배포했다. 자료에 따르면 전날인 12월 30일 자정 기준으로 총 6만 740명이 확진되었고(인구 10만 명당 발생률 117.15

명), 감염 경로 분포는 집단발생 29.0퍼센트(17,338명), 선행 확진자 접촉 26.1퍼센트(15,595명), 의료기관·요양시설 감염 9.1퍼센트(5,410명), 신천지 관련 8.7퍼센트(5,213명), 지역 산발 감염 17.8퍼센트(10,612명), 해외유입 9.0퍼센트(5,358명), 해외유입 관련 0.4퍼센트(247명, 해외유입 확진자로 인한 추가 전파 사례) 등이었다[그림 2].

[그림 2] 2020년 코로나19 확진자의 감염 경로 분포(2020. 1.20~12. 30

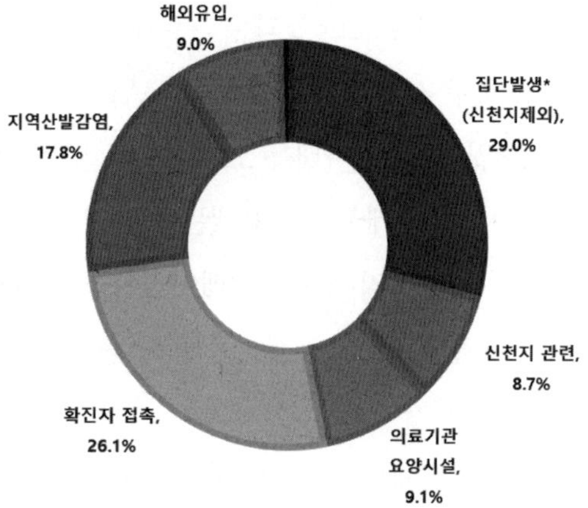

집단발생 확진자의 연령군별 감염 경로 특성은 60세 이상은 요양병원·시설, 40~59세와 20~39세는 신천지와 직장, 0~19세는 가족·지인 모임과 교육시설에서 전파된 사례가 가장 많았고, 종교 관련 집단발생은 모든 연령대에서 고루 발생하였다.

집단발생 중 신천지 대구교회 및 의료기관·요양시설을 포함한 주요 집단발생이 46.8퍼센트(27,961명)였다. 이 중 신천지를 제외한 종교 관련 감염은 14.5퍼센트(4,059명)였는데[그림 3] 이는 2020년 누적 확진자 수 6만 740명 대비 6.8퍼센트에 해당하여, 의료기관·요양시설 집단감염

(9.1%)이나 해외유입(9.0%)보다 적다.

[그림 3] 주요 집단발생(신천지 및 요양병원 포함) 감염 경로(2020. 1.20~12. 30)

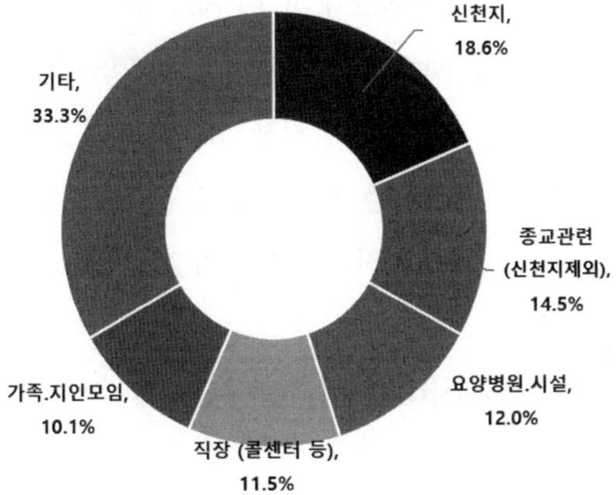

[그림 4, 표 1] 코로나19 확진자 주요 감염 경로 및 집단감염 경로 상세(2020. 10. 1~12. 10)

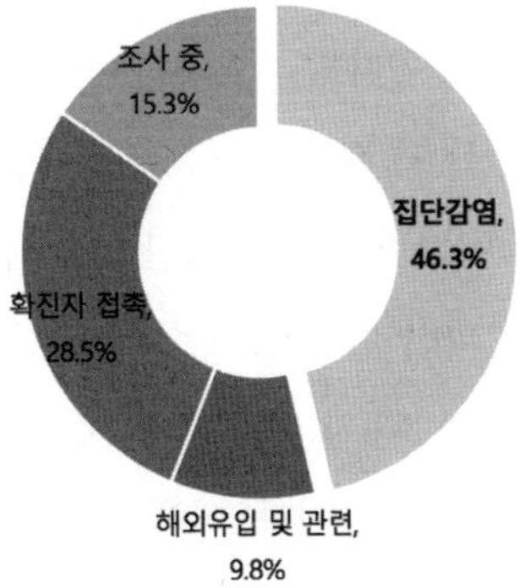

집단감염 경로	확진자 수(명)	비율(%)
가족·지인모임	1,645	21.8
직장	971	12.9
요양병원·시설	934	12.4
체육·여가시설	851	11.3
의료기관	702	9.3
교육시설	648	8.6
일반음식점·카페	439	5.8
종교활동	320	4.2
유흥시설	307	4.1
목욕탕·사우나	281	3.7
군부대	258	3.4
여행·동호회	133	1.8
다단계·방문판매	58	0.8
계	7547	100.1

이보다 보름쯤 앞선 12월 14일 발표한 2020년 후반부(2020. 10.1~12.10) 자료에 따르면 조사 기간 중 확진자는 1만 6,286명이었으며 이 중 집단감염이 46.3퍼센트로 가장 빈도가 높았고 이하 확진자 접촉, 해외유입 순으로 보고되었다[그림 4]. 이 자료에서는 집단감염 경로의 분포를 좀 더 세분화하여 보고하고 있는데, 집단감염자 중 가족·지인 모임이 21.8퍼센트로 가장 높았으며 직장, 요양병원·시설, 체육·여가시설 순으로 보고되었다. 종교활동은 4.2퍼센트로 일반음식점·카페(5.8%)보다 낮았으며 이는 조사 기간중 확진자 전체 대비 2.0퍼센트에 불과했다.

2020년 코로나19 감염사태 발생 시기별 주요 사건

12월 14일 중대본 자료에서는 2020년 국내 코로나19 감염사태를 발생 시기 및 양상에 따라 크게 5개 시기로 구분하고 있다[표 2]. 이중 제2기에서 1차 대유행이 발생했으며 제4기에서 2차 대유행이 발생했다. 제5기는 2020년 11월 13부터 2021년 초 현재 진행 중으로, 이전 대유행보다 많은 위중증환자 및 사망자가 발생하고 있다.

이 중 주목할 만한 주요 집단감염 사건은 1) 제2기에 국내 첫 대규모 유행의 시발점이 되었던 대구 신천지교회 관련 대규모 집단감염 사건, 2) 제4기 수도권발 집단감염이 전국으로 확산된 계기로 언급되고 있는 광복절 광화문 집회 관련 집단감염 사건, 3) 제5기 국가 관리 시설에서 발생한 사례인 동부구치소 대규모 집단감염 사건이다. 이에 각 사건에 대해 그 실체와 방역대처방안의 적합성에 대해 언급하고자 한다.

[표 2] 2020년 국내 코로나19의 시기별 발생 양상

구분	제1기	제2기	제3기	제4기	제5기
	1. 20~2. 17	2. 18~5. 5	5. 6~8. 11	8. 12~11. 12	11. 13~지속중
	해외유입 사례별 발생	대규모 집단발생	소규모 집단 산발적 발생	소규모~중간규모 집단 다수 발생	전국적 대규모 유행
확진자 수	30명	10,774명	3,856명	13,282명	31,831명
일평균 확진자 수	1명 (최소 0~최대 5)	138.1명 (2~909)	39.3명 (2~113)	142.8명 (38~441)	663.1명 (191~1,241)
해외유입 비율	56.7% (17명)	10.1% (1,084명)	38.2% (1,473명)	11.0% (1,462명)	4.2% (1,322명)
유행 특성	중국 등 해외 입국자 중심의 개별적 산발 사례	신천지대구교회 관련 대규모 발생으로 젊은 층 다수	클럽·물류센터 등 집단시설에서 종교시설·소모임 등으로 소형화	사랑제일교회 등 종교시설→대규모 집회, 다중이용시설 중심으로 발생 급증. 위중증환자 증가	종교시설, 병원 및 요양시설, 교정시설 등 수도권 중심에서 전국적 확산 및 가족 간 감염 증가. 사망자·위중증환자 지속 증가

신천지 대구교회 관련 대규모 집단발생 사건

2020년 2월 18일 대구광역시에서 첫 환자(31번 확진자)가 발생했다. 환자는 신천지예수교 신자로 2월 9일과 16일 예배에 참석했고, 17일 검사, 18일 확진되었다. 동선에 따라 대구의 신천지예수교회에서 검사 결과 38명 이상이 집단감염으로 확진 판정을 받았다(중앙일보 2020. 2. 20). 이 사건 이후로 신천지교회를 통해 코로나19 감염자가 급증하였다. 2월 20일 기준으로 국내에서 확진된 코로나 환자 105명 중 47명, 21일 기준으로 전체 204명 중 144명이 신천지교회를 통해서 감염된 것으로 확인되었다. 질병관리본부는 의료진을 대구로 급파하였고, 신천지 교인들을 중심으로 대대적인 역학조사가 시작되었고 대구뿐 아니라 전국의 신천지 교회까지 확대되었다.

2월 21일, 문재인 대통령은 코로나19대응 긴급현안보고 자리에서, 당일까지 총 58명의 확진자가 나와 핵심 전파 지역으로 파악된 신천지

대구교회와 그 신도들이 방문한 청도 대남병원 장례식장에서 예배와 장례식에 참석한 사람들을 철저히 조사하라고 지시했다. 정세균 총리는 대구·경북을 '감염병 특별관리지역'으로 지정해 방역 대책을 집중하는 방안을 보고하였으며, 신천지 대구교회 신도 명단을 확보해 신도들을 자가격리한 상태에서 모두 진단검사를 실시하겠다는 계획을 발표하였다(연합뉴스 2020. 2. 21).

2월 23일, 대구 신천지 교인 9,334명 가운데 유증상자는 1,248명으로 파악되었다. 그런데 이 중 670명은 연락이 두절되어 행방을 찾을 수 없었고 대구 지역 경찰서의 형사 및 수사 인력이 대량으로 동원되어 감염자의 거주지를 확인하여 행정조사를 실시하면서 코로나19 예방 및 추가 감염의 확산을 막기 위해 보건 당국과 협조했다. 그런데 이런 일에 경찰이 동원된 것은 아마 상황이 급박해서였지만, 마치 신천지 교인들을 범죄자로 취급하는 듯한 느낌이 든다. 경찰이 감염병에 투입되면 본연의 업무인 치안 유지에 공백이 생길 수 있으므로 바람직하지 않다고 생각된다.

3월 12일, 신천지 교인들의 출입 동선 파악 및 교인 명단과 시설 확보를 위해 경찰을 동원하여 행정조사를 하였다(위키백과 "대구광역시의 코로나범 유행").

3월 26일, 신천지의 사단법인 설립 허가가 취소되었다. 박원순 서울특별시장은 기자회견을 갖고, 법령의 허가 조건을 위반하고 방역 활동을 방해하는 등 공익을 현저히 해친 신천지예수교 증거장막성전(등기명 '새하늘새땅 증거장막성전 예수교선교회')의 사단법인 설립 허가를 취소한다고 밝혔다(중앙일보 2020. 3. 26).

대구시는 전체 교인 명단을 요구하자 신원 노출을 꺼리는 교인 133

명 명단을 빠뜨리고 제출해 역학조사를 방해한 혐의(감염병의 예방 및 관리에관한 법률 위반, 위계공무집행방해)로 2월 20일 신천지 대구교회 관계자들을 형사고발했지만, 2021년 2월 3일 선고공판에서 모두 무죄를 선고받았다(연합뉴스. 2021. 2. 3).

국내 의료 전문가들이 중국발 입국 차단을 누차 권고했으나 정부는 이를 받아들이지 않았다. 그 후 빠른 국내 확산으로 한때 중국 다음으로 세계 두 번째로 많은 코로나 환자가 발생했고, 이에 정부는 국민들의 비난을 받을 수밖에 없는 상황이었다. 가뜩이나 4월 15일 제21대 총선을 앞두고 돌파구를 찾고 있던 정부에게 신천지 집단감염은 비난의 화살을 돌릴 수 있는 최상의 방패였다. 신천지를 두둔하려는 것이 아니라, 신천지가 엄연히 정부의 허가를 받은 종교법인이고 그 교인들 또한 대한민국 국민임을 간과해서는 안 된다. 신천지 교인들은 교인이라는 이유로 경찰까지 동원해 개인정보를 노출하는 등 도저히 자유민주주의 국가라고 생각할 수 없는 마녀사냥식 비난을 받았다. 언론들도 신천지를 탄압하는 정부는 정의롭고 교인들은 죄인이라는 투의 기사를 앞다퉈 내보냈다. 코로나19는 중국에서 발원했고, 중국을 차단하지 않은 상태에서 당연히 국내 집단감염이 발생할 수밖에 없었으며, 신천지가 아니더라도 대규모 집단감염이 언제든 어떻게든 발생할 수밖에 없다는 것은 예상 가능한 시나리오였다. 초기 감염을 통제하지 못하고 은폐해 전 세계적 팬데믹을 유발한 중국 정부, 그러한 중국을 차단하지 않은 한국 정부에 대한 비난은 가벼웠고, 어찌 보면 양국 정부의 피해자인 신천지에 대한 공격은 매서웠다.

결국 1년이 지난 시점에서 신천지 관계자들은 전원 무죄판결을 받았지만, 이미 신천지 교인들은 낙인이 찍혀 지울 수 없는 상태가 되었고,

총선은 비난을 돌려 막은 정부 여당의 압승으로 끝났다. 그러나 국내 코로나 집단감염의 분류 체계를 보면 1년이 지난 2021년 2월까지도 여전히 '신천지 집단감염'을 따로 구분하여 발표하고 있다. 이렇게 특정 집단감염을 따로 분류하는 것은 다른 어떠한 국가에서도 볼 수 없는 소위 'K방역'만의 독특한 분류 방법이며, 정치적인 의도가 개입한 정치방역의 가능성을 배제할 수 없다.

광복절 8·15 광화문 집회 관련 집단감염

1차 대유행 집단감염 발생 이후 코로나19는 비교적 소강상태로 접어든다. 이는 국내 코로나19의 시기별 발생 양상 제3기(2020. 5. 6~8. 11)에 해당하며, 당시 국내 일평균 확진자 수는 39.3명이었다. 그러나 집단감염의 피할 수 없는 자연적 경로에 따른 2차 대유행이 이어지면서 K방역은 다시 도마 위에 오르게 된다.

2020년 8월 15일, 문재인하야 범국민투쟁본부(전광훈 목사 등)와 4·15 부정선거 국민투쟁본부(민경욱 전 의원 등) 등은 서울 광화문과 을지로에서 문재인 정부에 대한 불만과 4·15 총선 결과 불인정을 이유로 정부와 여당을 규탄하는 대규모 집회를 강행했다. 낮 12시 30분부터 본격적으로 열린 집회에 1만 명이 넘는 참가자들이 모이면서 경찰 저지선이 무너졌다. 인도에 있던 집회 참가자들이 도로로 쏟아져 나오면서 세종로 사거리는 한때 집회 참가자와 차량이 엉켜 통행에 큰 혼잡을 빚었다(동아일보 2020. 8. 15). 주최측은 약 100만 명이 참여했다고 주장하고(뉴스핌 2020. 8. 15), 경찰은 2만~3만 명 규모로 추정했다(한겨레 2020. 8. 15).

광화문 집회는 그 시기가 2차 대유행의 시작 시점과 맞물려, 정부와 여당은 광화문 집회가 코로나 확산의 뇌관이라는 비판을 쏟아냈다. 9월 8일 질병관리본부 자료에 따르면 집회 관련 누적 확진자는 551명으로 보고되었고, 11월 4일 열린 국회 운영위원회 청와대 국정감사에서 노영민 대통령비서실장은 "집회 주최자는 살인자"이며, 이 집회를 계기로 코로나바이러스가 재확산했고 사망자까지 발생했다고 주장했다(중앙일보 2020. 11. 5).

그러나 국내 감염자가 증가하기 시작한 시기는 광화문 집회 3일 전인 8월 12일부터였으므로, 코로나19의 알려진 잠복기를 고려하면 광화문 집회가 2차 대유행을 유발했다는 것은 전혀 근거가 없음을 알 수 있다. 유발 원인이 아니더라도 감염 증가의 주요 원인인지 확인하기 위해 기간별 코로나 확진자 중 집회와 연관된 확진자의 비율을 확인해 봐도 그렇지 않음을 쉽게 알 수 있다. 광복절 집회 이후 코로나 잠복기를 고려하여 8월 22일부터 9월 10일까지 전체 검사자는 34만 5,468명, 그중 확진자는 5,073명이었고, 전체 확진율은 1.47퍼센트였다. 같은 기간에 광화문 집회 관련 조사대상자 1만 91명 중 코로나 양성 판정을 받은 사람은 총 82명이었고 확진율은 0.81퍼센트였다. 이를 종합하면 서울시의 광화문 집회 관련 확진율은 전체 확진율보다 되레 0.66퍼센트 포인트나 낮았다. 전 체 확진자(5,073명) 중 광화문 집회 관련 확진자(82명)가 차지하는 비중은 1.62퍼센트에 불과했다(뉴데일리 2020. 9. 26). 질병관리청의 자료를 근거로 해도 광화문 집회 관련 확진율은 8월 24일 기준 0.9퍼센트(검사 33,681명 중 확진자 305명)였다. 즉, 같은 날 기준 전체 확진율(1.3%)보다도 0.4퍼센트 포인트 낮음을 알 수 있다.

국내 2차 대유행이 발생하기 수일 전이자 광복절 6일 전인 8월 9일, 정부는 코로나 우울증 예방을 위해 '특별여행기간'을 추진한다고 발표하였다. 방역과 경제 사이에서 줄타기하고 있던 정부는 내수경기 침체를 극복하기 위해 쿠폰 지급 정책을 폈다. 주말에 외식하면 1만 원을 돌려주고, 여행이나 영화·체육·숙박·전시 등 문화생활 할인권을 배포하는 식이었다. 이 같은 정책은 국민들이 외부 활동을 재개하는 데 영향을 줄 수 있다는 지적이 많았다(월간조선 2020. 8. 9). 8월 21일 김우주 고려대 구로병원 감염내과 교수는 "아직까지 감염병 최고 단계인 '심각' 단계이고 이를 해제한 바가 없는데도 그동안 정부의 방역이나 조치들은 해제에 가까운 '경계' 단계로 낮추고 여행도 권장하고 있다"며 "질병관리본부는 긴장도를 높이고 방역 수칙을 지켜 달라고 했지만 정부는 거기에 상반되는 반응을 내놓은 것이 문제"라고 지적했다. 정기석 한림대 성심병원 호흡기내과 교수(전 질병관리본부장)도 "정부가 8월 17일을 임시공휴일로 지정하고 휴가지 할인과 쿠폰을 제공하면서 국민에게 밥 먹고 놀라는 잘못된 제안을 했다"고 지적했다(머니투데이 2020. 8. 21).

1차 대유행 때 신천지라는 방패를 사용하여 '재미'를 본 정부는 2차 대유행 때도 역시 광화문 집회를 총알받이로 내세웠다. 광화문 집회 참석자들은 정부 정책에 반대하는 집회에 참석했다는 이유로, 확진자가 아님에도 불구하고 도저히 자유민주주의 국가라고 생각할 수 없는 차원으로 위치 정보가 노출되고 비난받았다. 떨어지는 지지율을 회복하기 위해방역 원칙에 위배되는 외부 활동을 무리하게 권장한 정부에 대한 비난은 미미했고, 광화문 집회에 참석한 애국 국민들에 대한 정부의 공격은 매서웠다. 역시나 1차 대유행 때처럼 이러한 K방역은 어떠한 국가에서도 찾아볼 수 없는 독특한 방역이었으며 정치적인 의도가 개입되었을 가능성을 배제할 수 없다(아시아경제 2020. 9. 8).

동부구치소 대규모 집단감염 사건

2020년 11월 13일부터 수도권발 전국적 대규모 감염인 3차 대유행이 시작됐다. 3차 대유행은 앞선 1차, 2차 유행보다 확연히 더 많은 확진자 수가 발표되면서 누적 감염자 수가 급증했다.

2020년 12월 3일, 법무부는 서울동부구치소 직원 1명이 11월 27일 코로나19 확진 판정을 받았다고 발표했다(연합뉴스 2020. 12. 3). 동부구치소는 서울 송파구에 2017년 6월에 개소한 최신식 아파트형 구치소로 808실에 총 2천 명을 수용할 수 있다. 그 후 12월 14일 처음으로 수용자 1명이 확진을 받았고, 이에 전수검사를 시행한 결과 1차 187명, 2차 300명, 3차 260명, 4차 140명 등 대규모 집단감염이 발생하여 2021년 1월 7일까지 누적 확진자가 1,173명에 이르렀고 사망자도 3명이나 발생했다[그림 5]. 추미애 법무부 전 장관은 사태 발생 34일 만인 12월 31일 이용구 차관이 해당 사태에 대해 "국민 여러분께 송구하다"는 사과를 발표하고, 전국 모든 교정시설에 대해 사회적 거리두기 3단계 조치를 발령했다. 당시 교정시설 최고책임자인 추미애 장관은 그 이틀 전, 사건 발생 32일째인 12월 29일에야 비로소 첫 현장점검에 나섰으나 당일 점검 외 에는 이번 사태에 대해 공식적인 사과는 물론 언급조차 하지 않았고, 31일 법무부 브리핑에도 불참했다. 법무부 노동조합은 동부구치소의 코로나19 확산 책임을 물어 이날 추 장관을 직무유기 혐의로 대검찰청에 고발했다(연합뉴스 2020. 12. 31).

[그림 5] 서울동부구치소 코로나19 누적 확진자 수 추이(2020. 12. 19~2021. 1. 7)

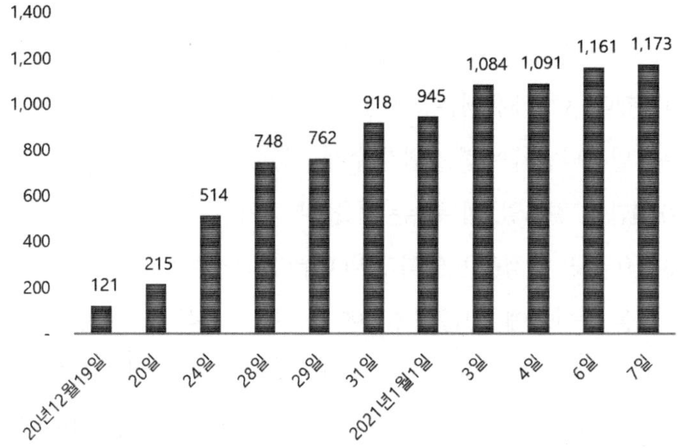

동부구치소 집단감염 사건은 국가시설, 그것도 외부 인원과 접촉이 제한된 법무부 직속 국가시설에서 발생했으므로 전적으로 국가와 법무부 장관에게 방역 책임이 있다. 또한 외부와 격리된 시설이므로 신천지 집단감염 사건과는 성격이 다르다. 1차, 2차 유행과 3차 유행의 큰줄기는 집단감염의 자연적인 과정이라고 할 수 있으나, 외부와 철저히 차단된 시설에서 발생한 집단감염은 명백한 인재(人災)로서 관리자의 책임이 매우 크다. 그러나 신천지와 광화문 집회 관계자들에 정부가 가했던 매서운 비판은 이번에는 찾아볼 수 없었고, 여당 대변인도 구치소 방역 실패에 대한 지적에 대해 "방역실패론 퍼즐 맞추기, 비판의 진정성을 찾을 수 없다"고 깎아내리며 야당의 과도한 정치공세에 단호히 대응하겠다고 강조했다(신아일보 2121. 1. 3). 비판의 방패막이로 이용 가능한 집단에 대해서는 과도한 책임을 지우기 일쑤였던 K방역은 막상 자신들의 책임이 확실한 경우에 대해서는 한없이 너그러운 '내로남불' 방역이다.

여론몰이, 마녀사냥식 K방역은 이제 그만

2020년 대한민국뿐 아니라 전 세계에서도 가장 큰 이슈였던 코로나19. 이로 인해 대부분의 국민들이 신체적, 정신적뿐만 아니라 경제적으로도 고통받고 있으며 아직 그 끝은 보이지 않고 있다. 이러한 상황 속에서 그나마 긍정적인 평가를 할 수 있는 부분이 있다면 다른 나라와 비교했을 때 추종을 불허하는 국민들의 높은 준법정신과 의료인들의 헌신이라고 할 수 있다.

그러나 정부는 이러한 장점을 '우리 편'의 공으로 돌리기에만 급급했고 실제 방역정책은 일관성 없는 책임회피식 남 탓하기와 마녀사냥식으로만 진행되었다. 신천지, 광화문 집회, 교회가 방역 실패의 원흉으로 비판받았고, 수천만 통의 문자 메시지를 온 국민에게 보내 이들이 코로나 확산의 주범인 것처럼 선전했다. 반면에 고 박원순 전 서울시장 장례식 참석자, 8·15 당일 민노총 집회 참석자, 2021년 2월 23일 고 백기완 영결식 참석자에 대해서는 수긍하기 어려운 이유를 대며 최소한으로만 대응하는 이중잣대를 적용하였다(조선일보 2021. 2. 23). 정부를 비판하는 모임·집단에 대해서는 엄격한 대처를 하는 반면, 문제가 발생하면 정부의 책임일 수밖에 없는 정부기관·대중교통 등의 집단감염에 대해서는 상식적으로 이해할 수 없는 정도의 최소한만이 보고되고 있다.

방역정책 수립에서 전문가들의 의견은 묵살되었고, 정부가 발표하는 집단감염의 분류는 정치적인 의도가 개입되어 실질적인 방역을 위한 대책 마련에 도움이 되지 않았다. 코로나 대응을 위해 파견된 의료진에 대해서 2021년 2월 24일 현재 185억 원가량의 임금을 체불하고 있는 반면(동아닷컴 2021. 2. 24), K방역이라는 자화자찬식의 홍보를 위해서는 무려

1,200억 원을 지출했고, 백신 확보 노력 등은 게을리했다(연합뉴스 2020. 12. 16). 결국 코로나 국내발생 403일 만인 2021년 2월 26일에야 한국은 세계에서 104번째, OECD 37개국 중 맨 꼴찌로 코로나19 백신접종을 시작했다(조선비즈 2021. 2. 26). 백신 확보가 늦은 데 대한 비판에 "안전성이 검증된 이후 접종하는 게 오히려 다행"이라는 억지 논리로 대응해 안전성 의혹과 대통령 1호 접종 논란을 자초하기까지 했다.

코로나19 사태는 현재 진행형이다. 전 세계적 웃음거리로 전락한 K 방역 자화자찬을 그만두고 이제라도 전문가의 의견에 귀를 귀울여 정치적 편견 없는 일관성 있고 실효성 있는 정책으로 다시 태어나야 한다.

감염재생산지수

장병국·김용대

2019년 12월 중국 우한에서 시작되어 전 세계적으로 유행하기 시작한 호흡기감염병의 원인이 사람에서 사람으로 전파가 가능한 바이러스라는 것이 밝혀지면서 전 세계의 감염병 역학자들은 이 전염병의 감염재생산지수(R)를 계산하기 시작했다. 늘 그래왔듯이, 전염병이 발생하면 보건정책을 수립하는 공무원들이 가장 궁금해하는 여러 질문들 즉, 이 전염병이 얼마나 빨리 퍼질 것인가? 얼마나 많은 병상과 인공호흡기가 필요할까? 어느 정도의 봉쇄가 필요하고 경제 활동은 언제쯤 다시 시작할 수 있을까? 다음번 유행은 언제쯤일까? 등에 대한 답을 감염병 역학자들이 해결해 주어야 하기 때문이다.

이러한 질문에 답하기 위해서 가장 기본적으로 필요한 것이 감염재생산지수다. 감염재생산지수는 집단 내 '감염성이 있는 환자 한 명'이 '전파 가능한 기간' 동안에 '전염시키는 평균 사람 수'로 정의된다. R값이 1보다 크면 감염이 유행하는 시기이고, 1보다 작으면 유행이 감소하는 시기를 의미한다. R값이 1인 경우는 지역사회에서 일정 수준의 환자가 지속적으로 발생하는 상황이며 이는 감염병이 토착화(endemic)되었다는 것을 의미한다. 이처럼 감염재생산지수에 따라 전염병의 유행정도를 파악하고 예측할 수 있어서 전염병의 유행양상에 대한 조기경보시스템으로 감염재생산지수를 흔히 이용하고 있다.

감염재생산지수를 정확하게 파악해야 그에 따른 적절한 방역정책을 수립할 수 있으므로 전염병 발생 시 국민보건이라는 측면에서 감염재생산지수는 매우 중요하다. 그런데 감염재생산지수는 수학적 모델링을 통해 얻는 예측값이므로 어떠한 모델을 쓰는지에 따라 그 정확도가 달라진다. 특히, 모델에 포함시킬 정보가 부족한 발생 초기에는 그 정확도가 상대적으로 낮을 수밖에 없다. 그래서 학계에서는 감염재생산지수를 계산하는 것을 종종 못을 박는 행위에 비유한다. 처음에 잘못된 위치에 못을 박게 되면 그 못에 걸어야 하는 모든 그림이 잘못된 위치에 걸리는 것과 같기 때문이다. 따라서 본고에서는 이처럼 중요한 지표인 감염재생산지수에 대한 궁금증을 풀어보고자 한다.

기초 감염재생산지수

'기초 감염재생산지수(Basic Reproduction Number, R0)'의 정의는 모두가 감수성 있는 사람으로 구성된 인구집단에 감염자 한 명이 외부에서 신규로 유입되었을 때 이 환자가 감수성을 가진 사람을 추가로 감염시킬 수 있는 기대 수치다. 즉, 어떤 감염병에 대해 면역이 없는(신종 감염병이고 백신 미접종 상태) 인구집단에서 감염병이 발생하여 이 감염병에 대한 관리나 중재가 아직 도입되지 않은 시기의 감염재생산지수를 의미한다, 그런데 R0값은 감염병마다 주어진 고유의 수치가 아니라 원인균(또는 바이러스)의 특성과 적용하는 인구집단의 다양한 행동양식에 따라 달라진다.

감염병의 대확산이 시작되는 초기 단계에는 감염자의 수가 기하급수적으로 증가하는데, 이 때 R0를 산출하는 공식은 아래와 같다.

R0=1+(감염병의 전파율, 즉 감염자의 증가 속도)×(연쇄 간격)

[그림 1] 연쇄 간격(serial interval) 및 세대 기간(generation time)

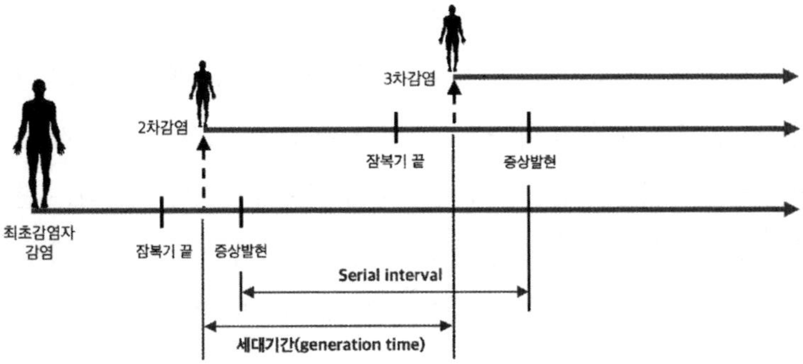

(출처: J Korean Soc Qual Manag 2020; 48: 493-510)

여기에서 연쇄 간격(serial interval)이란 첫 감염병 발생자에서 증상이 발현하는 시기와 2차 감염자에서 증상이 발현하는 시기 사이의 시간 차이를 뜻한다[그림 1]. 그런데 연쇄 간격을 계산하는 데는 여러 가지 한계점이 있다. 예를 들어, 인구집단 내에서 감염자의 수가 정확하게 보고되지 않아서 감염자가 추가로 존재함에도 불구하고 알 수 없는 경우나 감염자의 발생과 보고 사이에 상당한 지연이 있는 경우는 이 공식으로 R0를 산출하면 실제보다 더 크거나 또는 작게 산출된다. 또한, R0를 계산하는 공식에 필요한 연쇄 간격을 정확하게 알지 못할 경우(예를 들어, 코로나19처럼 증상이 경미하거나 비특이적이어서 감염자의 증상 발현 시기를 정확하게 알 수 없는 경우)에도 제한이 있다. 그래서 일부 학자는 연쇄 간격을 세대 기간

(generation time)으로 혼용해서 사용하기도 한다. 정의는 약간 다르지만 증상 발현 시기가 명확하지 않은 경우는 연쇄 간격과 세대 기간이 현실적으로 큰 차이가 없기 때문이다.

단순한 수학적 모델을 사용하여 R0를 예측할 경우 이를 산출하는 공식은 아래와 같다.

R0=b×접촉률(k)×감염성의 지속기간(d)

여기에서 b는 감염자가 일정 수의 비감염자와 접촉했을 때 감염병을 전파할 수 있는 수학적 확률 즉, '감염될 확률'이다. 그러나 자료가 충분히 수집되지 않은 감염병의 초기 단계에서는 이 공식에 사용되는 변수들을 예측하기 힘들다는 단점이 있다. 특히, 감염자가 일정 기간 내에 평균적으로 접촉하는 접촉자의 수를 의미하는 변수인 '접촉률(k)'은 예측하기가 매우 어렵다. 접촉률의 불규칙성은 예측할 수 없는 감염병의 거대 확산을 일으킬 수 있으며 (특정 감염자가 평균보다 비정상적으로 많은 사람들을 한꺼번에 감염시키는 경우) 이러한 현상들은 예측된 R0값을 무용지물로 만들기도 한다.

따라서, 신종 전염병의 발생 초기에는 대부분 전염병에 대한 정보가 부족하기 때문에 과거에 알려진 유사한 전염병의 사례로부터 정보를 얻어서 R0값을 산출한다. 예를 들면, 2015년 브라질에서 유행했던 지카 바이러스의 모델링에는 뎅기열 바이러스의 발생 데이터를 사용했으며, 2011년 H1N1 독감이 유행했을 때에는 1960년대에 유행했던 인플루엔자의 데이터를 이용했다. 코로나19의 경우는 MERS와 SARS의 데이터를 활용하여 R0값을 유추했는데 MERS나 SARS에 비해 무증상 감염자가 많다는 점에서 이들을 근거로 산출한 R0값은 실제와 다를 가능성이 높다. 코로나19처럼 무증상 감염자가 많으면 감염속도가 가속화될 수 있으므로 무증상 감염자를 배제하고 산출한 R0값은 실제보다 더 낮게 추정될 것이다.

감염재생산지수의 각 요소인 감염될 확률(probability of infection)은 치료제 사용, 마스크 사용 등을 통해 값을 줄일 수 있으며, 접촉률(contact)은 사회적 거리두기 강화 등의 효과로 값을 줄일 수 있다. 감염을 전파시키는 기간(duration)은 진단검사량을 늘리고, 환자를 조기에 격리함으로써 줄일 수 있다.

지금까지 알려진 다양한 전염병의 감염재생산지수는 아래 표와 같다.

[표 1] 잘 알려진 전염병들의 감염재생산지수(위키피디아)

감염병	전파양상	감염재생산지수
홍역	공기 매개(Aerosol)	12-18
수두	공기 매개	10-12
유행성 이하선염(볼거리)	호흡기 비말(Respiratory droplets)	10-12
풍진	호흡기 비말	6-7
소아마비	대변-구강 경로(Fecal-oral route)	5-7
백일해	호흡기 비말	5.5
천연두	호흡기 비말	3.5-6.0
코로나19	호흡기 비말, 공기 매개(?)	2.9 (2.4-3.4)
후천성면역결핍증(에이즈)	체액	2-5
감기	호흡기 비말	2-3
사스(SARS)	호흡기 비말	2-4
디프테리아	타액	2.6 (1.7-4.3)
인플루엔자(1918년 팬데믹)	호흡기 비말	1.3
에볼라(2014년 유행)	체액	1.2-2.5
인플루엔자(2009년 팬'데믹)	호흡기 비말	1.6
인플루엔자(계절 독감)	호흡기 비말	0.9-2.1
메르스(MERS)	호흡기 비말	0.47 (0.29-0.80)
니파 바이러스	체액	0.48

홍역은 R0값이 12~18이며 감염력이 가장 높은 전염병이다. 그래서 '홍역과 사랑은 숨길 수 없다'는 속담이 생겼나 보다. 이에 비해서 2015년에 우리나라를 떠들썩하게 했던 메르스의 감염재생산지수는 0.3~0.8

에 불과했다. 한편, 사태 초기에 코로나19의 감염재생산지수는 3 정도로 알려졌었다.

실질 감염재생산지수

감염병의 발생 초기를 지나 유행이 지속되면 백신이나 면역, 방역정책 등으로 인해 초기와 같은 증가 패턴을 보이지 않는다. 따라서 이 시기에는 이러한 요인들이 모두 고려된 '실질 감염재생산지수(Effective reproduction number, Re)'를 사용한다. 일반적으로 감염병 유행 초기 이후의 감염재생산지수는 실질 재생산지수를 의미하며, 시간의 흐름에 따른 감염력의 변화를 추적하거나 개입의 단기적인 효과를 파악하는 데에 사용된다. Re값은 매우 유동적이고 상황에 따라 달라지는 특성이 있어서 보건정책을 수행하는 공무원들에게는 유용한 지표가 될 수 있지만, 같은 이유로 인해 정확한 측정이 어렵다는 단점도 있다.

감염재생산지수를 예측하는 모델은 여러 가지가 있지만 가장 많이 사용되는 것은 'SIR 모델'과 '행위자 기반 모델(Agent based model)이다. SIR 모델은 인구집단을 S(susceptible, 감수성자), I(infected, 감염자), 그리고 R(Recovered, 회복자)로 나누고, 시간에 따라 이들의 숫자의 변화를 이용하여 감염병의 전파 속도를 예측하는 방법이다[그림 2]. 감염이 확산됨에 따라 감염자는 증가하고 감수성자는 감소하지만 일정 시점에 감염자가 최대치를 기록한 후에는 감염자는 감소하고 회복자가 계속 증가하면서 유행이 종식된다는 이론을 바탕으로 한다.

[그림 2] SIR 모델

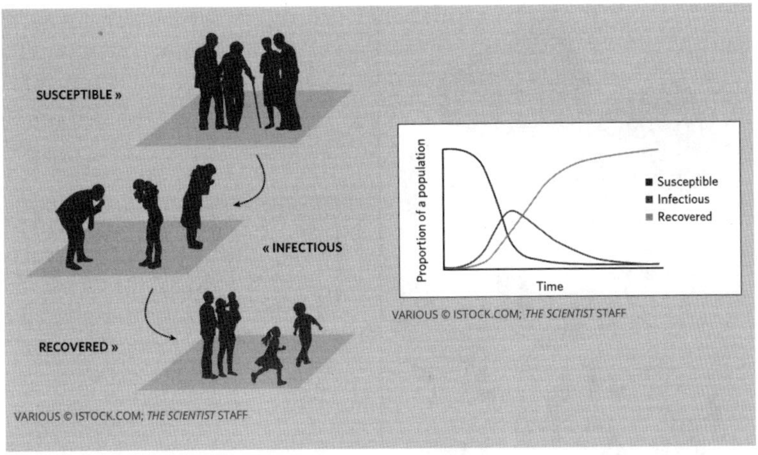

(출처: The Scientist, 2020 https://www.the-scientist.com/features/why-r0-is-problematicfor- predicting-covid-19-spread-67690?_ga=2.224228435.999971939.1619505444- 1876554214.1619072896)

최근에는 이 모델에 E(exposed, 노출자)가 추가된 SEIR 모델을 사용하기도 한다. SEIR 모델은 감염 확률, 접촉률 및 개인이 감염되는 기간을 포함한 여러 매개 변수를 사용하여 R값을 계산하므로 감염재생산지수를 활용하여 감수성 있는 사람들이 '얼마나 빨리' 감염되는지를 파악할 수 있어서 감염병이 인구 전체에 퍼지는 속도를 알 수 있다. 그러나 인구 개개인의 접촉률 차이를 감안하지 않는다는 비판을 받기도 한다.

'행위자 기반 모델'은 다양한 사회적 환경에서 상호 작용하는 개인 또는 요인(agent)을 시뮬레이션하고 이러한 요인과 다른 사람과의 접촉 정보를 기반으로 질병 확산을 추정하는 방법이다[그림 3].

[그림 3] 행위자 기반 모델

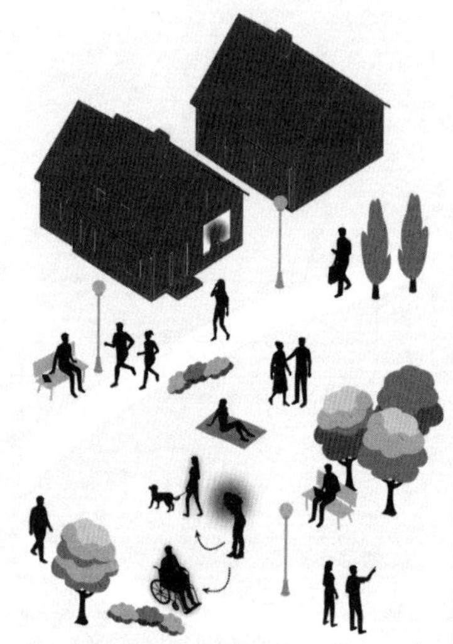

VARIOUS © ISTOCK.COM; *THE SCIENTIST* STAFF

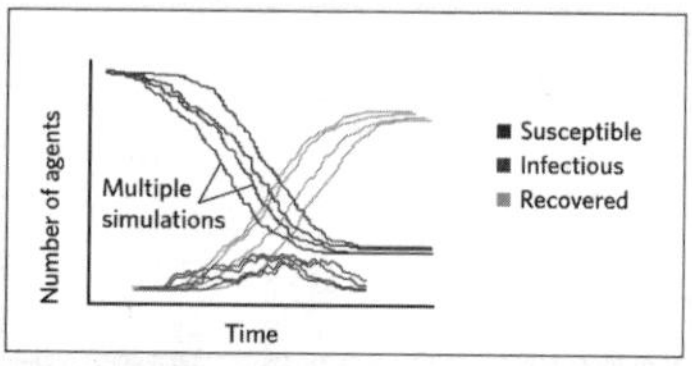

VARIOUS © ISTOCK.COM; *THE SCIENTIST* STAFF

(출처: The Scientist, 2020 https://www.the-scientist.com/features/why-r0-is-problematic-for-predictingcovid- 19-spread-67690?_ga=2.224228435.999971939.1619505444-1876554214.1619072896)

행위자 기반 모델로 감염재생산지수를 산출하기 위해서는 인구집단 내의 모든 개인들의 활동에 대한 방대한 양의 조사자료, 인구 조사 데이터, 휴대전화 위치추적 정보, 대중교통이나 항공사 등의 정보가 필요하다. 행위자 기반 모델은 모든 개인들의 행동을 반영하는 것이므로 감염재생산을 정확하게 시뮬레이션할 수 있지만, 개인의 다양한 활동에 대한 많은 세부 데이터와 엄청난 양의 컴퓨팅 성능이 필요하다. 그런데 요즘 같은 디지털 전체주의 사회에서는 충분히 산출 가능한 모델이기도 하다. 감염병의 확산을 정확하게 예측하기 위해서 개인정보와 사생활 및 인권이 침해되는 것과 감염병 확산에 대한 예측이 좀 덜 정확하더라도 개인정보와 사생활이 유지되고 인권을 침해당하지 않는 것, 이 두 가지 중에 어느 것에 더 가치를 두는가 하는 것은 심오한 철학적 문제이자, 국가 정체성의 문제가 아닐까?

실시간 감염재생산지수와 방역지침

우리나라의 질병관리청은 코로나19에 대응하기 위하여 '실시간 감염재생산지수(time-varying reproduction number, Rt)'를 사용하여 유행을 예측하고 방역정책의 효과를 분석하고 있다. 실시간 감염재생산지수(Rt)란 실질감염재생산지수(Re)의 한 종류인데 시간의 흐름에 따라 반복적으로 산출이 가능한 특정 시점에서 인구집단의 평균 감염력을 나타내는 것이다.

[그림 4] 실시간 감염재생산지수(Rt) 추이(2020.20.2~2021.3.6)

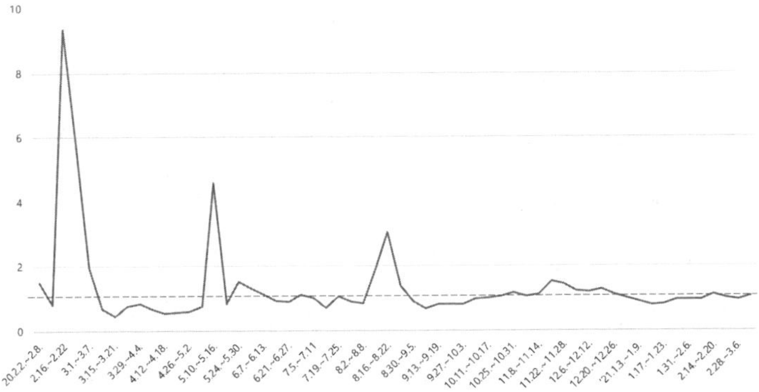

(원 자료 출처: 주간 건강과 질병. 질병관리청. 2021. 2. 4.)

질병관리청이 발표한 자료에 따르면, 2020년 2월 2일부터 2021년 3월 6일까지 측정한 실시간 감염재생산지수(Rt)는 0.45~9.35로 변동폭이 매우 컸으나 1차 유행, 이태원클럽 관련 집단발생, 2차 유행 시기를 제외 하면 대략 0.8~1.5사이 정도였다[그림 4]. 2021년 1월부터는 Rt값이 비교적 안정적으로 1 안팎을 유지하고 있다. 8주차(2.14~2.20) 1.12와 11주차(3.7~3.13) 1.07을 제외하면 실제로는 1미만이다. 그런데 2021년 1월 이후의 Rt값은 거리두기와 마스크 착용의 결과인 반면, 1차 유행의 Rt값은 3밀 환경과 마스크 미착용의 결과이므로 거리두기와 마스크 착용의 효과를 인식할 수 있다. R값이 1인 경우(그림 4에서 점선)는 지역사회에서 일정 수준의 환자가 지속적으로 발생하는 토착화 단계를 의미하므로 이제 우리는 거리두기 및 마스크 착용을 일상화하여 코로나와 공존(with Corona)하는 시기로 접어들었다고 볼 수 있다.

그렇다면 방역 당국은 실시간 감염재생산지수에 합당하게 방역지침을 수행했을까?

1차 유행이 시작했던 시기(2020년 2월 16일~22일)에 Rt값이 9.35로 가장 높았고 이에 방역 당국은 2월 29일부터 3월 21일까지 '전국 사회적 거리두기'를 시행했다[표 2, 그림 5]. 그런데 3월 8일부터 Rt값이 0.67로 현저하게 감소했음에도 불구하고 3월 22일부터 오히려 '전국 강화된 사회적 거리두기'를 시행한 점은 이해하기 어렵다. 18주차(4월 26일~5월 2일)의 Rt값이 0.59이었는데 19주차인 5월 6일부터 '사회적 거리두기 1단계'를 시작했다. 그 정도의 Rt값이라면 거리두기가 굳이 필요할까 싶지만 아직 미지의 감염병이 완전히 해결되지 않았다는 점에서 '생활 속 거리두기'는 수용 가능하다고 본다. 그런데 5월 8일 이태원클럽 사태가 시작하면서 20주차(5월 10일~16일)에 Rt값이 4.58로 폭등했음에도 불구하고 광복절 사태 직전까지 약 3개월간 1단계를 유지한 점은 이해하기 어렵다[그림 5].

[표 2] 발생주차에 따른 실시간 감염재생산지수(Rt) 와 시기별 방역지침

(건강과 질병 제14권 제6호(2021. 2. 4.)

발생주차(기간)	R_t	발생주차	R_t	방역 지침 및 이슈
6주차(2.2.~2.8.)	1.5	7주차(2.9.~2.15.)	0.81	
8주차(2.16.~2.22.)	9.35	9주차(2.23.~2.29.)	5.66	전국 사회적 거리두기(2.29.-3.21.),
10주차(3.1.~3.7.)	1.94	11주차(3.8.~3.14.)	0.67	전국 강화된 사회적 거리두기(3.22.-4.19.)
12주차(3.15.~3.21.)	0.45	13주차(3.22.~3.28.)	0.76	
14주차(3.29.~4.4.)	0.85	15주차(4.5.~4.11.)	0.67	※ 신천지 대구교회 중심의 대구 · 경북 1차 유행
16주차(4.12.~4.18.)	0.53	17주차(4.19.~4.25.)	0.58	
18주차(4.26.~5.2.)	0.59	19주차(5.3.~5.9.)	0.75	전국 사회적 거리두기 1단계 (생활 속 거리두기)(5.6.-)
20주차(5.10.~5.16.)	4.58	21주차(5.17.~5.23.)	0.84	
22주차(5.24.~5.30.)	1.52	23주차(5.31.~6.6.)	1.30	※ 5월초 이태원 클럽, 물류센터 등 집단발생 및 소규모 · 산발적 집단감염(2차유행)
24주차(6.7.~6.13.)	1.11	25주차(6.14.~6.20.)	0.91	
26주차(6.21.~6.27.)	0.88	27주차(6.28.~7.4.)	1.11	
28주차(7.5.~7.11.)	1.00	29주차(7.12.~7.18.)	0.70	
30주차(7.19.~7.25.)	1.05	31주차(7.26.~8.1.)	0.89	
32주차(8.2.~8.8.)	0.84	33주차(8.9.~8.15.)	1.93	
34주차(8.16.~8.22.)	3.05	35주차(8.23.~8.29.)	1.38	서울·경기 사회적 거리두기 2단계(8.16.-8.18.) 수도권 사회적 거리두기 2단계(8.19.-8.29.)
36주차(8.30.~9.5.)	0.90	37주차(9.6.~9.12.)	0.68	수도권 사회적 거리두기 2.5단계(8.30.-9.13.)
38주차(9.13.~9.19.)	0.82	39주차(9.20.~9.26.)	0.82	사회적 거리두기 2단계(8.23.-9.27.) 수도권 사회적 거리두기 2단계(9.14.-9.27.)
40주차(9.27.~10.3.)	0.81	41주차(10.4.~10.10.)	0.97	사회적 거리두기 2단계(9.28.-10.11.)
42주차(10.11.~10.17.)	1.00	43주차(10.18.~10.24.)	1.06	※추석 특별방역기간
44주차(10.25.~10.31.)	1.17	45주차(11.1.~11.7.)	1.05	사회적 거리두기 1단계(10.12.-11.6.)
46주차(11.8.~11.14.)	1.12	47주차(11.15.~11.21.)	1.52	비수도권 사회적 거리두기1.5단계(12.1.-12.7.)
48주차(11.22.~11.28.)	1.43	49주차(11.29.~12.5.)	1.23	수도권 강화된 사회적 거리두기 2 단계(12.1.-12.7.)
50주차(12.6.~12.12.)	1.18	51주차(12.13.~12.19.)	1.28	수도권 사회적 거리두기 2.5단계(12.8.-)
52주차(12.20.~12.26.)	1.11	2021년 1주차(12.27.~1.2.)	1.00	비수도권 사회적 거리두기 2단계(12.8.-)
2021년 2주차(1.3.~1.9.)	0.88	2021년 3주차(1.10.~1.16.)	0.79	※ 11월 13일부터 시작한 3차 유행 일일 확진자 1,000명 수준

광복절 집회 직전인 33주차(8월 9일~15일)에 Rt값이 1.93으로 다시 올라갔고 이에 방역 당국은 8월 16일부터 서울·경기 사회적 거리두기 2단계, 8월 19일부터 수도권 사회적 거리두기 2단계를 시행했다. 그 효과로 35주차(8월 23일~29일)에는 Rt값이 1.38로 떨어졌으므로 거리두기 단계를 유지만 해도 충분하다고 볼 수 있는데 8월 30일부터 2.5단계로 오히려 강화한것은 국민들의 경제생활에 미치는 여파를 감안할 때 납득이 쉽지

않다. 그 후 Rt값이 1 미만으로 떨어졌다가 47주차인 11월 15일~21일에 1.52로 정점을 찍고 감소 추세로 접어들었는데 뜬금없이 12월 8일부터 수도권 사회적 거리두기를 2.5단계로 다시 상향한 것과, 2021년 1월 3일 이후 Rt값이 1 미만으로 계속 유지되고 있음에도 불구하고 계속 2.5단계를 유지한 것도 이해하기 어렵다. 2월 14일부터 2단계로 낮추기는 했지만 Rt값이 1 안팎이라는 점을 감안할 때 거리두기 단계가 여전히 과하지 않았나 생각한다. [그림 5]에서 2020년 5월 이태원클럽 사태 때는 감염재생산지수가 4를 넘었음에도 불구하고 거리두기가 1단계였던것에 비해서 2021년 1~2월에는 감염재생산지수가 1정도에 불과한데도 수도권 2.5단계 비수도권 2단계의 거리두기를 한 것은 합리적으로 보이지 않는다.

[그림 5] 실시간 감염재생산지수(Rt)와 사회적 거리두기의 추이(2020. 2. 2~2021. 3. 6)

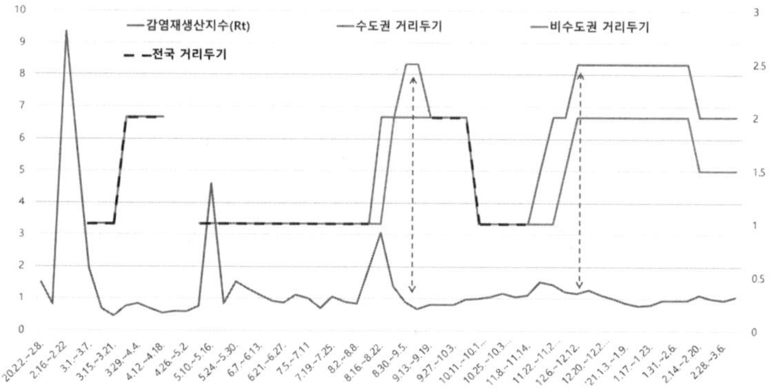

이제까지 우리나라는 코로나19 실시간 감염재생산지수를 바탕으로 대체로 적절한 방역정책을 펼쳤다고 평가할 수 있으나 이태원클럽 사태 직후, 광복절집회 후, 2021년 초에는 Rt값과 거리두기 단계가 일치하지 않았다. 그러나 그런 불일치는 국민들에게 단체 기합을 주겠다는 의미가

아니라, 방역 당국의 고심의 흔적이라고 믿고 싶다. 이러한 믿음의 근거는, 감염재생산지수를 근간으로 방역지침을 수립하지만 앞에 기술한 바와 같이 감염재생산지수 자체가 수학적 모델에 의해 도출된 예측에 불과하므로 전염병의 실제 유행양상과 다를 수 있다는 점과, 거리두기의 수준 자체가 감염재생산자수에 영향을 미치기 때문이다. 그러므로 유행양상을 보다 정확하게 파악하기 위해서 모델링 개선에 대한 노력이 계속 필요하다. 잘못 박힌 못 하나 때문에 좋은 그림이 엉뚱한 위치에 걸리는 우를 범하지 않도록 방역 당국의 연구자들과 정부 관료 모두 긴장의 끈을 놓지 않고 무사히 이 위기를 극복할 날을 고대해 본다. 마지막으로, 방역 당국의 어려움은 충분히 이해하지만 과도한 사회적 거리두기로 인해 국민들(특히 소상공인이나 자영업자)의 생활이 심하게 피폐해진다는 것을 고려했으면 하는 바람이다.

[참고문헌]

https://www.dailyvet.co.kr/news/prevention-hygiene/127217.
https://ccdd.hsph.harvard.edu/sample-page/ncov2019-korean-translation/
Jeong J, Kwon HM, Hong SH, Lee MK, Estimation of Reproduction Number for COVID-19 in Korea. J Korean Soc Qual Manag 2020; 48(3): 493-510.
Choi S, Ki M. Estimating the reproductive number and the outbreak size of COVID-19 in Korea. Epidemiol Health. 2020;42:e2020011.
유명수, 김연주, 백수진, 권동혁. 감염재생산지수 개념 및 방역정책에 따른 변화. 주간 건강과 질병. 2021;14(6):282-289.

코로나19 국제 비교가 말해 주는 것

이은혜

질병관리청의 수상한 비교

2021년 4월 1일 질병관리청이 발표한 '코로나19 누적발생 87만 명 이상 국가 및 주요 감시 국가' 자료에 의하면 영국, 이탈리아, 독일 등 유럽 국가들의 인구 10만 명당 발생자(확진자) 수는 각각 6,142.15명, 4,806.32명, 2,914.48명이고 치명률은 각각 2.94, 3.35, 2.87이다[부록 참조]. 반면에 우리나라는 인구 10만 명당 발생자 199.89명, 치명률은 1.67이다[그림 1]. 질병청이 발표한 37개국에는 OECD 국가가 18개 포함되어 있는데 그중에서 우리나라는 인구 대비 발생자 수가 가장 적고, 치명률은 네 번째로 낮아(2020년 12월 중순에는 1.36까지 내려갔었다), 정부 발표만 가지고 보면 'K방역'이 자랑스럽게 보일 수도 있다.

이스라엘은 인구 10만 명당 발생자 수가 9,552.69명으로 우리나라보다 확진자 수가 약 55배나 많고 질병청 자료의 37개국 중 두 번째로 많지만 치명률이 0.74에 불과하므로 치료 성적이 매우 우수하다고 생각된다. 터키도 인구 대비 발생자가 우리나라의 18배가 넘지만 치명률이

1.06에 불과하고, 네덜란드도 인구 대비 발생자가 우리나라의 36배가 넘는데도 치명률이 1.43이므로 치료를 상당히 잘하고 있다고 생각된다. 체코는 인구 대비 발생자가 37개국 중 1위이고 우리나라보다 무려 66배나 많은데도 치명률은 우리보다 낮다(완전 훌륭하다). 한편, 매일 수천 명이 코로나19로 사망하는 미국은 인구 10만 명당 발생자가 9,072.53명으로 37개국 중 세 번째로 확진자가 많고 우리나라의 45배나 되는 비해서 치명률은 우리보다 약간 더 높은 정도(1.81)다. 이런 것을 보면, 우리가 확진자 규모에 비해서 사망자가 매우 많다는 것을 확실하게 알 수 있다. 그 이유는 앞에서 말했듯이, 2020년 11월까지 누적 사망자가 526명(치명률 1.52)이었으나 3차 유행동안 실시했던 요양병원 코호트 격리로 인해서 2020년 12월과 2021년 1월 두 달동안에 사망자가 무려 894명이나 발생했기 때문이다.

[그림 1] 코로나19 국제 비교: 질병관리청 선별 37개국(질병관리청, 2021. 4. 1)

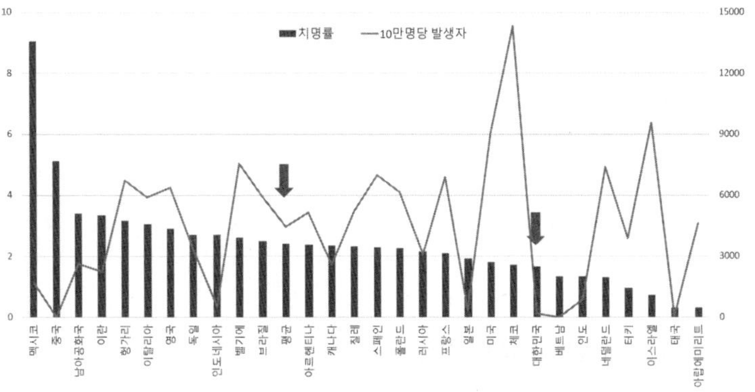

그런데 질병청이 비교해 보라고 내놓은 나라들 말고, OECD 회원국(37개)이나 우리 주변의 아시아, 오세아니아 국가들과 비교하면 어떨까?

다음 [그림 2]가 그런 나라들을 모아 놓은 그래프다. 대략적으로 말한다면 확진자 수 대비 사망자 수가 적은 국가들은 위중증환자 치료를 잘한 것이고, 반대로 확진자 수 대비 사망자 수가 많은 국가들은 위중증환자 치료를 잘하지 못한 것이라고 할 수있다.

이 42개국 중 우리나라는 인구 백만 명당 코로나19 확진자와 사망자가 다섯 번째로 적고, 그중 OECD 37개국에서만 보면 인구 대비 확진자와 사망자가 뉴질랜드 다음으로 적다. 마치 방역을 잘해서 확진자가 적고, 치료를 잘해서 사망자가 적은 것처럼 보인다.

[그림 2] OECD 37개국+주변 비회원국의 인구 백만 명당 확진자와 사망자 수 비교
(Worldometers, 2021. 4. 1)

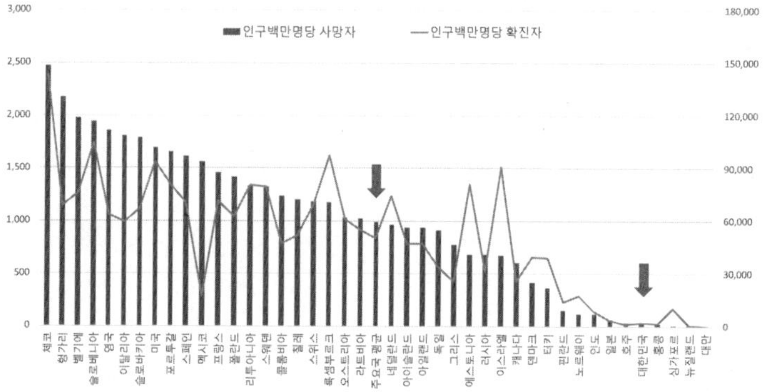

OECD 비회원국: 러시아, 인도, 홍콩, 싱가포르, 대만

다른 나라에 비해 턱없이 적은 검사자 수

확진자 수가 적은 것은 좋은 일이다. 그런데 확진자가 적은 국가는 방역을 정말 잘해서 그런 것일까? 확진자가 많은 국가는 방역에 완전히 실

패해서 그런 것일까? 앞에서 국내 확진자 수는 검사자 수에 영향을 받는다는 것을 알았다. 그렇다면 우리나라의 코로나19 검사자 수는 어느 정도일까?

결론부터 말하면 2021년 4월 1일 기준으로 우리나라의 코로나19 검사자 수는 전 세계 220개국 중에서 무려 120등이다. 우리나라의 경제력이 전 세계 10위권인 것과 비교하면 참으로 초라한 등수다. OECD 37개국 중에서는 세 번째로 검사자 수가 적고, 우리 주변 국가를 포함한 42개국 중에서는 네 번째로 적다[그림 3]. 그나마 이 정도 건수도 3차 유행기간인 2020년 12월 16일부터 수도권에 임시선별검사소를 설치해서 검사자 수를 대폭 늘렸기 때문이다. 2021년 3월 1일 기준으로 질병청이 발표한 검사자 수가 886만 9,932건인데 그중 임시선별검사소에서 시행한 것이 222만 5,968건으로 25.1퍼센트를 차지한다. 임시선별검사소를 뒤늦게라도 운영했으니 그나마 이 정도지 그것마저 안 했으면 꼴찌였을 가능성이 높다. 인구 백만 명당 검사자 수가 OECD 37개국 평균이 90만 7,710건(90.8%)인데 우리는 겨우 15만 1,013건(15.1%)을 검사했다(일본 77,701건, 멕시코 46,864건). 그렇다면 OECD 국가의 인구 백만 명당 확진자가 55,971명이고 우리가 2,020명에 불과한 것은 방역을 잘해서가 아니라, 검사를 적게 해서 그런 게 아닐까?

[그림 3]에서 확진자 수 대비 검사자 수가 적은 국가들은 주로 유증상 환자들을 대상으로 검사한 것이고, 반대로 확진자 수 대비 검사자 수가 많은 국가들은 증상에 관계 없이 선별검사(screening)를 많이 한 것으로 생각된다. 그래서 확진자 수 대비 검사자 수가 적은 국가들은 대체로 인구 대비 사망자가 많은 경향이 있다. 체코나 슬로베니아가 대표적인 국가다[그림 2, 3].

[그림 3] OECD 37개국+주변 비회원국의 인구 백만 명당 검사 건수와 확진자 수 비교

(Worldometers, 2021. 4. 1)

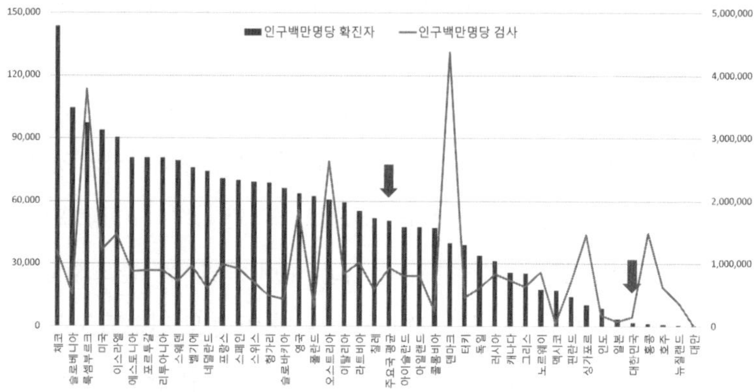

그런데 우리나라가 돈이 없어서 검사를 못한 것은 아니다. 코로나19 실시간 RT-PCR 검사비가 건당 약 16만 원인데 2021년 2월 말까지 886만 9,932건을 검사했으므로 검사비로 약 1.4조 원을 썼다. 그런데 2020년 총선 전부터 뿌리기 시작한 재난지원금 총액이 무려 약 46조 3천억 원(1차 14조 3천억, 2차 7조 8천억, 3차 9조 3천억, 4차 14조 9천억 원)이다. 만약 그중 10조 원만 검사비로 썼더라도 6,250만 건을 검사할 수 있었는데 이는 우리나라 18세 이상 국민 약 4,300만 명 전원이 1.5회씩 검사할 수 있는 돈이다. 게다가 우리는 사태 초기인 2020년 2월 7일부터 코로나19 RT-PCR검사를 상용화했기 때문에 검사 키트가 없어서 검사를 못한 것도 아니다. 돈도 있고, 검사 키트도 있고, 혹시 감염되었을까 걱정되어서 검사를 원하는 국민들도 많았는데 왜 검사를 충분히 많이 하지 않았는지 이해하기 어렵다. 나중에 코로나 사태가 진정되면 이 점도 반드시 밝혀야 한다고 생각한다. 담당 공무원을 징계하기 위해서가 아니라, 무엇이 잘못되었지를 알아야 다음에 같은 실수를 반목하지 않을 것

이기 때문이다. 코로나19는 무증상 감염 및 전파가 가능하다는 점에서 어쩌면 K방역의 3T(trace, test, treat)에서 순서를 바꾸어 trace보다 test에 더 집중했어야 했는지도 모르겠다.

주변국과 비교한 K방역 성적은

이번에는 우리 주변의 아시아, 오세아니아 국가로 비교 대상을 좀 더 좁혀 보자. 2020년 초 중국발 코로나19가 전 세계로 확산될 무렵에 유럽 국가들과 미국은 WHO의 발표만 믿고 완전히 방심하고 있었으므로, 그런 나라들과 비교하는 것보다는 상황이 비슷한 주변국들과 비교하는 것이 합리적이기 때문이다. 특히, 한때 아시아의 네 마리 용으로 불렸던 한국, 홍콩, 싱가포르, 대만을 비교해 볼 필요가 있다. 이들 국가는 코로나19의 발원지인 중국과 지리적으로 가깝고 인적 교류가 활발하며 경제적으로도 밀접하게 연결되어 있다는 공통점이 있다.

전 세계 최초로 중국발 유입을 전면 차단했던 대만의 성적표는 그야말로 눈부시다[표 1]. 대만의 인구 백만 명당 확진자 수는 43명으로 우리나라의 약 2퍼센트에 불과하고, 사망자 수는 인구 백만 명당 0.4명으로 우리나라의 1.2퍼센트에 불과하다. 확진자 수가 현저히 작았으므로 의료체계의 부하가 적었을 것이고, 치료에 몰입할 수 있었을 것이다. 철저한 해외유입 차단으로 국내발생 확진자가 거의 없으니 검사를 많이 할 이유도 없다. 그래서 주변국 중 우리보다 검사를 적게 한 나라는 대만이 거의 유일하다. 코로나19로 인해 전 세계가 마이너스 성장의 늪에서 허우적거리고 있지만, 대만은 2020년 경제성장률이 무려 2.98퍼센트였다(한국 경제 2021. 2. 19).

일본도 검사를 적게 했다. 우리도 검사를 적게 했지만 일본은 우리의 절반 정도밖에 안했다. 그런데 인구 대비 확진자 수와 사망자 수는 우리보다 두 배나 많다. 일본의 경제력을 감안할 때 의외라고 할 수 있는데 아마 도쿄 올림픽이라는 특수한 상황과 관련이 있을 것이다.

[표 1] 아시아, 오세아니아 국가의 코로나19 현황 비교(Worldometers, 2021. 4. 1)

국가	인구백만 명당 사망자(명)	인구 백만 명당 확진자(명)	인구 백만 명당 검사(건)
인도	117	8,792	176,098
일본	72	3,741	77,701
호주	35	1,140	609,984
대한민국	34	2,020	151,013
홍콩	27	1,522	1,484,104
싱가포르	5	10,265	1,452,303
뉴질랜드	5	500	380,423
대만	0.4	43	19,255

싱가포르의 성적도 훌륭하다. 검사를 우리보다 약 10배 더 많이 했고, 외국인 이주 노동자에 방역이 뚫리는 바람에 확진자 수가 우리보다 약 5배나 많았지만 인구 대비 사망자 수는 우리의 약 15퍼센트에 불과하다. 중국 공산당의 폭정 하에 신음하고 있는 홍콩도 우리보다 잘했다. 검사를 우리보다 약 10배 더 많이 했고, 확진자와 사망자의 규모는 각각 75퍼센트, 80퍼센트였다. 대만, 싱가포르, 홍콩은 공통적으로 2003년 유행했던 중증급성호흡기증후군(SARS) 사태로 인한 학습효과가 코로나19 대응에 큰 역할을 한 것으로 생각된다.

뉴질랜드도 방역과 치료를 모범적으로 잘했다. 검사를 우리보다 약 2.5배 더 많이 했지만 인구 대비 확진자 수는 우리의 약 33퍼센트에 불과했으며 치명률도 1.0퍼센트 정도로 우리의 약 60퍼센트에 불과했다. 반면에 호주는 우리보다 검사를 약 4배나 더 많이 했는데 인구 대비 확진자 수는 우리의 약 75퍼센트이지만 사망자 규모는 우리와 비슷하고,

치명률은 약 3.1퍼센트로 우리보다 거의 두 배 높다. 아마도 위중증환자 치료를 제대로 못한 것이 아닐까 추측된다.

코로나 팬데믹이지만 초과사망률은 감소 추세

전 세계가 코로나19 팬데믹을 겪고 있는데, 각국의 사망률은 코로나 유행 전보다 더 높아졌을까? 앞에서 나왔던 Our World in Data(https://ourworldindata.org/excess-mortality-covid)에서 제공하는 '초과사망률(excess mortality)'을 다시 비교해보자.

[그림 4] 2015~2019년 대비 2020~2021년 초과사망률:
미국, 이탈리아, 영국, 스웨덴(Our World in Data)

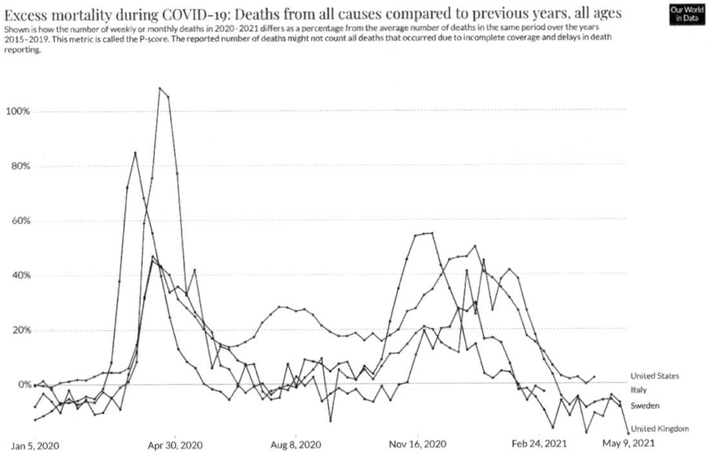

코로나19 팬데믹이 시작된 2020년 봄에는 초과사망률이 영국 108퍼센트, 이탈리아 85퍼센트, 스웨덴 47퍼센트, 미국 45퍼센트 등 대부분의 국가가 예년(2015~2019년의 평균치)에 비해 현저하게 높았다[그림 4]. 여

름이 되면서 미국은 초과사망률이 27~28퍼센트로 조금 수그러들긴 했어도 여전히 높았지만, 이탈리아와 영국은 예년 수준에서 크게 벗어나지 않았다. 심지어 락다운(봉쇄)을 하지 않은 스웨덴은 초과사망률이 마이너스로 나타났다(즉, 예년보다 사망률이 오히려 낮았다). 2020년 말에도 많은 국가에서 초과사망률이 높았으나(이탈리아 54~55%, 미국 45%, 영국 41~45%, 스웨덴 30%) 2021년 초부터는 전반적으로 낮아지는 추세다.

2020년 여름에 미국의 초과사망률이 높은 것은 코로나19 사망자의 증가가 주된 원인으로 생각된다. [그림 5]에서 코로나19를 제외한 다른 원인으로 인한 주간 사망자 수는 예년 수준인 반면, 코로나19로 인한 사망자는 증가했기 때문이다. 팬데믹 기간 동안 미국에서 코로나19를 제외한 다른 원인으로 인한 사망자 수는 예년과 큰 차이가 없기 때문에, 이 기간의 초과사망자는 거의 대부분 코로나19 사망자라는 것을 알 수 있다. 아마 다른 나라들도 비슷한 상황일 것이다.

[그림 5] 2017~2021년 미국의 주간 사망률 추이(미국 질병통제센터)

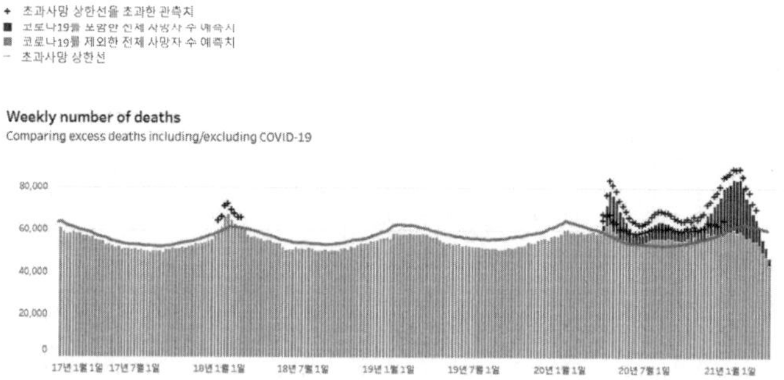

아시아 네 마리 용 국가들의 초과사망률은 2020년 초에 싱가포르가 17퍼센트로 가장 높았고, 한국 10퍼센트, 홍콩 8퍼센트, 대만 7퍼센트였

다[그림 6]. 홍콩은 2020년 5월 말과 6월에 27~28퍼센트였고 9월에 23퍼센트였으나 이후 감소 추세이다. 한국은 8월에 16퍼센트로 최고였다가 이후 역시 감소 추세다. 대만은 예년과 비교해서 초과사망률이 9~마이너스 8퍼센트 사이에 있으므로 코로나로 인한 유의미한 변화는 거의 없다고 할 수 있다.

[그림 6] 2015~2019년 대비 2020~2021년 초과사망률: 홍콩, 싱가포르, 대만, 한국(Our World in Data)

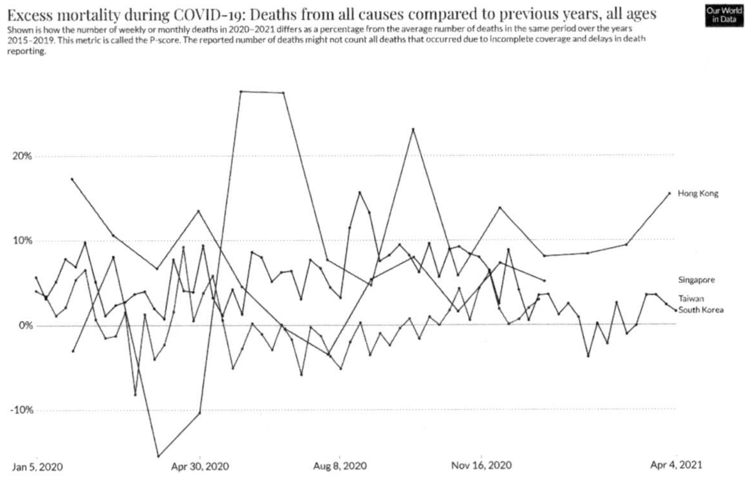

인종, 지역, 문화에 따른 차이는 없을까

코로나19에 대한 감수성(감염, 발병, 사망 등)이 혹시 인종이나 지역별로 차이가 있을까?

미국 질병통제센터(Center for Disease Control, CDC)의 코로나19 관련 초과사망(Excess Deaths Associated with COVID-19, cdc.gov) 자료를 보면 모든 원인을 포함하는 전체 사망자 수는 백인, 흑인, 히스패닉, 동양인, 아메리카 원주민의 순서로 많았다[그림 7]. 코로나 사태 전부터 원래 그랬고, 팬데믹을 겪으면서도 사망자 수의 인종별 순위는 달라지지 않았다. 이는 인구대비 수치가 아니기 때문에 인구 구성비율이 반영된 것으로 생각된다.

[그림 7] 미국의 인종별 주간 전체 사망자 수 추이(미국 질병통제센터)

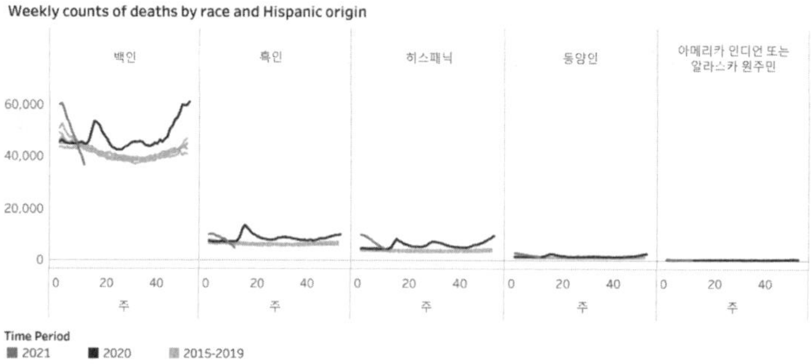

[그림 8] 미국의 연령보정 전후 코로나19 사망률과 인종별 가중치 비적용 인구분포(미국 질병통제센터)

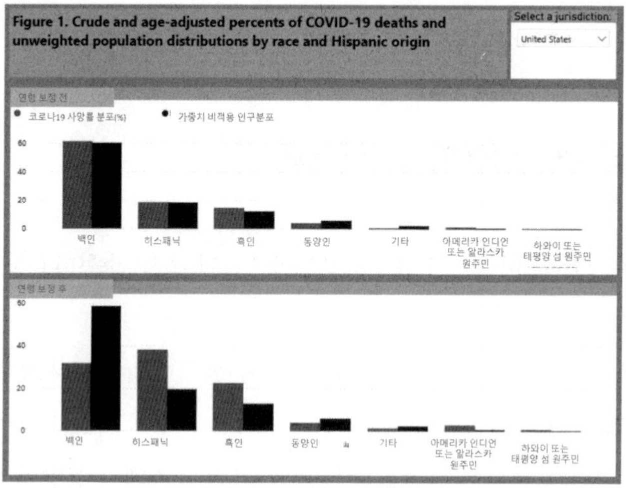

[그림 9] 미국의 인종별 코로나19 주간 사망자 수 추이(미국 질병통제센터)

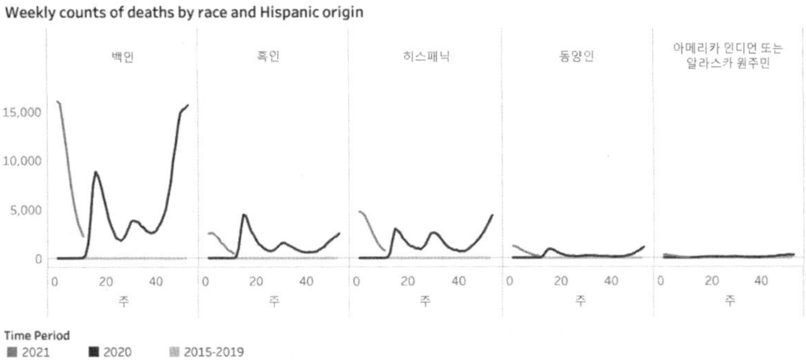

[그림 10] 미국 인종별 인구 10만 명당 코로나19 주간 확진자 수 추이 (미국 질병통제센터)

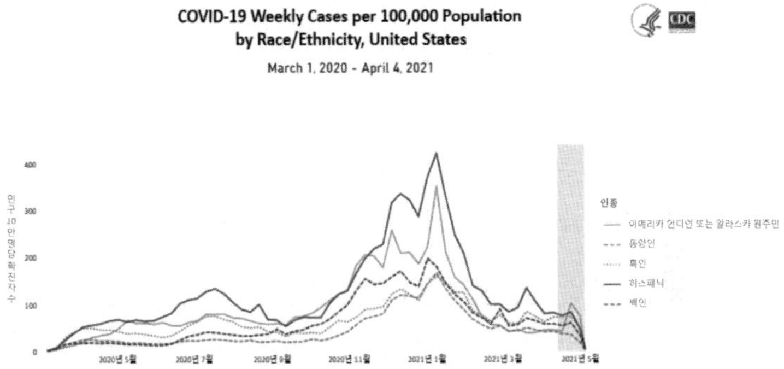

코로나19 사망자 비율도 인종별로 차이가 나타났다. 전체 연령에서 코로나19로 인한 사망자 수는 백인(60.1%), 히스패닉(18.5%), 흑인(12.5%), 동양인(5.8%), 아메리카원주민(1.2%), 기타(0.7%)의 순으로 많았다[그림 8 상단]. 그런데 연령을 보정하고 나면 히스패닉(37.9%), 백인(21.6%), 흑인(22.3%), 동양인(3.7%), 아메리카원주민(2.7%), 기타(1.2%)의 순서가 된다[그림 8 하단]. 연령을 보정했을 때 히스패닉과 흑인의 사망률이 높은 것은

아마 개인위생, 사회경제적 여건, 의료 접근성 등의 수준과 관련이 있을 것이다.

그러나 코로나19 사망자 수의 주간 동향은 인종에 상관없이 대체로 비슷하게 나타났는데 2021년 1월에 정점을 이룬 후 모든 인종에서 사망자 수가 감소하고 있다[그림 9].

음모론적인 관점이기는 하지만, 트럼프 대통령 이후 미중 패권전쟁 중임을 감안할 때 혹시 백인이 다른 인종에 비해서 코로나19에 더 취약한 것은 아닐까? 만약 코로나19 바이러스를 생화학 무기로 쓰려고 만들었다면 전 인류를 무차별적으로 공격하는 것보다는 공격 목표를 좀 더 구체적으로 설정하는 것이 효과적이지 않을까? (지나친 음모론은 지양해야 하지만…) 이것을 확인하려면 인종별 인구 대비 코로나19 확진자와 사망자를 비교해야 하고 최소한 연령 보정을 해야 하는데 아쉽게도 그런 자료는 아직 없다.

그래서 대략적으로 인구 대비로만 비교해본다면 인종별 인구 10만 명당 확진자 수는 히스패닉이 가장 많았고 대체로 아메리카원주민, 백인, 흑인, 동양인의 순서였다[그림 10]. 인종별 인구 10만 명당 사망자 수는 초반에는 흑인이 압도적으로 많았고 대체로 히스패닉, 백인과 동양인, 아메리카원주민의 순서였으나 그 후에는 대체로 아메리카원주민, 히스패닉, 백인, 흑인, 동양인의 순서인 것으로 보인다[그림 11]. 따라서 백인이 코로나19에 가장 취약하다고 말하기는 어렵지만 동양인이 다른인종에 비해서 상대적으로 덜 취약한 것으로 추정된다. 나중에 코로나 팬데믹이 진정되고 연령 보정 및 누적 자료가 나오면 좀 더 확실하게 알 수 있을 것이다.

아무튼 질병청 자료도 그렇고 Worldometers의 자료도 그렇고, 미국이나 유럽은 아시아나 오세아니아 국가에 비해서 인구 대비 확진자와 사망자가 많고 치명률도 높은데 왜 발원지인 중국에서 멀리 떨어진 국가들이 중국 근처의 국가들보다 상황이 나쁠까? 대만 같은 예외적인 경우를 제외하고 검사자 수가 주요국의 평균 이상인 싱가포르, 홍콩, 호주, 뉴질랜드만 보더라도 미국이나 유럽 국가들에 비해서 확진자와 사망자가 적고 치명률도 낮다.

[그림 11] 미국의 인종별 인구 10만 명당 코로나19 주간 사망자 수 추이(미국 질병통제센터)

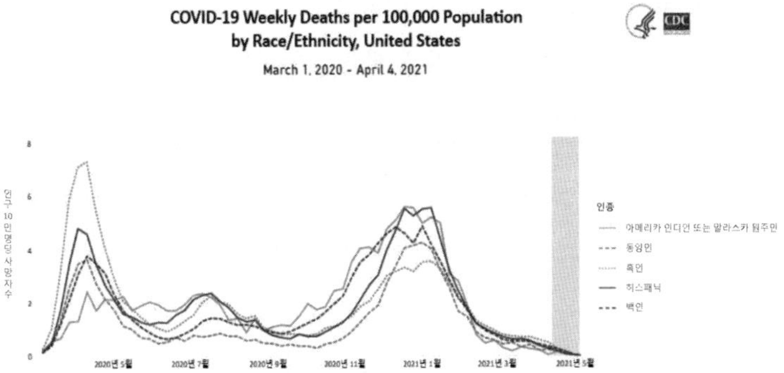

동양과 서양으로 나누어 단순하게 비교한다면 일반적으로 서양에서는 마스크 착용을 꺼리고, 마스크 착용 여부를 개인의 선택에 전적으로 맡기는 경향이 있다. 반면에 동양은 마스크 착용에 거부감이 별로 없기도 하지만, 전체주의 문화에 오랫동안 길들여진 탓에 마스크 착용을 강제해도 전혀 저항하지 않는다. 한편, 뉴질랜드와 호주는 위치적으로는 동양에 가깝지만 문화적으로는 서구권이므로 이들 국가의 양호한 코로나 성적은 마스크 착용의 효과보다는 중국발 유입을 봉쇄한 것과 더 연관이 있을 것으로 생각한다.

아시아 국가들이 대체로 코로나 성적이 좋은 이유는 기본적으로 마스크 착용 덕분이 아닐까? 만약 그렇다면 신규 확진자가 매일 수백 명이라며 호들갑 떨 일이 아니지 않을까? 마스크와 손위생 등 개인위생수칙을 철저히 하면서 일상생활을 해도 괜찮지 않을까? 아직 확실한 것은 아니지만 동양인이 타 인종보다 코로나19에 덜 취약할 수도 있으니 말이다.

확실한 것은, 마스크 착용을 제대로 하지 않은 나라들의 코로나 성적은 '폭망' 수준인 반면, 마스크 착용과 함께 중국발 유입까지 차단했던 나라들의 코로나 성적은 '넘사벽' 수준이라는 것이다. 우리는 그 둘 사이, 회색 지대에 있다. 우리는 마스크 착용으로 어느 정도 효과를 거두고 있으므로 만약 초기에 중국발 유입을 제대로 차단했더라면 우리도 넘사벽이 될 수 있었을텐데….

[부록]

주요 국가(OECD+α, 가나다순) 코로나19 현황– 가나다 순

국가	Worldometers			질병청/WHO	
	인구 백만 명당 사망자(명)	확진자(명)	검사(건)	치명률(%)	인구 10만 명당 발생자(명)
그리스	779	25,392	629,353		
남아공화국	883	25,860	165,025	3.3	2,550.13
네덜란드	964	74,148	600,009	1.43	6,339.30
네팔	103	9,397	77,068	1.01	941.8
노르웨이	123	17,620	855,457		
뉴질랜드	5	500	380,423		
대만	0.4	43	19,255		
대한민국	34	2,020	151,013	1.78	173.69
덴마크	417	39,708	4,369,991		
독일	917	33,701	600,102	2.87	2,914.48
라트비아	1,023	55,065	1,018,064		
러시아	680	31,198	826,133	2.03	2,910.27
루마니아	1,237	50,097	384,526	2.54	4,162.31
룩셈부르크	1,177	97,296	3,786,838		
리투아니아	1,330	80,560	879,020		
멕시코	1,564	17,230	46,864	8.88	1,611.24
미국	1,700	93,747	1,213,186	1.8	8,512.08
미얀마	59	2,605	46,418	2.25	260.83
방글라데시	55	3,684	28,151	1.54	331.41
베트남	0.4	27	26,520	1.44	2.5
벨기에	1,979	75,895	959,941		
브라질	1,506	59,682	133,840	2.42	4,917.98
스웨덴	1,327	79,328	709,785		
스위스	1,189	69,306	697,504		
스페인	1,613	70,226	913,178	2.16	6,795.32
슬로바키아	1,793	66,370	432,215		
슬로베니아	1,950	104,340	511,905		
싱가포르	5	10,265	1,452,303		
아르헨티나	1,228	51,617	195,153	2.47	4,655.30
아이슬란드	941	47,371	804,602		
아일랜드	941	47,371	804,602		
에스토니아	684	80,811	865,580		
영국	1,859	63,766	1,852,036	2.94	6,142.15
오스트리아	1,036	60,763	2,631,928		
우즈베키스탄	19	2,455	40,730	0.78	238.47
우크라이나	764	38,858	187,886	1.93	3,084.32
이란	740	22,376	152,055	3.7	1,932.33
이스라엘	676	90,598	1,472,246		

국가	Worldometers			질병청/WHO	
	인구 백만 명당 사망자(명)	확진자(명)	검사(건)	치명률(%)	인구 10만 명당 발생자(명)
이탈리아	1,811	59,357	826,268	3.35	4,806.32
인도	117	8,792	176,098	1.42	804.11
인도네시아	149	5,506	46,171	2.71	485.95
일본	72	3,741	77,701	1.82	341.3
중국	3	63	111,163	5.16	6.25
체코	2,479	143,569	1,185,203	1.65	11,546.54
칠레	1,203	51,747	582,649	2.49	4,300.62
캐나다	604	25,853	727,622	2.54	2,285.07
콜롬비아	1,237	46,920	248,264	2.65	4,410.20
키르기스스탄	227	13,406	129,867	1.7	1,326.60
태국	1	413	115,458	0.32	37.18
터키	371	39,018	453,776	1.06	3,194.74
페루	1,561	46,491	279,612	3.5	3,988.98
포르투갈	1,656	80,763	891,563	2.02	7,880.82
폴란드	1,419	62,328	321,176	2.56	4,515.84
프랑스	1,463	71,036	978,855	2.34	5,622.06
핀란드	153	14,080	718,175		
필리핀	120	6,833	92,062	2.14	523.95
헝가리	2,177	68,629	482,225	3.49	4,418.55
호주	35	1,140	609,984		
홍콩	27	1,522	1,484,104		

(Worldometers, 2021. 4. 1; 질병관리청, 2021. 4. 1)

질병청 공개 정보는 정확·투명하고 일관성 있는가

이은혜

우리나라의 방역 당국-중앙사고수습본부(이하, 중수본)와 중앙방역대책본부(이하, 중대본)-이 운영하는 코로나바이러스감염증-19 홈페이지(http://ncov.mohw.go.kr)는 친절하지 않다. 확진자(국내발생, 해외유입), 격리해제, 치료중(격리중), 사망자 현황 등을 대시보드와 표로 보여주고 있지만 당일 수치, 전일 대비 차이, 누적 수치 정도밖에 없다. 확진자와 격리해제자 추이는 일 주일치만 묶어서 보여줄 뿐, 이전 자료를 연속적으로 보여주지 않기 때문에 전반적인 경향을 파악할 수 없다. 그래픽 화면이 보여주는 수치 외에는, 마우스를 가져다 대어도 추가적인 수치나 정보가 제공되지 않고 무반응이다. 인터랙티브하지 않다.

질병관리청(이하, 질병청) 홈페이지의 보도자료(http://kdca.go.kr/index.es?sid=a2 〉 알림·자료 〉 보도자료) 역시 친절하지 않기는 마찬가지다. 정례브리핑 자료와 보도참고자료를 화면과 문서파일 형태로 제공할 뿐 전혀 인터랙티브하지 않다. 확진자 추이에 대한 전반적인 경향을 보여주는 그래프는 '보도자료'의 '보도참고자료'의 '붙임자료'에 숨어있기 때문에 일반인들이 보기에는 접근성이 떨어지는 데다, 2020년 12월 16일부터는 사실을 명백하게 왜곡하고 있기 때문에 신뢰할 수 없다. 이 문제는 뒤에 자세하게 언급하겠다.

영상의학과 의사들끼리 하는 말 중에 'no change가 사람 잡는다'는 말이 있다. 흉부촬영이나 유방촬영 등 주기적으로 시행하는 검사를 판독할 때, 바로 직전 영상만 비교하면 미세한 변화를 인지하기가 쉽지 않기 때문에 'no interval change'처럼 보이지만 직전 영상이 아니라 수년 전이나 최초 영상과 비교해 보면 예전에는 없었거나 크기나 모양이 달라지는 등 뚜렷한 변화를 보이는 경우가 가끔 있어서 화들짝 놀라는 경우가 있다. 그래서 전공의들을 가르칠 때 이전 영상을 시리즈로 비교해야 한다고 늘 말한다. 그런 점에서 방역 당국이 국민들에게 당일 수치, 전일 대비 차이, 누적 수치만 제공하고 전체적인 추이를 파악하기 어렵게 만든 것은 국민들의 '알 권리'를 침해하는 것이다.

중수본과 중대본, 그리고 질병청이 제공하는 코로나19 정보는 상명 하달식의 전형적인 공무원 문화를 보여주고 있다. 이와 달리 미국 질병통제센터(CDC) 홈페이지(https://covid.cdc.gov/covid-data-tracker/#datatrackerhome)는 일일 현황뿐만 아니라, 전반적인 추이를 파악할 수 있는 다양한 종류의 대시보드가 있어서 마우스로 어떤 지점을 클릭하면 인터랙티브하게 추가 정보를 제공한다. 순수한 원 자료(raw data)는 아니지만 다양한 항목의 데이터 세트도 올라와 있다.

우리 방역 당국이 매일 두 차례 브리핑을 하고 보도자료와 보도참고자료를 배포하는 부지런함은 칭찬할 만하지만, 자세히 들여다보면 그 내용이 평면적이어서 매우 아쉽다. 확진자나 사망자 숫자를 일목요연하게 보여주지도 않고, 그나마 제시하는 수치도 발표 날짜에 따라 변경되는 경우가 자주 있다.

질병청의 정례브리핑 자료에 의하면 2021년 3월 1일 기준(2월 28일 검사분까지 반영) 코로나19 신규 확진자는 355명이고, 누적 확진자는 총 9만 29명이다. 그러나 첫 확진자가 발표된 2020년 1월 20일부터 2021년 3월 1일까지 발표된 자료를 필자가 두 번이나 확인했지만 누적 확진자 수는 발표된 것과 달리 9만 29명이 아니었다.

누적 확진자 수치가 차이 나는 이유는 일일 신규 확진자 수치가 정확하지 않기 때문이다. 질병청이 발표하는 신규 및 누적 확진자 수치는 여섯 군데에서 언급된다.

[그림 1] 질병청 홈페이지의 2021년 3월 1일자 정례브리핑 화면

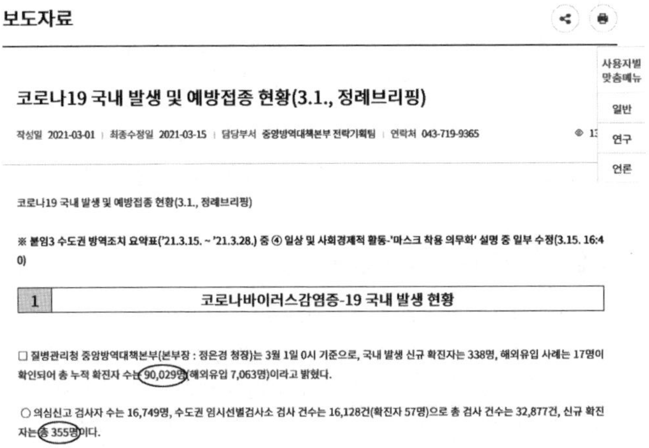

보도자료

사용자별 맞춤메뉴 | 일반 | 연구 | 언론

코로나19 국내 발생 및 예방접종 현황(3.1., 정례브리핑)

작성일 2021-03-01 | 최종수정일 2021-03-15 | 담당부서 중앙방역대책본부 전략기획팀 | 연락처 043-719-9365

코로나19 국내 발생 및 예방접종 현황(3.1., 정례브리핑)

※ 붙임3 수도권 방역조치 요약표('21.3.15. ~ '21.3.28.) 중 ④ 일상 및 사회경제적 활동-'마스크 착용 의무화' 설명 중 일부 수정(3.15. 16:40)

1	코로나바이러스감염증-19 국내 발생 현황

□ 질병관리청 중앙방역대책본부(본부장 : 정은경 청장)는 3월 1일 0시 기준으로, 국내 발생 신규 확진자는 338명, 해외유입 사례는 17명이 확인되어 총 누적 확진자 수는 90,029명(해외유입 7,063명)이라고 밝혔다.

○ 의심신고 검사자 수는 16,749명, 수도권 임시선별검사소 검사 건수는 16,128건(확진자 57명)으로 총 검사 건수는 32,877건, 신규 확진자는 총 355명이다.

첫째, 질병청 홈페이지의 정례브리핑 화면[그림 1].

둘째, 그 화면 하단에 있는 '보도참고자료'의 첫 페이지[그림 2].

셋째, 보도참고자료의 '붙임자료' 중 '일일 확진자 현황'[그림 3].

넷째, 보도참고자료의 '붙임자료' 중 '확진자 성별, 연령별 발생현황'[그림 4].

[그림 2] 2021년 3월 1일자 보도참고자료의 첫 페이지

질병관리청	보 도 참 고 자 료		
배 포 일	2021. 3. 1. (총 43매)	담당부서	중앙방역대책본부 전략기획팀
팀 장	이 선 규	전 화	043-719-9381
담 당 자	최 상 미, 최 은 경		043-719-9365

코로나19 국내 발생 및 예방접종 현황 (정례브리핑)

1 코로나바이러스감염증-19 국내 발생 현황

□ 질병관리청 중앙방역대책본부(본부장 : 정은경 청장)는 **3월 1일 0시 기준으로**, **국내 발생 신규 확진자는 338명**, **해외유입 사례**는 17명이 **확인**되어 **총 누적 확진자 수는 90,029명**(해외유입 7,063명)이라고 밝혔다.

- **의심신고 검사자 수는 16,749명**, **수도권 임시선별검사소** 검사 건수는 **16,128건**(확진자 57명)으로 **총 검사 건수는 32,877건**, **신규 확진자는 총 355명**이다.
- **신규 격리해제자는 373명으로 총 81,070명**(90.05%)이 **격리해제**되어, **현재 7,354명**이 **격리 중**이다. **위중증 환자는 131명**, **사망자는 2명으로 누적 사망자는 1,605**(치명률 1.78%)이다.

[그림 3] 2021년 3월 1일자 보도참고자료의 일일 확진자 현황

붙임 1 코로나19 국내 발생 현황

1 일일 확진자 현황 (3.1 0시 기준, 90,029명)

< 국내 신고 및 검사 현황*('20.1.3일 이후 누계) >

구 분	총 계**	결과 양성				검사 중	결과 음성
		확진자	격리해제	격리 중	사망		
2.28.(일) 0시 기준	6,649,006	89,674[1)]	80,697	7,374[1)]	1,603	72,889	6,486,443[1)]
3.1.(월) 0시 기준	6,665,755	90,029	81,070	7,354	1,605	73,745	6,501,981
변동	+16,749	+355	+373	-20	+2	+856	+15,538

* 2월 28일 0시부터 3월 1일 0시 사이에 질병관리청으로 신고·접수된 자료 기준
(국비 및 건강보험 급여 지원검사만 포함되며, 확진자의 격리해제 전 검사 등은 미포함)
** 검사 중 건수는 당일 검사 진행 중인 건수와 입력 지연(결과 음성 값) 건수 포함
※ 상기 통계는 모두 추후 역학조사 과정에서 변경될 수 있음
1) 위양성으로 인한 통계 정정(2.26일 0시 기준, 경북 국내발생 -2명)

[그림 4] 2021년 3월 1일자 보도참고자료의 성별, 연령별 확진자 발생 현황

건강한 국민, 안전한 사회

③ **성별 · 연령별 확진자 현황** (3.1. 0시 기준, 90,029명)

< 확진자 성별, 연령별 발생현황 >

구 분		금일 신규 (%)	확진자누계 (%)	인구10만명당 발생률*
계		355 (100)	90,029 (100)	173.64
성별	남성	184 (51.83)	44,405 (49.32)	171.69
	여성	171 (48.17)	45,624 (50.68)	175.58
연령	80세 이상	13 (3.66)	4,390 (4.88)	231.15
	70-79	16 (4.51)	6,828 (7.58)	189.29
	60-69	54 (15.21)	14,082 (15.64)	221.96
	50-59	65 (18.31)	16,761 (18.62)	193.39
	40-49	45 (12.68)	12,900 (14.33)	153.77
	30-39	58 (16.34)	11,768 (13.07)	167.04
	20-29	43 (12.11)	13,586 (15.09)	199.61
	10-19	30 (8.45)	6,061 (6.73)	122.68
	0-9	31 (8.73)	3,653 (4.06)	88.05

* 성별·연령별 1월 이후 누적 확진자수 / 성별·연령별 인구('20.1월 행정안전부 주민등록인구현황 기준)

※ 역학조사 결과 변동 가능

[그림 5A] 2021년 3월 1일자 보도참고자료의 최근 2주간 검사 및 확진자 현황

건강한 국민, 안전한 사회

⑥ **최근 2주간 검사 및 확진자 현황** (2.28. 0시 기준)

< 최근 2주간 검사 및 확진자 현황 >

발표일자1)	검사일자	의심신고 검사자			검사 건수5) (건)
		의심신고 검사자 수2) (명)	신규 확진자 수3) (명)	신규 확진자 수 비율4) (%)	
2.15.(월)	2.14.(일)	22,774	343	1.51	97,882
2.16.(화)	2.15.(월)	50,630	457	0.90	239,546
2.17.(수)	2.16.(화)	47,077	621	1.32	265,408
2.18.(목)	2.17.(수)	42,647	621	1.46	196,628
2.19.(금)	2.18.(목)	42,778	561	1.31	228,634
2.20.(토)	2.19.(금)	44,639	448	1.00	221,454
2.21.(일)	2.20.(토)	20,709	416	2.01	93,016
주간 누계		271,254	3,467	1.28%	1,342,568
2.22.(월)	2.21.(일)	17,804	332	1.86	56,847
2.23.(화)	2.22.(월)	43,535	356	0.82	219,702
2.24.(수)	2.23.(화)	38,309	440	1.15	251,475
2.25.(목)	2.24.(수)	40,226	395	0.98	221,391
2.26.(금)	2.25.(목)	38,852	388	1.00	233,439
2.27.(토)	2.26.(금)	37,149	415	1.12	235,554
2.28.(일)	2.27.(토)	21,791	356	1.63	111,252
주간 누계		237,666	2,682	1.13%	1,329,660
총 누계6)		6,649,006	89,674	1.35%	21,508,344

[그림 5B] 2021년 3월 8일자 보도참고자료의 최근 2주간 검사 및 확진자 현황

정부혁신 보다 나은 정부 | 대한민국 대전환 한국판뉴딜 | 건강한 국민, 안전한 사회

6 **최근 2주간 검사 및 확진자 현황** (3.7. 0시 기준)

< 최근 2주간 검사 및 확진자 현황 >

발표일자[1]	검사일자	의심신고 검사자			검사 건수[5] (건)
		의심신고 검사자 수[2] (명)	신규 확진자 수[3] (명)	신규 확진자 수 비율[4] (%)	
2.22.(월)	2.21.(일)	17,804	332	1.86	57,103
2.23.(화)	2.22.(월)	43,535	356	0.82	220,012
2.24.(수)	2.23.(화)	38,309	440	1.15	252,373
2.25.(목)	2.24.(수)	40,226	395	0.98	222,484
2.26.(금)	2.25.(목)	38,852	387	1.00	238,513
2.27.(토)	2.26.(금)	37,149	415	1.12	243,297
2.28.(일)	2.27.(토)	21,791	355	1.63	126,225
주간 누계		237,666	2,680	1.13%	1,360,007
3.1.(월)	2.28.(일)	16,749	355	2.12	64,380
3.2.(화)	3.1.(월)	16,221	344	2.12	66,722
3.3.(수)	3.2.(화)	34,227	444	1.30	281,105
3.4.(목)	3.3.(수)	35,697	424	1.19	229,022
3.5.(금)	3.4.(목)	37,111	398	1.07	212,797
3.6.(토)	3.5.(금)	32,932	418	1.27	200,467
3.7.(일)	3.6.(토)	21,183	416	1.96	89,839
주간 누계		194,120	2,799	1.44%	1,144,332
총 누계[6]		6,843,126	92,471	1.35%	22,682,882

다섯째, 보도참고자료의 '붙임자료' 중 매주 월요일 발표되는 '최근 2주간 검사 및 확진자 현황'[그림 5A, B]. 이것은 2주치를 묶어서 보여주기 때문에 한 주의 수치가 두 번 발표된다.

그런데 2월 28일의 신규 확진자 수가 355명인 자료도 있고, 356명인 자료도 있다. 앞뒤 상황을 짐작해 보면 아마 발표 당일에는 356명이었지만 위양성 결과를 반영하여 355명으로 수정하면서 꼼꼼하게 처리하지 않은 것 같다. 그런데 [그림 3] 하단에 보면 위양성 결과를 반영하여 확진자 숫자가 '2명' 줄었다고 되어 있지만 실제로는 1명이 줄어든 355명으로 기록되어 있다. 2월 26일도 문제다. 3월 1일 자료에는 신규 확진자가 388명으로 되어 있지만[그림 5A], 3월 7일 자료에는 387명으로 한 명이 감소했다[그림 5B]. 그런데 26일 이후의 보도참고자료에 이에 대

한 언급이나 설명은 전혀 없다. 업데이트를 제내로 하지 않은 것이다.

이런 식으로 수치가 다른 경우가 종종 있었는데 어쩌다 한 번, 하루에 한두 명이지만 이런 것이 차곡차곡 쌓이다 보니 마치 가랑비에 바지 젖듯이 누적 확진자 수가 일치하지 않게 된 것이다. 그 결과, 3월 1일자 정례브리핑 화면[그림 1]과 보도참고자료의 첫 페이지[그림 2]에 나타난 누적 확진자는 9만 29명이지만, 질병청 홈페이지의 정례브리핑 화면과 보도 참고자료의 첫 페이지에 있는 수치를 실제로 모두 더해 보면 3월 1일 기준 누적 확진자는 9만 231명으로, 발표된 수치보다 202명이나 더 많다. 그리고 신규 확진자는 국내발생 확진자와 해외유입 확진자의 합인데, 정례브리핑 화면과 보도참고자료의 첫 페이지에 있는 국내발생 확진자와 해외유입 확진자를 모두 더하면 누적 확진자는 9만 130명으로 이번에는 101명이 차이 난다. 한편, 보도참고자료의 '붙임자료' 중 매주 월요일 발표되는 '최근 2주간 검사 및 확진자 현황[그림 5B]'에 나오는 수치를 모두 더하면 누적 확진자는 9만 39명이지만 국내발생 확진자와 해외유입 확진자의 합은 이와 일치하지 않는다[주요 일지 428쪽 하단 참조]. 그리고 해외유입 확진자(7천 63명)는 검역단계에서 발견된 확진자(6천 26명)와 지역사회에서 발견된 확진자(3천 775명)의 합(6천 801명)이자, 내국인 확진자(3천 424명)와 외국인 확진자(3천 306명)의 합(6천 730명)인데 어느 것도 합계가 맞지 않는다.

그렇다면 3월 1일 기준 누적 확진자는 과연 몇 명일까? 9만 29명, 9만 231명, 9만 130명, 9만 39명 중에 어느 수치가 가장 진실에 가까울까? 왜 이런 일이 생겼을까?

필자는 이 중에서 '최근 2주간 검사 및 확진자 현황', 그중에서도 가장 나중에 발표된 수치[그림 5B]가 가장 진실에 가깝다고 생각한다. 즉, 3월

1일 기준 누적 확진자는 9만 39명일 것이다. 이유는, 매일 발표하는 수치와 달리 1주 후와 2주 후에 다시 정리해서 발표하는 것이므로 위양성이나 입력 오류 등이 반영되었다고 보기 때문이다. 따라서 2월 26일과 28일의 신규 확진자는 각각 388명과 356명이 아니라 387명과 355명일 것이다. RT-PCR이 상당히 정확한 검사이지만 백퍼센트 완벽할 수는 없기 때문에 위양성 결과가 나올 수 있다. 실제로 2020년 11월 30일 발표에 의하면 11월 18일부터 20일까지 3일간 부산검역소에서 확진된 61명을 음성으로 재분류한 위양성 사례가 있었다. 그리고 전산망을 이용하기는 하지만 아무래도 사람이 하는 일이다 보니 전국 각지에서 수치를 보고하거나 질병청에서 합산하는 과정에서 오류나 누락이 있을 수 있다. 문제는, 위양성이나 입력 오류가 확인된 후에도 정례브리핑 화면이나 보도참고자료를 제대로 꼼꼼하게 수정하지 않았다는 것이다. 원래 발표한 수치는 몇 명이었지만, 언제 무슨 이유 때문에 몇 명으로 수정했다는 코멘트를 남겨야 한다

CVR(Critical Value Report)라는 게 있다. 모든 상급종합병원은 '의료 질 향상' 활동을 의무적으로 해야 하는데 영상의학과나 진단검사의학과 교수가 해야하는 가장 중요한 항목이 CVR이다. 예상치 않은 심각한 결과가 나오거나, 이전에 보고한 결과를 수정하는 것이 환자에게 중대한 영향을 미치는 경우는 반드시 그 환자의 책임의사(교수)에게 연락해야 한다. 특히 이전 결과를 수정하는 경우는 변경할 내용을 그냥 '덮어쓰는' 것이 아니라, 원래 결과를 그대로 두고 그 아래에 변경 내용을 '추가로' 입력해야 혼선이 생기지 않는다. 입력 오류나 위양성 결과 등으로 인해 확진자 수치가 나중에 변경되는 것은 CVR이 필요한 정도로 위중한 것은 아니다. 그러므로 정례브리핑 방송에서 변경사항을 일일이 밝힐 필요는

없지만, 최소한 보도참고자료에는 원래 수치와 업데이트된 수치를 제대로 꼼꼼하게 기록해야 한다. 그런데 아쉽게도 질병청은 업데이트를 꼼꼼하게 하지 않았기 때문에 이런 혼란이 생긴 것이다.

한편, 정례브리핑 화면과 보도참고자료 첫 페이지의 수치들은 거의 대부분 동일하지만 아래와 같은 경우도 있었다.

2020년 10월 13일자 질병청 홈페이지의 정례브리핑 화면과

> □ 질병관리청 중앙방역대책본부(본부장 : 정은경 청장)는 10월 17일 0시 기준으로, 국내발생 신규 확진자는 62명이 확인되었고, 해외유입 사례는 11명이 확인되어 총 누적 확진자수는 25,108명(해외유입 3,487명)이라고 밝혔다.
> ○ 신규 격리해제자는 78명으로 총 23,258명(92.64%)이 격리해제 되어, 현재 1,407명이 격리중이다. 위·중증 환자는 84명이며, 사망자는 2명으로 누적 사망자는 443명(치명률 1.76%)이다.

같은 날 발표한 보도참고자료(첨부파일)이다.

> □ 질병관리청 중앙방역대책본부(본부장 : 정은경)는 10월 13일 0시 기준으로, 국내발생 신규 확 진자는 69명이 확인되었고, 해외유입 사례는 33명이 확인되어 총 누적 확진자수는 24,805명 (해외유입 3,435명)이라고 밝혔다.
> ○ 신규 격리해제자는 135명으로 총 22,863명(92.17%)이 격리해제 되어, 현재 1,508명이 격리 중이다. 위·중증 환자는 91명이며, 사망자는 1명으로 누적 사망자는 434명(치명률 1.75%)이다.

같은 날의 발표 내용인데 신규 확진자, 해외유입 확진자, 누적 확진자, 신규 격리해제자, 누적 격리해제자, 격리 중인 자, 위·중증 환자, 사망자, 누적 사망자, 치명률이 모두 다르다. 왜 이런 일이 생겼을까?

이틀 후인 2020년 10월 15일의 정례브리핑 화면과 보도참고자료에 보면 "10.13 0시 기준 러시아 선원 11명은 국내 미입국자로 국내 확진자 집계에서 제외했다"는 내용이 나온다. 일치하지 않는 항목들 중 해외유입 확진자만 설명한 것이다. 그런데 그마저 뺄셈이 틀렸다. 애초에 13일

발표한 해외유입 확진자가 33명이었고 그중 미입국자인 11명을 제외했으면 해외유입 확진자는 22명이 되어야 하지만 11명이라고 엉터리로 수정했다. 다른 항목들에 대해서는 수치들은 아예 아무런 설명도 없다.

그런데 11월 30일 보도참고자료에서 그간의 신규 확진자수(국내발생 및 해외유입)를 일괄적으로 제시한 표를 올렸는데 여기에는 "10월 13일 해외유입 22명, 국내발생 69명, 합계 91명"이라고 제대로 적어 놨다. 즉, 10월 13일자 정례브리핑과 보도참고자료의 수치는 죄다 틀렸고, 업데이트를 제대로 하지 않아 아직도 틀린 상태로 남아있는 것이다.

확진자만큼은 아니지만 사망자 수치도 발표 자료에 따라 한두 명 정도 차이가 나는 경우가 있었다. 질병청이 발표하는 신규 및 누적 사망자 수치는 세 군데에서 볼 수 있다. 질병청 홈페이지의 정례브리핑 화면[그림 1] 보도참고자료의 첫 페이지[그림 2] 보도참고자료의 붙임자료 중 일일 확진자 현황[그림 3] 그리고 '사망자 및 위중증 환자 현황[그림 6]'이다.

[그림 6] 2021년 3월 1일자 보도참고자료의 사망자 및 위·중증 환자 현황

정부혁신 보다나은 정부 대한민국 대전환 한국판뉴딜

건강한 국민, 안전한 사회

4 **사망자 및 위중증 환자 현황** (3.1. 0시 기준)

< 성별·연령별 사망현황 >

구 분		신규 사망 (%)	사망누계 (%)	치명률(%)
계		2 (100)	1,605 (100)	1.78
성별	남성	0 (0.00)	800 (49.84)	1.80
	여성	2 (100)	805 (50.16)	1.76
연령	80세 이상	1 (50.00)	906 (56.45)	20.64
	70-79	0 (0.00)	440 (27.41)	6.44
	60-69	0 (0.00)	184 (11.46)	1.31
	50-59	1 (50.00)	54 (3.36)	0.32
	40-49	0 (0.00)	14 (0.87)	0.11
	30-39	0 (0.00)	6 (0.37)	0.05
	20-29	0 (0.00)	1 (0.06)	0.01
	10-19	0 (0.00)	0 (0.00)	0.00
	0-9	0 (0.00)	0 (0.00)	0.00

* 치명률(%) = 사망자수 / 확진자수 × 100

※ 역학조사 결과 변동 가능

사망자 수가 차이 나는 것은 대부분 전날 누적 사망자와 당일 신규 사망자를 더한 값이 당일 누적 사망자와 일치하지 않는 경우였다. 그런데 신기하게도 2021년 3월 1일 기준 누적 사망자 수는 1,605명으로 일치했다. 사망자는 신규 확진자의 경우와 달리 위양성이 있을 수 없으므로, 이것은 아마 사망 시각에 따른 단순한 입력 오류일 가능성이 높다.

검사자 수도 일치하지 않았다. 2021년 3월 1일자(2월 28일 검사분까지반영) 질병청 발표에 의하면 코로나19 실시간 RT-PCR 검사는 총 8,869,932건이다. 이 중 의료기관과 보건소에서 시행한 신규 의심신고 검사는 6,643,964건(74.7%)인데, 여기에는 기존 확진자의 경과 관찰 중 추적검사나 격리해제 전 검사는 포함되지 않으며 중복검사는 없다. 즉, 검사 건수는 검사자 수와 동일하다. 그리고 2020년 12월 16일부터 운영중인 수도권의 임시선별검사소에서 시행한 것이 2,225,968건(25.1%)인데 이것은 익명으로 시행하는 무료 검사이므로 상황적으로 중복검사가 있을 수 있다. 그런데 실시간 RT-PCR 검사가 시행된 2020년 1월 31일 이후 질병청 정례브리핑과 보도참고자료에 나타난 검사 건수를 실제로 모두 더해보면 전체 검사 8,883,792건, 의심 검사 6,663,803건(75.0%), 선별 검사 2,219,989건(25.0%)이다. 즉, 방역 당국이 3월 1일 발표한 수치보다 전체 검사와 의심 검사는 각각 13,860건과 19,839건이 많고, 선별검사는 5,979건이 적다. 만(萬) 단위로 틀리다니 황당하다.

그런데 확진자 수의 차이는 거의 대부분 단순한(?) 입력 오류나 착오에 의한 것이지 실시간 RT-PCR 검사의 정확도가 떨어진다는 뜻은 아니다. 앞에서 질병청 홈페이지의 정례브리핑 화면과 보도참고자료의 첫 페이지에 나오는 확진자 수를 모두 더하면 3월 1일 기준 누적 확진자가 9만 231명이지만, 가장 나중에 발표된 '최근 2주간 검사 및 확진자 현황'

에 나온 수치를 모두 더하면 90만 39명이라고 했다. 둘의 차이가 192명인데 여기에서 국내 미입국자로 확진자 집계에서 제외했다고 공식적으로 밝힌 2020년 10월 13일의 11명을 제외하면 누적 확진자의 차이는 181명으로 줄어든다. 필자는 이 수치가 대부분 실시간 RT-PCR검사의 위양성에 의한 것이라고 생각한다. 여기에는 방역 당국이 공식적으로 위양성 검사라고 밝힌 61명(2020년 11월 18~20일 부산검역소에서 검사)도 포함된다. 그러므로 총 검사자 수가 8,869,932건이고 위양성 검사가 181건(0.002%)이라면 매우 정확한 검사라고 할 수 있다(의료기관에서 미리 걸러서 보고하지 않은 위양성까지 감안한다면 실제 위양성은 이보다 약간 더 많을 것이다). 일부 유튜버들이 코로나 검사는 엉터리라고 주장하는 것을 본 적이 있는데 필자는 동의하지 않는다. 검체 채취자의 숙련도나 검체의 보관상태에 따라 위양성이나 위음성 결과가 나올 수 있다.

검사자 수의 문제는 다른 데 있다. 방역 당국이 2020년 12월 16일부터 수도권 임시선별검사소를 운영했고, 국내발생 확진자 수는 의심신고검사 확진자와 임시선별검사 확진자를 더한 수치다. 그런데 보도참고자료의 '최근 2주간 검사 및 확진자 현황'[그림 5A]과 '일일 의심신고·확진자 현황'[그림 7]에는 의심신고검사 건수와 전체 신규 확진자 수를 보여주고, 이것으로 신규 확진자 수 비율(=검사 양성률)을 계산했다. 분모가 틀렸다. 분자가 전체 신규 확진자 수라면 분모는 당연히 '의심신고검사와 임시선별검사 건수의 합'이어야 한다. 그러므로 분모에서 임시선별검사를 제외해버리면 검사 양성률이 실제보다 과장된다. 그래서 2월 28일의 검사 양성률은 1.63퍼센트가 아니라 0.8퍼센트가 되어야 하며 [그림 7]이 아니라 [그림 8]이 되어야 한다. 왼쪽 x축의 범위가 달라진 것이다. [그림 8]을 좀 더 깔끔하게 주간 평균으로 나타낸 것이 [그림 9]다. 3차 유행의 전반부

[그림 7] 일일 의심신고·확진자 추이(질병관리청 2021. 3. 1)

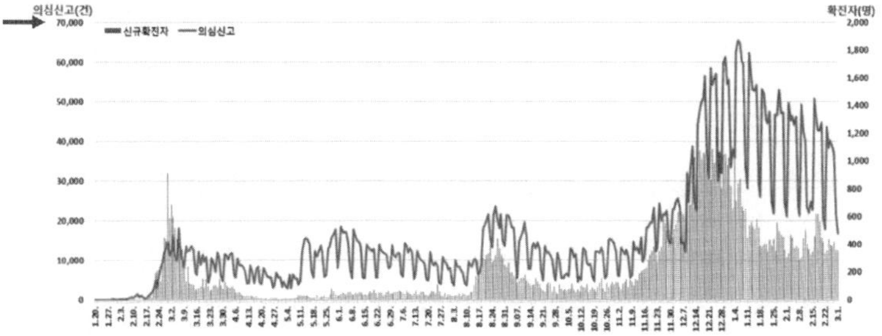

[그림 8] 일일 의심신고·확진자 추이

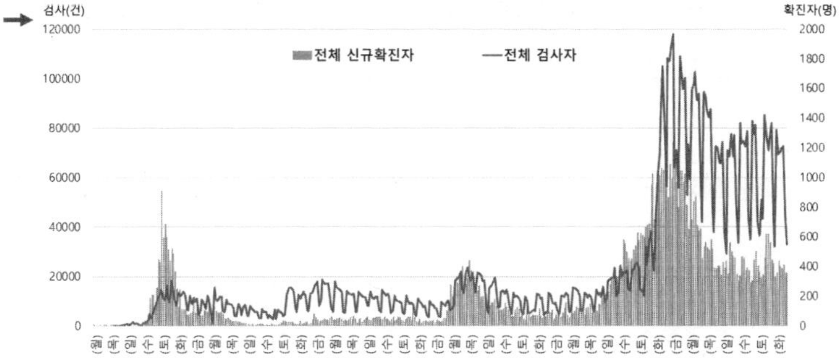

[그림 9] 주간 일일 평균 검사자 수와 확진자 수 추이

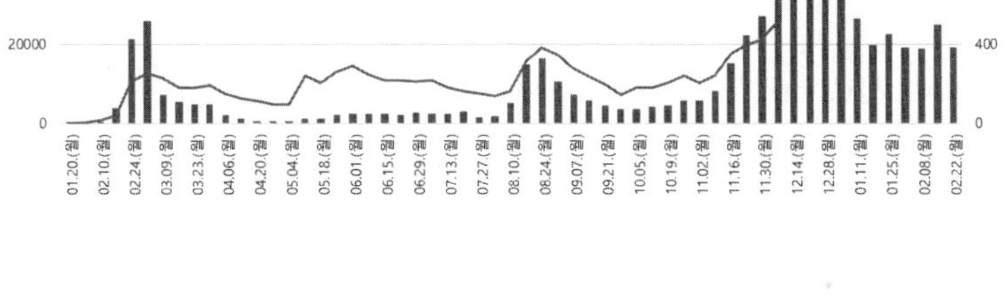

인 2020년 11월 중순부터 연말까지는 일일 평균 708명의 신규 확진자가 발생했으나(양성률 2.06%), 후반부인 2021년 1~2월에는 평균 472명이 발생했다(양성률 0.77%). 검사 건수도 감소했지만 양성률 자체도 감소했다.

다음은 역학조사에 대한 것으로 집단발생 확진자 수에 대한 문제다. 방역 당국이 '○○교회 관련 확진자 100명'이라고 발표하면 언론은 '○○교회발 확진자 100명'이라고 보도하고 국민들은 '○○교회에서 예배하다가 교인 100명이 코로나에 감염'되었다고 이해한다. 그러나 '○○교회 관련 확진자 100명'의 의미는 ○○교회 교인 100명이 확진되었다는 뜻이 아니며, OO교회에서 감염되었다는 의미는 더더욱 아니다. 비밀은 '관련'이라는 단어에 있다.

[그림 10] 대구 OOOO설명회 관련 집단감염 전파 경로(질병관리청, 2020. 9. 24)

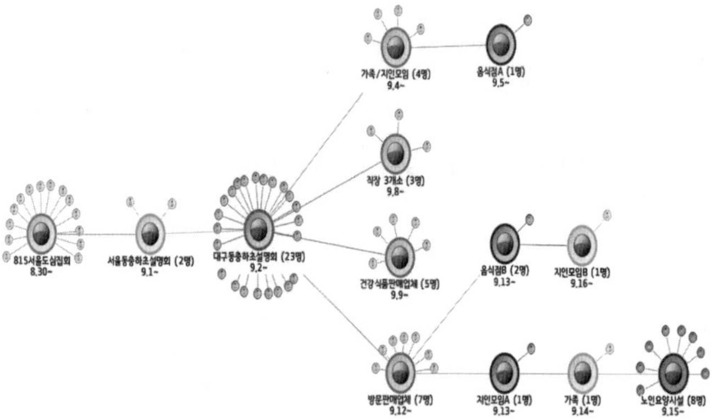

먼저, 질병청이 '○○ 관련' 집단감염이라고 발표할 때 '관련'의 범위를 어디까지로 정의하는지 알아보자. 2020년 9월 2일 보도자료에 '대

구 OOOO설명회 관련 집단발생 현황'이 나온다[그림 10]. 그런데 확신자에는 설명회 참석자만 포함되는 것이 아니다. 설명회 참석자의 가족, 지인, 직장, 판매업체 등 2차 감염뿐만 아니라 5차 감염까지 모두 '대구 OOOO설명회 관련' 집단발생 확진자에 포함되었다. 게다가 이 집단의 지표 확진자가 8·15 도심 집회에 참석했다는 이유로 '집회참석=감염'이라는 방역 당국의 공식에 의해서 '대구 OOOO설명회 관련' 집단발생 확진자 전원이 '8·15 도심 집회 관련' 집단발생 확진자에 포함되었다.

[그림 11] 수도권 중학교/헬스장 관련 집단감염 경로(질병관리청, 2020. 11. 21)

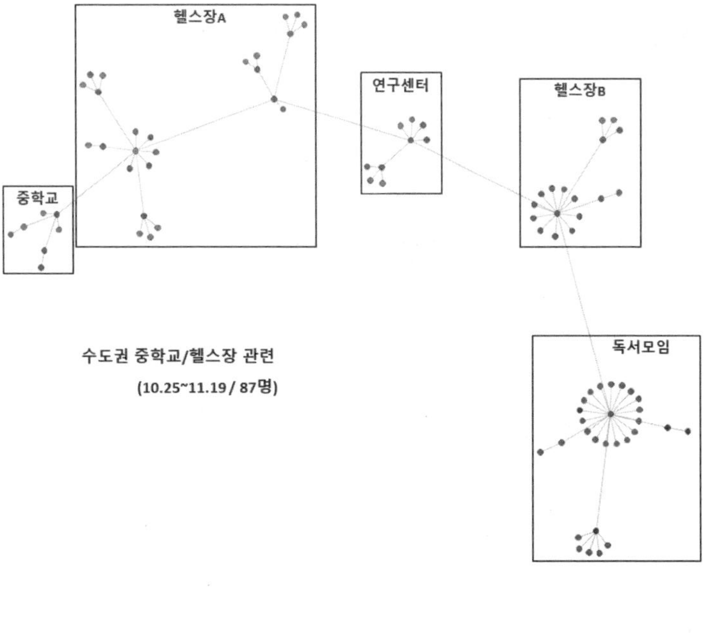

2020년 11월 21일 보도자료에도 '집단감염 연쇄 전파 사례'가 두 개 나온다. 첫 번째는 수도권 중학교·헬스장 관련 집단감염 사례로서, 10월

25일 지표환자가 확진됨에 따라 추적조사를 실시한 결과, 지표확진자의 가족이 회원인 헬스장 A에서 추가 전파 발생→헬스장 A의 회원이 근무 중인 연구센터에서 추가 전파 발생→연구센터 직원이 회원인 헬스장 B에서 추가 전파 발생→헬스장 B의 회원이 참석한 독서모임에서 추가 전파가 발생하여 11월 19일 기준으로 총 87명이 확진되었다[그림 11].

두 번째 사례는 경기 안양시 의료기관과 군포시 요양시설 관련 집단감염 건으로, 2020년 10월 18일 지표환자 확진→지표환자의 가족이 간병인으로 있었던 A병원과 지표환자의 가족이 이용한 어르신주간보호센터에서 추가 전파 발생→A병원 입원자가 전원된 B병원에서 추가 전파 발생, 어르신주간보호센터 내 확진자 가족의 직장인 C어린이집에서 추가 전파 발생→C어린이집 원생의 가족이 만난 지인의 직장인 D노인요양원에서 추가 전파가 발생하여 11월 18일 기준으로 총 166명이 확진되었다[그림 12].

[그림 12] 경기 안양군포 요양기관 관련 집단감염 경로(질병관리청, 2021.11.21)

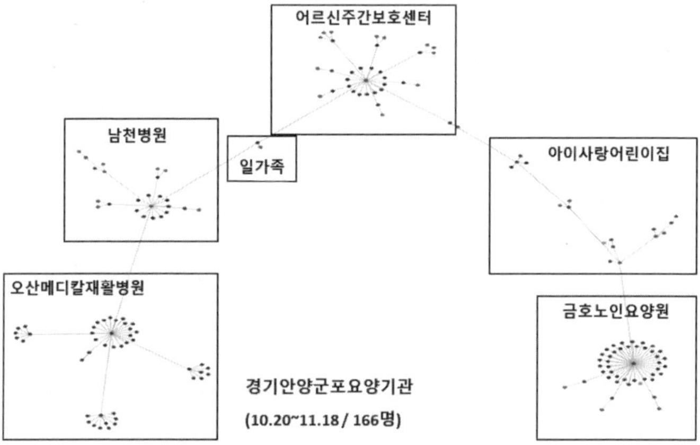

무지의 소치일 수도 있지만 상식적으로 생각할 때 이건 좀 이상하다. 2차 감염까지는 '○○ 관련' 확진자로 분류해야겠지만 그 이상 단계의 감염은 '선행 확진자 접촉'으로 분류해야 하는 것이 맞지 않을까? 지금처럼 n차 감염을 모두 집단감염으로 분류한다면 집단감염 관련 확진자 수가 부풀려지기 때문에 이런 수치를 접하는 국민들은 집단감염에 대해 과장된 공포심을 갖게 된다. 홍역이나 메르스처럼 증상이 확실하게 나타나는 감염병이라면 이런 식의 역학조사가 합리적일 수 있지만, 코로나19처럼 무증상 감염 및 전파가 흔한 경우에도 이런 식의 역학조사가 과연 적절한지 의문이다. 게다가 의도에 따라서는 마녀사냥의 불쏘시개로 쓰일 수도 있기 때문이다.

마지막으로, 질병청의 일관성 없는 태도(특히 개신교에 대한)도 문제다. 2020년 2월 23일 보도자료에 의하면 "부산 ○○교회 확진자 중 우한 교민의 아들로 알려진 환자가 포함되어 있으며, 환자들의 증상 발현일(2월 19일)로 보아 2월 16일 ○○교회 종교행사에서 노출되었을 가능성이 있다"고 되어 있다. 즉, ○○교회의 최초 확진자를 우한 교민의 아들로 거의 특정하면서, 코로나19의 잠복기가 5~12일 정도인 점을 무시하고 "○○교회의 확진자들이 2월 16일에 선행 확진자에게 감염되어 19일부터 증상이 나타났다"는 취지로 확정적으로 발표했다. 마치 교회에서 감염된 것처럼 발표한 셈이다.

잠복기를 고려하지 않은 구체적인 예시를 하나 더 보자. 2020년 8월 27일 보도자료에 의하면, 광주광역시 OOOO교회에서는 8월 24일 첫 확진자 발생 후 접촉자 조사중 30명이 추가 확진되어 발표 당시까지 누적 확진자는 총 31명이고, 역학조사 결과 지표환자가 8·15 집회에 참석

후 임상증상이 발현하였으며(8월 18일), 교회 예배 참석(8월 16일 2회, 19일 1회)을 통해 전파된 것으로 추정된다고 발표했다. 지표환자가 8월 15일에 감염되었다면 잠복기를 감안할 때 3일 후인 18일에 증상이 나타나기 어렵다. 그런데도 잠복기를 고려하지 않은 채 지표환자를 포함한 31명 전원을 '8·15일 서울 도심 집회 관련' 확진자에 포함시켰다.

[표 1] 종교행사 또는 모임을 통한 발생 사례(2020년 5월 이후)(질병관리청, 2020. 6. 1)

구분	환자 현황	전파 경로	관련 교회·기관
원어성경연구회 관련	14명 (1명 사망)	원어성경연구회 소모임 추정 (5. 8, 5. 15)	• (서울 양천구) ○○교회, (서울 노원구) ○○치유기도원, (서울 도봉구) ○○교회 • (경기 남양주시) ○○교회, (경기 의정부시) ○○교회
강남구 ○○교회 관련 (구리시 일가족)	11명	○○교회 추정 (5. 21)	• (서울 강남구) ○○교회
한국○○선교회 관련	8명	한국○○선교회 모임 추정 (5.24~25)	• (서울 강남구) ○○교회, (서울 종로구) 한국○○선교회
○○/○○ 목회자 모임 관련	9명	목회자 제주도 모임 추정 (5. 25~27 제주도)	• (경기 군포시) ○○교회, ○○교회, ○○○교회, (경기 안양시) ○○교회
○○/○○ 개척교회 모임 관련	23명	개척교회 목회자 성경공부모임 추정 (5. 25~28)	• (인천 부평구) ○○교회, ○○교회, ○○교회, (인천 미추홀구) ○○교회, ○○교회, OO교회, ○○교회, ○○교회, ○○교회, (인천 ○○구) ○○교회, (인천 중구) ○○교회 • (경기 부천시) ○○교회, (경기 시흥시) ○○교회
○○ ○○교회 관련	9명	○○ ○○교회 추정 (5월 중순)	• (경북 구미시) ○○교회

한편, 2020년 6월 1일 보도자료 '종교행사 또는 모임을 통한 발생 사례'[표 1]에서는 명확한 역학조사 결과가 아닌 '추정'을 근거로 "지역사회 전파가 확산되고 있는 수도권 지역은 감염 위험이 낮아질 때까지 성경공부, 기도회, 수련회 등 대면 모임을 하지 않고 비대면 모임으로 진행해 줄 것을 요청"하면서 교회를 압박했다.

또한, 같은 날 보도자료의 '확진자 발생 및 노출자 추적 관리중인 교회 현황'에서는 마치 교회가 코로나19 감염의 온상인 것처럼 호도했다[표 2]. 확진자가 발생했다면 그들이 어디에서 감염되었는지 확인해야 할텐데 선행 확진자에는 관심이 없고 확진자가 누구를 감염시켰는지만 강조한 것이다. 이를 근거로 교회에게만 '생활 속 거리두기 지침'을 따르도록 하면서, 부득이하게 현장 예배를 실시할 경우 참여자 간 거리 유지가 가능하도록 참여자의 규모를 줄이라고 지시했다. 그러나 밀집도가 훨씬 더 높은 이태원클럽에 대해서는 거리두기를 강조하지 않았다.

[표 2] 확진자 발생 및 노출자 추적 관리중인 교회 현황(질병관리청, 2020. 6. 1)

연번	시도	시군구	교회	상세주소	비고
1	인천	부평구	○○교회	길주남로 xx, 지하	인천 개척교회 관련
2	인천	부평구	○○교회	갈월동로 xx번길 40-12	인천 개척교회 관련
3	인천	부평구	○○교회	○○교회(자택교회)	인천 개척교회 관련
4	인천	미추홀구	○○교회	능해길 x	인천 개척교회 관련
5	인천	미추홀구	○○교회	인주대로 xxxx번길 5-38	인천 개척교회 관련
6	인천	미추홀구	○○교회	한나루로 xxx번길 46	인천 개척교회 관련
7	인천	미추홀구	○○교회	한나루로 xxx, 2층	인천 개척교회 관련
8	인천	미추홀구	○○교회	재넘이길 xx	인천 개척교회 관련
9	인천	미추홀구	○○교회	한나루로 xxx	인천 개척교회 관련
10	인천	중구	○○교회	서해대로 xxx번길 59-6	인천 개척교회 관련
11	인천	서구	○○교회	대평로 xx	인천 개척교회 관련
12	경기	부천시	○○교회	성주로 xxx	인천 개척교회 관련
13	경기	시흥시	○○교회	시청로 xx 대동상가 지하	인천 개척교회 관련
14	경기	군포시	○○교회	당산로 xx	안양, 군포 목회자모임 관련
15	경기	군포시	○○교회	곡란로 x번길 35-10	안양, 군포 목회자모임 관련
16	경기	군포시	○○교회	고산로 xxx	안양, 군포 목회자모임 관련
17	경기	안양 만안구	○○교회	소곡로 xx	안양, 군포 목회자모임 관련
18	경기	남양주시	○○교회	마석로 xx번길 13-1	원어성경연구회 관련
19	경기	의정부시	○○교회	태평로 xxx	원어성경연구회 관련
20	서울	도봉구	○○교회	마들로 xxx, 6층 월드상가	원어성경연구회 관련
21	서울	양천구	○○교회	월정로6길 9	원어성경연구회 관련
22	서울	강남구	○○교회	온라인 예배 교회	한국○○○선교회 관련
23	서울	강남구	○○교회	학동로 xxx길 26	구리 일가족 관련
24	경기	수원 영통구	○○교회	신원로 xxx	쿠팡 관련
25	경북	구미시	○○교회	원평동 xxx-3, 상가건물 3층	○○교회 관련

2020년 8월 21일 보도자료에 의하면, "서울 영등포구 ○○교회와 관련하여 접촉자 조사중 13명이 추가 확진되어 현재까지 누적 확진자는 총 20명"이라고 하면서 확진자들 간 역학적 연관성은 '조사 중'에 있다고 발표했다. 즉, 역학적 연관성이 아직 밝혀지지 않았고 조사 중임에도 불구하고 '교회 관련' 확진자로 발표한 것이다. 혹시 역학조사를 할 때, 확진자가 교인인지 여부를 가장 먼저 확인하는 것은 아닐까?

□ 세종시 환자 발생현황
○ 2. 22 세종시 첫 확진자 발생 이후 3. 28일까지 총 46명 발생
- (첫 환자) 대구 신천지 예배 참석 후 2.22. 확진
- (줌바댄스 관련) 줌바댄스 워크샵 참석한 세종시 거주 강사 확진(3. 5), 이후 3. 10까지 수강생 등을 통한 2차 전파 사례 7명 확인
- (정부청사 관련) 3. 10~3. 24까지 정부청사 직원 및 그 가족에서 34명 발생
- (해외유입) 3. 24부터 해외유입사례 3명 확인

□ 해양수산부 관련 환자 발생현황
○ 정부청사 관련 환자 중 해수부 관련 사례 3. 10~3. 24까지 총 39명 발생

□ 해양수산부 유행 관련 시사점
○ 비특이적이고 경증 증상으로 인해 첫 의심 증상이 나타난 날(3. 3)로부터 7일 지나서 첫 확진자가 확인됨
○ 그 기간 동안 사무직 업무 및 공간 특성으로 인해 2차 전파 및 확산이 있었음
○ 확진자 확인 후 전면적인 이동 통제 및 전수검사를 통해 다수의 무증상 감염자를 조기에 발견하였고, 해당 장소 및 지역사회로의 추가 전파를 억제할 수 있었음
○ 확진 당시 증상 유무를 기준으로 분류한 무증상 확진자 비율 33.3%는 이후 임상 경과 등에 대해 추가적인 분석이 진행중임
○ 해외여행 및 특정 종교활동, 국내 특별관리지역 방문, 부서 간 공통 활동을 통한 해양수산부 유입, 확산 가능성은 낮음이 확인되었음
○ 해양수산부 환자 발생 이전에 세종시 등의 지역사회 내에 확진자가 있었음을 감안할 때 지역사회에서 감염된 후 해양수산부에 유입되었을 가능성에 대해 추가조사가 필요함

그런데 이보다 앞선 2020년 4월 6일자 질병청 자료 「코로나19 세종시/해수부 관련 역학조사 중간보고」에서는 태도가 사뭇 달랐다. 해수부 관련 최초 확진자가 3월 3일 첫 의심증상이 나타났지만, '비특이적이고

경증' 증상으로 인해 7일이나 지난 3월 10일에야 확진이 되었다는 내용이다. 그렇다면 잠복기를 고려할 때 최초 확진자의 감염일(=노출일)은 2월 말 정도일 텐데 그에 대한 언급은 없고, 해수부의 최초 확진자는 '자체발생'이 아니라 '외부에서 유입'되었다고 말하고 있다.

정부 부처 관련 확진자는 순수하게 외부에서 유입되었다고 강조하면서, 교회에 다니는 확진자는 어디에서 감염되었는지 전혀 관심 없고 잠복기도 무시하고 '교회 관련' 확진자로 발표한다면 공무원 버전의 '내로남불'인 셈이다.

II

무엇하는 정부인가

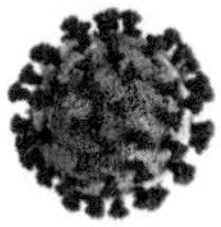

감염병 유행에서 정부의 역할

김준명

2021년 2월 현재 미국과 일부 유럽 국가에서는 코로나19 신규 감염자 수가 빠르게 줄어들고 있으며, 또한 조기에 충분한 양의 백신을 확보하여 접종이 이루어지면서 집단면역의 시기를 앞당기고 있다. 그러나 우리나라는 설날 연휴를 지나면서 지역사회 내 집단감염이 도리어 늘어났으며, 백신 확보도 늦어 아직 접종이 많이 이루어지지 못한 상황에서 우리 국민들은 그야말로 한 번도 경험해 보지 못한 기이한 의료재난을 경험하고 있다.

전염병의 효율적인 방역과 퇴치를 위해 개인위생, 진단, 격리, 환경관리 등이 실시되는데, 이러한 조치는 외부로부터 전염원이 철저히 차단된 상태에서만 효과적이라는 것이 전염병 역학의 기본이다. 다시 말해, 이미 진행된 지역사회 감염을 해결하려 노력하는 것도 물론 중요하지만, 외부로부터 전염원을 활짝 열어 놓은 상태에서는 제 아무리 노력한다 해도 헛수고임이 자명하다는 얘기다.

1년여 전 코로나19 유행 초기에 정부는 의료계를 위시한 여러 단체들의 거듭되는 권고와 80만 명에 가까운 국민들의 청와대 청원에도 불구하고 중국 전역으로부터의 입국을 막지 않았다. 만약에 정부가 유행 초기에 중국 전역으로부터의 입국 금지를 포함한 강력한 조치를 취했더라면 아마도 지금과 같은 혼란한 상황은 피할 수 있었을 것이다. 감염원 차단에 실패한 결과는 아이러니하게도 여러 나라에서 한국인의 입국을 막고, 심지어 공항에서 한국인에 대한 검역을 강화하고 격리시키는 사태로 나타났다. 심지어 중국마저 한국인의 입국을 꺼리면서 공항 검역을 강화하고, 일부에서는 한국인의 입국을 제한하자는 소리까지 나왔다. 어쩌다가 이러한 지경까지 이르렀는지, 생각할수록 어처구니없고 참담함을 금할 수 없다.

국민의 건강과 생명을 책임져야 할 정부가 전염병에 대처하면서 정치적인 고려와 판단을 앞세우고 심지어 다른 나라의 눈치를 보면서 대책을 세우는 것은 매우 어리석은 일이다. 당시에 정부는 더 늦기 전에 중국 전역으로부터 입국을 적극적으로 차단하는 조치를 취했어야 하며, 그러한 조치는 코로나19가 지금같이 계속 유행하는 것을 조기에 차단하는데 중요한 전기가 되었을 것이다.

심지어 문재인 대통령은 사태 초기인 2020년 2월 초, 중국발 제한적 입국 조치를 해명하면서 "중국의 어려움이 바로 이웃의 어려움"이라는 발언까지 했다. 이웃과 고통을 함께 나누는 것은 일반으로 바람직한 일이라 하더라도, 이웃과 전염병까지 함께 나눈다는 것은 결코 현명한 일이 아니다. 당시 필자는 감염병 전문가의 한 사람으로서 너무나도 답답한 나머지 늦었지만 정말 지금이라도 정부가 중국 전역으로부터 입국을 막아야 한다는 내용의 기고문을 일간지에 보낸 바 있다. 그런데 무슨 이유에서인지 신문사에서 게재 결정이 나지 않았는데, 아마도 정부나 중국 쪽의 눈치를 보지 않았나 추측할 따름이다.

유행 초기에 코로나19는 당초 예상과 달리 무증상 상태에서도 전염 양상을 보이기 시작했으며, 또한 생각보다 전염력이 강했는데 특히 대구 '신천지' 유행에서 보듯 밀폐된 공간에서 더욱 강한 전염력을 보여 공기 전파의 가능성까지 제기되었다. 정부에서는 지역사회 내 유행이 발생할 때마다 역학조사를 통해 2차 감염의 가능성을 줄이고자 노력했지만, 2020년 5월 이태원클럽 관련 집단감염이 발생했을 때는 접촉자들이 신분노출을 꺼려 역학조사 자체가 매우 어려웠다. 이것은 후속되는 지역사회내 유행의 하나의 잠재적인 원인이 되었을 수 있다.

코로나19는 생각보다 병원성이 아주 높지는 않고, 그에 따라 치명률도 아주 높지는 않기 때문에 숙주인 우리 인간들과 오랜 기간 공생 관계를 유지할 가능성이 많다. 따라서 그로 인해 간헐적인 유행이 계속될 수 있고, 만약 어느 지역에서 효과적인 방역이 이루어지지 못한다면 그 지역에 토착화되어 오랜 기간 유행이 지속될 수 있다. 특히 이 바이러스는 항원성이 다양하고 변이가 심하기 때문에 치료와 예방에 적지 않은 시간이 소요될 것으로 생각되며, 따라서 그 피해는 더 클 것으로 생각된다.

한편, 정부는 백신을 충분히 확보하지 못한 상황에서 난데없이 치료제의 국산 개발을 홍보하며 국민들을 안심시키려 했다. 그러나 효과적인 약제를 개발하기도 어렵지만, 개발했다 하더라도 한 명의 환자에서 질병의 예후를 개선하는 효과만 있는 것이지 백신처럼 지역사회 내 집단감염을 예방하는 효과와는 전혀 무관한 것임을 알아야 한다.

한 번도 경험해 보지 못한 감염병의 유행을 1년 넘게 경험하면서 느끼는 것은, 문재인 정부가 진정 국민이 따르고 지지하는 정부로 인정받기를 원한다면 이제라도 국민들이 진심으로 바라고 이해하는 정책을 펼침으로써 국민들로 하여금 안심하고 건강한 삶을 살아가도록 해 주어야 한다는 것이다.

코로나19 방역 총평

정기석

코로나19 국내발생 1년여를 지난 현재, 수도권을 중심으로 발생한 3차 대유행기를 지나고 있다. 그간의 방역과 거리두기에 대한 평가와 더불어 바람직한 전략을 제시하고자 한다.

우선 잘한 점들을 정리해 본다.

첫째, 신속한 검사와 치밀한 역학조사로 초기의 바이러스 전파를 최대한 억제할 수 있었다. 지표환자가 발견되고 불과 수일 만에 n차 감염이 이어지는 것을 보며 속도감 있게 방역 활동을 하는 것의 중요성을 온 국민이 깨닫게 되었다. 다른 나라와 달리 이처럼 신속한 검사가 가능하게 된 배경에는 질병관리본부(현, 질병관리청)의 사전 준비와 관련 민간기업들의 기민성이 큰 몫을 했다.

둘째, 마스크 착용의 중요성을 비교적 일찍 국민들에게 알림으로써 서구 국가들과는 조금 다른 출발을 할 수 있었다. 초기에는 우리나라도 일부 전문가들이 미국 질병통제예방센터(CDC)와 세계보건기구(WHO)의 권고사항을 맹목적으로 추종하여 마스크 사용의 중요성에 무게를 두지 않았지만, 다행히 질병관리청이 중심이 되어 적극적인 대국민 홍보에 나섬으로써 (2020년 초에 잠시 수급난을 거치긴 했으나) 다른 나라들에 비해 매우 안정적으로 마스크 착용 문화를 정착시킬 수 있었다.

셋째, 시민들이 거리두기에 적극적으로 협조했다. 이는 2015년 메르스 사태를 겪으면서 개인정보가 어느 정도 침해되더라도 공공의 건강권을 위해 개인의 희생이 필요하다는 공감대가 형성된 덕이 크다. 또한 역학조사에서 거짓말을 하거나 격리 조치를 어기면 방역에 큰 장애가 된다는 것도 보았기 때문이다. 그러나 초기에는 개인정보가 여과 없이 지나칠 정도로 대중에게 노출되기도 했다.

반면 아쉬운 점들도 적지 않았다.

첫째, 초기에 중국으로부터의 유입을 철저히 차단하지 못한 점이다. 한중 간 항공 및 항만 노선은 하루에도 수만 명이 이용하는데, 국내 첫 확진자가 발생한 2020년 1월 하순 이후에도 정부가 지나치게 소극적인 태도로 일관함으로써 대구·경북 1차 유행의 빌미를 제공했다. 우리와 달리 사태 초기부터 적극적인 대응에 나선 대만·싱가포르·태국·베트남 등은 이후 지금까지도 매우 안정적으로 방역정책을 펼치고 있다. 미국이 중국발 유입을 막느라 유럽을 소홀히 하는 바람에 바이러스 확산이 걷잡을 수 없게 된 데서 볼 수 있듯이 초기 방역정책은 팬데믹 앞에서 한 국가의 명운을 가를 정도로 매우 중요한 것이다.

둘째, 거리두기 정책이 일관된 원칙 없이 시행되었다. 1, 2, 3단계로 나눈 시작은 나쁘지 않았으나 1.5, 2.5단계 등으로 '응용'이 시작되면서 원칙이 서서히 무너졌다. 2020년 11월 초에 거리두기를 5단계로 재정비했음에도 불구하고, 11월 중순 이후 3차 대유행 시기에도 거리두기

정책은 여전히 오락가락하기를 되풀이했다. 지표상황을 보면 거리두기 단계를 격상해야 함에도 불구하고 웬일인지 중대본은 망설이기만 했다. 예를 들어, 강원도에서 신규 확진자 수가 거리두기 단계의 격상 기준을 충족했는데도 중대본은 뜬금없이 영동과 영서를 구분해야 한다며 격상을 거부했다. 영동과 영서는 단군 이래 변함 없이 지리적 차이를 보여왔는데, 그렇다면 그전에는 그런 차이를 검토조차 하지 않았다는 것인지? 수도권이 3단계(실질적 5단계) 기준을 충족했을 때도 중대본은 역시 망설이기만 하다가 결국 단계를 상향하지 않았다. 이런 것들도 장차 나올 코로나 백서에 '원칙 없는 정책'으로 기록될 것이다. 여기에서 의문이 생긴다. 가지도 않을 단계를 왜 공포했을까? 그러한 결정에 과연 질병관리청이 동의했을까? 만약 방역전문가들이 모여있는 질병관리청이 동의하지 않았다면, 누가 무엇을 근거로 이런 결정을 내린 것일까?

원칙이 무너지면 원성이 생기게 마련이다. 복싱은 되는데 킥복싱은 안 된다? 격렬한 줌바댄스가 문제가 되자 지자체 공무원들은 헬스클럽마다 전화를 걸어 줌바댄스 프로그램 유무만 확인하고 있었다. 그것 말고도 비말이 튈 수 있는 격렬한 운동이 많이 있음에도 불구하고 오로지 줌바였고, 그 외는 관심 밖이었다. 한때 공직에 몸담았던 필자로서는 공무원들의 이러한 태도-시키지 않은 일이나, 규정에 없는 일은 안 하는게 정답이라는 보신주의-를 전혀 이해하지 못 하는 바는 아니다. 하지만 이런 현상을 누구보다 잘 아는 현직 고위 관료들은 지휘를 제대로 했어야 했다. 거리두기는 지금도 여전히 짜임새가 부족하다. 비과학적이고, 즉흥적인 요소가 산재해 있다. 그러니 수 많은 자영업자들과 일반 시민들이 방역 정책을 신뢰하지 못 하고 직접 항의에 나서는 것이다. 하루빨리 제대로 된 방역 단계를 수립하고, 원칙을 지키는 모습을 보여주어야 한다.

2020년 말~2021년 초의 수도권 3차 대유행을 잠재운 1등 공신은 '5인 이상 집합 금지'였다. 이를 제안한 공무원은 승진을 시켜야 마땅하다. 하지만, 수도권 대유행이 두 달을 넘기면서 집합 금지조치 역시 두 달 넘게 계속되고 있는 것은 문제다. 세상 어느 나라도 이렇게 장기간 제한을 하는 나라는 없다. 원래는 거리두기 3단계에서 10인 이상 집합 금지인데, 3단계가 아닌데도 5인으로 기준을 더 강화하고, 1.5단계인 비수도권에까지 강제하는 것은 개인의 자유권을 지나치게 제약하는 것이다. 물론 집합 금지가 효과적이니 쉽게 포기할 수는 없을 것이다. 그렇다면 개인이 희생하는 만큼 정부도 상응하는 노력을 해야 국민의 협조를 지속시킬 수 있다. 민족 최대의 명절인 설날연휴에 직계가족조차 못 모이게 하면서 그간 정부는 국민의 고통에 상응하는 어떤 노력을 해 왔는지 묻고 싶다.

감염 경로 미상인 확진자가 20퍼센트를 넘은 지 두 달이 넘었는데도 역학조사 인력이나 예산을 보강했다는 소식은 없다. 또한 3차 대유행 중에 터져나온 집단거주시설의 감염도 그 중 상당 수는 예방이 가능했다고 본다. 226개 시군구와 산하 읍면동의 책임자와 공무원들이 관할 지역에 감염 취약 시설이 있다는 것을 몰랐다면 무능한 것이고, 알고도 예방조치를 취하지 않았다면 직무유기라고 할 수밖에 없다. 정부는 방역 및 예방조치를 철저히 할 계획을 수립하고 이를 성실하게 국민에게 보고해야 할 책무가 있다. 그런데도 이런 적극적이고 선제적인 노력은 전혀 하지 않으면서 5인 이상 집합 금지에만 안주하려는 듯한 인상이다.

셋째, 병실 확보 미비로 억울한 사망자가 다수 발생했다. 우리나라는 병원과 병실·병상수가 전 세계에서 가장 많은 나라에 속한다. 사전 대비 차원에서 충분한 병실을 확보하는 것은 의지만 있다면 그리 어려운 일이 아니다. 그러나, 1차 유행이 끝나자마자 정부가 서둘러서 지정격리병실을 해제하는 바람에 2차 유행에서 중환자 치료에 실기를 했고, 3차 대유행에서도 이미 시작된 지 한참이 지나서야 허둥지둥 병실 마련에 나는 모습을 보여주었다. 다행히 현재는 병실 수급이 안정적인데, 그렇다면 이런 안정된 상태를 왜 미리 준비하지 않았을까? 이것 역시 향후에 나올 코로나 백서에서 반드시 짚고 넘어가야 할 대목이다.

앞으로 재편될 거리두기 단계에서는 단계별 병실 수급 계획을 명기할 것을 권고한다. 언젠가 4차, 5차 유행이 닥치지 않는다고 장담할 수 없다. 지금까지의 교훈을 새겨 한층 정교하고 형평성 있는 방역정책을 구사하기를 기대한다.

우리와 대만의 방역정책 비교: 환자 발견, 봉쇄, 컨트롤 타워

이은혜

'아시아의 네 마리 용'으로 불렸던 나라들의 코로나19 사망자 수는 2021년 2월 말 현재 대만 9명, 싱가포르 29명, 홍콩 198명, 한국은 무려 1,603명이다. 일본(7,818명)과 중국(4,636명-못 믿을 수치)을 제외하고 동아시아 국가 중 한국이 사망자가 가장 많은데도 문재인 정부는 방역의 모범사례라며 자화자찬에 여념이 없다.

대만은 한국보다 코로나19 발원지인 중국 본토와 지리적으로 더 가깝고 인적 교류도 더 많으며 경제적으로도 더 밀접하다. 그러므로 대만에서 중국 다음으로 확진자와 사망자가 많이 발생했어야 자연스러운데 현실은 그렇지 않다. 한국(2020년 1월 20일)과 대만(1월 22일)은 비슷한 시기에 첫 확진자(우한 거주 중국인)가 발생했지만, 2021년 2월 28일 기준으로 한국은 인구 5,200만 명 중 확진자 89,676명, 사망자 1,603명인 데 비해서 인구 2,300만 명의 대만은 확진자 951명, 사망자 9명에 불과하다. 무엇이 이런 차이를 만들었을까?

대만은 중국발 외국인 입국 금지와 마스크 수출 금지조치를 통해 자국민 보호에 초점을 맞추었고, 한국은 경제적 교류와 외교적 상호주의를 핑계로 정치적 고려를 우선했다. 대만 정부가 구체적으로 어떤 방법으로 자국민을 보호할 수 있었는지 알아보기 위해서 미국의사협회지(The Journal of the American Medical Association, JAMA)에 실린 기고문[C. Jason Wang et al. Response to COVID-19 in Taiwan: Big Data Analytics, New Technology, and Proactive Testing. JAMA 2020 Apr 14;323(14):1341-1342]을 통해서 두 정부의 대응을 비교해 보자.

대만 정부는 자국민 보호를 위해 '환자 발견', '봉쇄', '컨트롤 타워'의 세 가지 조치를 취했다.

환자 발견

2019년 12월 31일, 당시 '우한폐렴'이라 불린 원인불명의 감염병이 WHO에 보고되자 대만 정부는 즉시 모든 우한발 항공편을 상대로 승객이 내리기 전에 열이나 폐렴 증상이 있는지 확인했다. 2020년 1월 5일에는 직전 14일간 우한을 여행했으면서 상기도감염 증상이 있는 사람들에게 사스와 메르스를 포함한 26가지 바이러스 검사를 실시했다. 대만은 한국과 마찬가지로 전 국민의료보험(전민건강보험)을 실시하는데, 1월 27일 단 하루 만에 보험공단의 데이터베이스와 이민국의 최근 14일간 출입국 기록을 통합했고, 중국에 다녀온 내·외국인을 휴대폰으로 추적하여 귀국 후 14일간 강제적인 자가격리를 시켰다. 자가격리 기간 동안 위치 추적이 가능한 휴대폰을 제공했고 이를 거부하거나 위반하는 경우에는 벌금을 부과함과 동시에, 자가격리 대상자에게 음식을 제공하고 건강상태를 확인했다. 1월 30일에는 위험지역을 중국 전역과 홍콩·마카오까지로 확대했다. 2월 18일에는 모든 병원·의원·약국에 환자의 여행 이력을 조회할 수 있는 시스템을 제공했다[표 1 참조].

[표 1] 코로나 사태 초기 대만과 한국의 방역조치 비교

날짜	대만	한국
'19. 12. 31.	우한발 항공편 승객 증상여부 확인	
'20. 01. 05.	직전 14일간 우한여행 유증상자 바이러스 검사	
01. 20.	중앙역학지휘센터(총괄) 가동 마스크와 음압병상 확보 완료	첫 확진자(우한발 중국인) 발생 중앙방역대책본부 가동('주의' 단계) 의료기관 우한 여행력 확인(DUR)
01. 22.	첫 확진자(우한발 중국인) 발생	
01. 23.		중국발 입국금지 청와대 국민청원 시작
01. 25.	중국인 입국 제한 강화	
01. 26.		대협 중국발 입국금지 건의(1차)
01. 27.	보험공단 DB와 이민국 출입국기록 통합 최근 14일간 중국발 내·외국인 강제 자가격리	중앙사고수습본부 가동(경계' 단계)
01. 28.		후베이성 14일 이내에 방문한 유증상자 검사 및 격리 조치
01. 30.	마스크 수출금지 조치	의료기관·약국에 해외 여행력 정보제공 시스템(DUR, ITS)
02. 04.		후베이성발 입국 차단
02. 07.	중국 전역에 대한 외국인 입국 금지	중국 전역 입국자 발열여부 및 거주지 확인 주요 의료기관 RT-PCR검사 시작
02. 08.		중국 전역 14일 이내에 방문한 유증상자 검사 및 격리 조치
02. 18.	의료기관·약국에 환자 여행력 조회 시스템 제공	
02. 23.		중앙재난안전대책본부('심각' 단계)
02. 26.		마스크 수출 제한 조치

또한 대만은 코로나 환자를 적극적으로 찾기 위하여 호흡기 증상을 가진 환자들이 독감 바이러스 검사에서 음성 반응을 보이면 코로나19검사를 추가로 시행했다. 1922라는 수신자부담전화를 개설하여 본인이나 주변의 의심 환자를 신고하도록 했고, 전화가 폭주하자 대도시마다 별도의 핫라인을 추가로 개설했다.

반면에 우리는 첫 확진자가 발생한 2020년 1월 20일, 중국 후베이성

우한시를 방문한 후 14일 이내에 발열 또는 호흡기증상이 나타난 사람을 조사대상 유증상자(patient under investigation)로 정의하고 검사를 시행했다(사례정의 제3판)[표 2]. 그런데 해외여행력이나 확진자와 접촉력이 없어도 의사의 소견만으로 검사를 할 수 있게 된 것은 첫 확진자가 발생한 지 무려 한 달 후인 2월 20일부터였다(사례정의 제6판). 이것은 우리와 대만의 중요한 차이점 중 하나다. 대만은 코로나 환자를 찾기 위해서 모든 가능성을 열어두고 검사를 적극적으로 시행한 반면에, 우리는 검사 대상을 아주 엄격하게 제한했다. 그 결과, 폭풍 전야의 고요를 지나 31번 확진자가 갑자기 나타났고, 접촉자를 2주간 격리한다는 방역지침 때문에 대구 지역의 응급실이 마비되었다.

[표 2] 사례정의에 따른 코로나19 의사환자와 검사대상자(질병관리청)

날짜 및 사례정의	격리 대상 의사환자 (Suspected Case)	조사 대상 유증상자 (Patient Under Investigation)
2020. 1. 08. (제1판)	• 우한시 화난(華南) 해산물시장 방문 후 14일 이내에 폐렴 또는 폐렴의심증상(발열을 동반한 호흡곤란 등)	• 우한시 화난(華南) 해산물시장 방문 후 14일 이내에 발열과 호흡기증상(기침 등) • 우한시 방문 후 14일 이내에 폐렴 또는 폐렴의심증상
2020. 1. 16. (제2판)		• 우한시 방문 후 14일 이내에 발열 또는 호흡기증상((기침, 인후통 등)
2020. 1. 20. (제3판)	• 우한시 방문 후 14일 이내에 폐렴 또는 폐렴의심증상 • 확진환자와 밀접접촉한 후 14일 이내에 발열 또는 호흡기증상	• 우한시 방문 후 14일 이내에 발열 또는 호흡기증상
2020. 1. 26. (제4판)	• 후베이성 방문 후 14일 이내에 발열 또는 호흡기증상 • 확진환자와 밀접접촉 후 14일 이내에 발열 또는 호흡기 증상	• 중국 방문 후 14일 이내에 영상의학적으로 확인된 폐렴
2020. 2. 08. (제5판)	• 중국 방문 후 14일 이내에 발열 또는 호흡기증상 • 확진환자와 밀접접촉한 후 14일 이내에 발열 또는 호흡기증상 • 의사소견(코로나19 유행국 여행 후 14일 이내에 발열 또는 호흡기증상 또는 원인불명 폐렴 등)	
2020. 2. 20. (제6판)	• 중국(홍콘, 마카오 포함) 방문 후 14일 이내에 발열(37.5도 이상) 또는 호흡기증상 • 확진환자의 증상발생 기간 중 접촉한 후 14일 이내에 발열 또는 호흡기증상 • 의사소견에 따라 입원이 필요한 원인불명 폐렴	• 코로나19 발생국 방문 후 14일 이내에 발열 또는 호흡기증상 • 의사소견에 따라 코로나19 의심되는 자

다만, 1월 30일부터 의료기관과 약국에서 해외여행 이력정보 시스템(ITS), 의약품 안전사용 서비스(DUR)를 이용하여 환자의 해외 여행 이력을 확인할 수 있었는데 이것만은 대만보다 빨랐다. 그러나 환자의 여행력 확인은 주로 원내 진입을 막고 선별진료소로 이동시키는 목적으로 사용했을 뿐, 대만과 달리 적극적인 환자 발견이나 자가격리에 활용하지는 않았다. 중국전역에서 입국하는 내·외국인을 대상으로 특별입국절차의 하나로 14일간 자가격리를 시행했지만 자가격리는 대상자들의 자발적인 협조에만 의지했으며, 자가격리 기간에 지침을 어기고 외부 활동을 하다가 다른 사람을 감염시키는 사례가 여러 차례 발생했다.

또한 사태 초기에 우리는 대만과 달리, 호흡기증상이 있어도(심지어 원인불명의 폐렴환자도) 코로나검사를 시행하지 않았다. 원인불명 폐렴환자에게 코로나검사를 한 것은 2020년 2월 20일 이후부터였다(사례정의 제6판)[표 2]. 이렇게 된 첫 번째 이유는 질병관리본부(현 질병관리청)가 코로나19 사례정의를 『메르스 백서』를 기준으로 작성했기 때문이다. 그래서 우한이나 중국 여행력이 있거나 확진자의 밀접접촉자들만 검사대상에 포함되었고 사례정의에 맞지 않는 사람들은 아예 검사를 받을 수 없었다. 시간이 조금 지나서는 검사를 받을 수는 있었지만 일인당 16만 원 정도의 검사비가 전액 본인 부담이었기 때문에 검사의 문턱이 상당히 높았다. 둘째 이유는 폐렴으로 입원한 환자들을 전수조사했다가 혹시 확진자가 나오면 적게는 해당 병동 전체, 크게는 병원 전체를 폐쇄해야 한다는 의료기관의 부담감 때문이었다. 그런 점에서 대구 지역의 신천지 신도들을 전수조사한 것은 상당히 이례적이었다. (그러나 꼭 필요한 조치였고, 그 후에도 증상 여부에 상관없이 모든 접촉자를 전수검사했어야 했는데 그렇게 하지 않았다) 코로나 전용 수신자부담 대표전화(1339)를 개설한 것은 대만과 비슷하다.

봉쇄

2020년 2월 7일 대만 정부는 중국 전역에 대한 외국인 입국을 금지했다[표 1]. 그 이전에 이미 1월 25일부터 중국 방문객의 입국 제한을 강화했으며 자국민에게는 중국 본토 여행을 자제시켰고, 1월 말까지 모든 중국인 관광객을 본토로 돌려보냈다.

반면에 문재인 정부는 같은 2월 7일 중국 전역에 대한 특별입국절차를 시행했는데[표 1] 이것은 공항과 항만에 전용 입국장을 개설하여 중국에서 입국하는 모든 내·외국인의 발열 여부를 확인하고 국내 거주지와 연락처를 확인한 후 입국을 허용하되 14일간 자가격리를 하는 것이었다. 그러나 해열제를 복용한 경증환자들과, 국내 거주지를 속이거나 입국 후 연락이 두절된 무증상 입국자들이 방역 체계에서 벗어난 상태로 방치되면서 지역사회 감염의 원인이 되었다. 대한의사협회가 1월 26일부터 일곱 차례나 중국 전역으로부터의 입국 금지를 정부에 촉구했고, 중국발 입국 금지에 대한 청와대 국민청원이 1월 23일 시작되어 사흘 만에 20만 명을 넘고 최종적으로 76만 명을 넘었음에도 불구하고, 문재인 정부는 지역사회 감염이 이미 시작되어 입국 금지의 실효성이 크지 않다는 이유로 이를 무시하였다.

대만 정부는 마스크 수출도 초기부터 봉쇄했다[표 1]. 1월 30일 전면 수출 금지조치를 시행함과 동시에, 안정적인 마스크 공급을 위해 자국내에서 생산된 전량을 구매하여 국민(1인당 1일 3매 이하)과 의료기관에 저렴하게 배포했다. 반면, 문재인 정부는 마스크와 방호복의 대중국 수출과 중국인 여행객에 의한 해외 반출을 두 달 동안이나 방치하다가 2월 26일에야 수출 제한 조치를 취했다(금지가 아니라). 게다가 문재인 정부는 마스크 공급을 틀어쥐고 우체국도 동사무소도 아닌 특정 민간 업체에게 유통을 일임하였다. 해당 업체는 평소보다 비싼 값으로 마스크를 약국에 넘겼으며, 공장에서 박스 단위로 납품한 마스크를 2개씩 소분하는 일을 전국의 모든 약사들과 일부 군인들에게 떠넘긴 채 폭리를 취했다. 그 결과 마스크 대란이 발생하여 5부제로 배급하는 마스크를 사기 위해 전 국민이 몇 시간씩 줄을 서고, 의료진조차 마스크를 재사용하는 실정이 되었다. 특히 대구·경북 지역에서는 방호복이 부족하여 정부가 자원봉사 의료진에게 방호복 없이 검체를 채취하라고 강요하는 사태가 벌어졌고, (접촉으로 인한 감염 위험을 줄이려는 목적과 함께) 방호복을 아끼기 위해 드라이브스루 같은 아이디어가 나오게 되었다.

컨트롤 타워

대만은 2003년 사스 유행 이후 국가보건지휘센터(國家衛生指揮中心, National Health Command Center)를 조직하였다. 센터는 중앙역학지휘센터, 생물학적병원체재앙 지휘센터, 생물학테러대응 지휘센터, 중앙응급의료 지휘센터 등을 총괄하고 대유행병이 창궐할 때 중앙정부와 지자체를 직접 진두지휘하는 '권한'이 있다. 1월 20일 대만 질병관리본부는 우한 폐렴 대응을 위해 국가보건지휘센터 산하에 중앙유행병 지휘센터를 가동하고 위생복리부(우리의 보건복지부)를 사령부로 지정하였다. 중앙역학지휘센터는 보건 분야의 위기와 관련된 정부 여러 부서의 업무를 총괄 조정하여 교통부·기획재정부·노동부·교육부·환경부 등이 함께 대응하였다. 중앙역학지휘센터는 자원 분배에서도 주도적인 역할을 했는데 대표적인 것이 정부 기금을 이용한 마스크 가격 조절과 군인을 동원한 마스크 생산 증대였다. 그 결과, 확진자가 발생하기도 전인 1월 20일까지 대만 질병관리본부는 4,400만 개의 수술용 마스크, 190만 개의 N95 마스크, 1,100개의 음압병상을 확보할 수 있었으며, 이처럼 준비된 상태에서 1월 22일에 첫 번째 확진자가 발생하였다.

반면, 한국은 2015년 메르스 사태 이후 질병관리본부장을 차관급으로 승진시키고 국가 지정 음압병실을 31개에서 793개로 증설한 것 외에 별다른 경계 태세를 취하지 않았다. 코로나 사태를 맞이하여 문재인 정부는 확실한 컨트롤 타워도 없이 중요한 결정을 번복하기 일쑤였고, 마스크 등 전 국민의 현실적인 문제에 제대로 대처하지 못하였다. 예를 들어 2월 2일 중앙사고수습본부 회의에서 중국발 입국 차단을 결정했으나 정부가 곧바로 번복하여 후베이성발 입국만 차단(2월 4일부터 시행)했다. 그런데 중국이 이미 1월 23일부터 우한을 봉쇄한 상태였기 때문에 열흘이나 지나서 후베이성발 입국을 차단한 것은 방역 호소자가 눈 가리고 아웅하는 격이었다. 대구·경북 사태의 시발점인 31번 확진자의 추정 감염 시기가 2월 초이므로 (역사에 '만약'은 없지만) 만약 중수본의 결정대로 중국발 입국을 차단했더라면 이후 사태는 상당히 달려졌을 것이다. 중수본의 수장이 보건복지부장관인데 장관이 결정한 사항을 번복할 수 있는 사람은 누구일까? 최소한 국무총리이거나 아니면 대통령일 것이다. 그런 점에서 2월 2일의 중수본의 결정을 번복한 자가 누구인지 반드시 밝혀져야 한다. 그리고 비상 상황임에도 불구하고 평소처럼 식약처와 기재부가 마스크 문제를 관장하도록 방치했다. 또한 대구·경북 지역에서 1차 유행이 발생했을 때 음압격리병실이 절대적으로 부족해서 대구동산병원이 (중)환자들을 끌어안고 사투를 벌였는데 그것은 컨트롤 타워로서 방역 당국이 조치한 것이 아니라 해당 병원이 자발적으로 결정한 일이었다. 게다가 초기에는 방역 당국이 인력과 물자도 제대로 지원하지 못해서 전국에서 모여든 자원봉사자들과 응원물품으로 겨우 충당했다. 당시 질병관리본부는 할 일을 못 하고 할 말을 못 하며 전전긍긍했는데, 이유는 보건복지부 산하기관이어서 센터장 등 주요 인사 권한이 없고 재정도 독립되어 있지 않기 때문이었다. 그 와중에 우한폐렴이 WHO에 정식으로 보고된 후 질병관리본부가 자체적으로 진단검사 방법을 확정하고 이를 민간 업체와 공유함으로써 민간 업체들이 코로나19바이러스 유전자 검사키트를 신속하게 대량생산할 수 있는 기반을 마련한 점은 높이 평가할 만하다.

결론적으로, 대만 정부는 2003년 사스의 경험을 바탕으로 전문가 그룹을 컨트롤 타워로 지정하여 응급 체계를 마련하고 재빠르게 대처함으로써 코로나19에 적절하게 대응한 모범 사례다. 일찌감치 시행한 중국발 외국인 입국 금지가 핵심 정책이었다. 반면에, 우리 방역 당국은 2015년 메르스의 경험에 집착했고 문재인 정부는 확실한 컨트롤 타워 없이 전문가 의견마저 무시한 채, 마스크와 방호복 등 코로나19 전쟁의 핵심 전략 물품을 해외로 유출시키는 등 실정을 거듭했다. 그런데도 불구하고 (특히 코로나 사태 초기에) 한국이 미국이나 유럽 국가들보다 코로나 사망자가 적었던 이유는 전적으로 의료진의 헌신 덕분인데, 문재인 정부는 감사는커녕 의료기관에 손해배상이니 형사처벌 운운하는 패악을 저질렀고, 의료진의 공을 가로채어 K방역이라며 국민을 현혹했고, 심지어 의사들이 반대하는 법안을 강행하려 시도했으며 그 와중에 의사와 간호사들을 이간질했다.

기본권 짓밟는 정치방역

이은혜

문재인 정권은 코로나19를 통해서 원하는 것을 모두 이루었다.

첫째, 선거 부정을 통한 180석 거대 야당의 확보다. 이를 위하여 해외유입 감염병에 대한 방역의 첫 단계가 해외유입 차단임에도 불구하고 한쪽으로는 중국발 입국을 계속 허용하면서 다른 한쪽으로는 의료진과 방역 담당자들의 고혈로 이루어진 'K방역'을 대대적으로 홍보하며 국민들을 '국뽕'으로 마취시켰다. 선거 직전에 재난지원금을 살포하여 표를 매수했으며, 감염의 위험을 과장하여 전례 없는 대규모의 사전투표를 유도함으로써 개표 조작의 토대를 확보했다.

둘째, 최저임금제로 고사 직전인 소상공인과 자영업자들에게 사회적 거리두기라는 최후의 일격을 가했고, 이를 통해 건전한 중산층을 재난지원금에 목매는 국가의 노예로 전락시켰으며, 빈부격차와 사회 양극화를 심화시켰다.

셋째, 방역을 구실로 국민의 기본권인 집회와 결사의 자유를 박탈하여 애국 국민들의 입을 막았고, 종교의 자유를 박탈하고 특히 개신교를 탄압함으로써 현 정권에 대한 저항 세력의 근간을 파괴하였다.

종교 관련 집단발생 4.2퍼센트 불과

중앙방역대책본부에 의하면 2020년 1월 20일부터 12월 30일까지 코로나19 확진자의 주요 감염 경로는 집단발생(29.0%), 기존 확진자 접촉(26.1%), 지역 산발 감염(17.8%), 요양시설과 의료기관(9.1%), 해외유입(9.0%)의 순서였고, 집단발생의 감염 경로는 신천지 대구교회 관련(18.6%), 그 외 종교 관련(14.5%), 요양병원·시설 관련(12.0%), 직장(11.5%), 가족·지인 모임(10.1%)의 순서였다. 한편, 사망자의 주요 감염 경로는 요양시설과 의료기관(46.5%), 지역 산발 감염(25.1%), 집단발생(15.1%), 기존 확진자 접촉(9.3%), 신천지 관련(3.1%) 순이었다.

확진자 감소를 위해서 사회적 거리두기와 방역수칙이 필요하고, 사망자 감소를 위해서 격리병상과 중환자병상이 필요하다. 문제는, 사회적 거리두기와 방역수칙에 일관성이 없다는 것과, 전 세계에서 두 번째로 병상이 많은 국가임에도 불구하고 격리 및 중환자병상을 확보하지 못했다는 것이다. 문재인 정권의 이러한 무능을 가리기 위해 주류 언론들은 연일, 교회가 마치 코로나19의 진원지인 것처럼 떠들고 있다. 일부 교회가 방역수칙을 제대로 지키지 않은 탓도 있지만, 방역 당국과 언론은 다른 집단에 비해서 유독 교회에 대해서만 예의주시하고 있다. 확진자가 교인이라는 것이 밝혀지면 지하철 등 대중교통, 음식점, 대중이용시설 등 다른 경로를 모두 배제하고 '교회 관련' 확진자로 발표하는 것이 아닌가 싶을 정도다.

게다가 코로나19 바이러스는 인공지능을 장착하고 있는지 교회와 광화문 애국 집회에만 출몰하고 지하철, 백화점과 마트, 공연장과 놀이공원등에는 없다. 또한, 신데렐라 바이러스인지 뱀파이어 바이러스인지 밤

10시 이후에 본격적으로 활동한다.

그러나, 확진자의 감염 경로 중 집단발생이 29.0퍼센트이고 그중 (신천지는 제외하고) 종교 관련이 14.5퍼센트이므로, 전체 확진자 중 종교 관련 집단발생은 약 4.2퍼센트에 불과하다. 종교 관련이 모두 개신교인 것도 아니고 성당과 사찰도 일부 포함되어 있다. 설령 종교 관련이 모두 개신교라 하더라도 문재인 정부와 언론은 4.2퍼센트를 가지고 침소봉대를 일삼고 있다. 종교 관련 집단발생의 두 배가 넘는 해외유입(9.0%)에 대해서는 꿀 먹은 벙어리이면서-게다가, 그 중 거의 절반은 우리 국민이 아니라 외국인인데- 방역을 핑계로 종교의 자유와 집회·결사의 자유를 박탈했다.

종교의 자유 vs 공공복리

헌법은 제20조 1항에서 종교의 자유를 천명하고 있지만, 제37조 2항에서 국민의 자유와 권리를 "공공복리를 위하여 필요한 경우에 한하여 법률로써" 제한할 수 있다고 규정하고 있다. 그런데 코로나19는 헌법에 명시된 기본권을 제한해야 할 만큼 치명적이지 않다. 코로나19의 치명률은 2021년 3월 1일 기준으로 1.78퍼센트인데, 치명률이 이보다 훨씬 더 높았던 메르스(20.4%) 때도 종교의 자유를 제한하지는 않았다. 이탈리아(3.35), 영국(2.94), 독일(2.87), 캐나다(2.54), 프랑스(2.34) 등은 우리보다 치명률이 더 높지만 우리처럼 거의 1년 동안 현장 예배나 미사를 막지는 않았다. 이미 50만 명 이상의 사망자가 발생한 미국도 2020년 11월 대법원이 콜로라도주와 뉴욕주 당국이 내린 예배 제한 조치가 위법이며, 수정헌법 제1조에 명시된 종교의 자유는 팬데믹 상황에서도 누려야 할 기본권이므로 이를 최우선으로 고려하여 방역 대책을 세워야 한다고 판결했다. 국내에서도 2021년 1월 12일 부산 세계로교회가 폐쇄명령중지 가처분신청과 헌법소원을 낸 상태다.

그런데 헌법 제37조 2항은 공공복리를 위하여 국민의 자유와 권리를 제한할 수 있다고 하면서 동시에, "제한하는 경우에도 자유와 권리의 본질적인 내용을 침해할 수 없다"고 명시하고 있다. 개신교인들의 예배는 단지 찬송·기도·설교·헌금 등을 모아 놓은 단지 '종교의식'이 아니라 '그 자체로서' 고유한 의미와 본질을 가진 것이다. 특히 여럿이 모여서 드리는 공(公)예배는 고대 교회로부터 이어온 교회의 전통이자 개신교 신앙생활의 핵심인 '종교의 자유'의 본질 중 하나다. 따라서 방역을 이유로 예배를 제한하는 것은 자유와 권리의 본질을 침해한 것이므로 헌법에 위배된다. 상위법인 헌법에서, 불가피한 경우에도 '법률로써'만 제한할 수 있도록 명시되어 있는 종교의 자유를, 하위법인 감염병의 예방 및 관리에 관한 법률로써 억압하는 것은 법체계를 무시한 것이며, 또한 법률보다도 더욱 하위 규정인 시행령이나 시행규칙으로 억압하는 것은 헌법이 보장하는 기본권을 심각하게 침해하는 것이다.

과잉금지 원칙과 평등의 원칙

공공복리를 위하여 국민의 자유와 권리를 제한할 수 있는 근거는 "국가는 재해를 예방하고 그 위험으로부터 국민을 보호하기 위하여 노력하여야 한다"(제34조 6항)는 헌법 규정이다. 그러나 감염병 예방이라는 공공복리를 위하여 국민의 자유와 권리를 제한하는 경우에도 '과잉금지 원칙'과 '평등의 원칙'을 따라야 하는데, 문재인 정권은 이 원칙도 지키지 않고 있다.

2021년 3월 1일 현재는 사회적 거리두기(수도권 2단계, 비수도권 1.5단계)에 따라 종교활동 기준이 수도권은 좌석 수의 20퍼센트, 비수도권은 30퍼센트로 차이가 있지만, 2021년 1월 초만 하더라도 거리두기는 수도권 2.5단계, 비수도권 2단계인데 비해서 교회는 수도권, 비수도권에 상관없이 현장 예배가 전면 금지되었다. 그 당시 영화관과 공연장은 방역수칙을 지키고 좌석을 한 칸 또는 두 칸 띄우면 영업이 가능했지만, 전국의 모든 교회는 방역수칙을 철저하게 지켜도 5~6인이 앉는 장의자의 양쪽 끝에 한 명씩 앉거나 또는 한 줄에 한 명씩 앉더라도 현장 예배는 금지였다. 이는 과잉금지의 원칙과 평등의 원칙에 모두 위배된다.

목사는 마스크를 쓰거나 가림막을 설치하고 또는 둘 다 적용한 상태에서 설교를 해야 하는데, TV 출연자들은 마스크도 없이 다닥다닥 붙어 앉아서 자유롭게 이야기하고 있다. 교회는 성가대 찬양이 금지되고 솔리스트도 마스크를 작용하고 찬양을 하라면서, TV 트로트 경연 프로그램에서는 마스크 없이 열창한다. 평등의 원칙은 어디로 갔는가?

2021년 초 수도권의 거리두기 2.5단계에서 다중이용시설 중 국공립시설은 30퍼센트 이내에서 인원을 받을 수 있었고, KTX와 고속버스 등은 50퍼센트 이내에서 운영이 가능했으며(항공기는 제한 없음), 학교는 밀집도 3분의 1 내에서 오프라인 수업이 가능했고, 직장도 3분의 2가 정상적으로 출근할 수 있었지만 교회는 수도권뿐만 아니라 비수도권도 규모에 상관없이 '방송 제작 인원 20명 이내'로 제한당했다. 이것도 평등의 원칙에 위배된다. 게다가 앞에 언급한 모든 시설이나 장소는 운용 주기가 훨씬 더 짧고(거의 매일) 이용 시간이 훨씬 더 긴데도 허용한 반면, 주일예배는 일주일에 한 번, 한 시간 남짓인데도 금지했다.

2021년 2월 중순 이후 수도권은 거리두기 2단계를 적용하고 있는데 같은 2단계인데도 2월에는 좌석 수의 10퍼센트를 허용하다가 3월부터는 20퍼센트를 허용하고 있다. 고무줄놀이가 따로 없다. 10~20퍼센트 된다면 20~30퍼센트는 왜 안 되는가? 30~40퍼센트, 40~50퍼센트는 어떤가? 비율을 정하는 과학적 근거는 무엇이며, 무슨 기준으로, 누가 정한 것인지 국민들에게 명확하게 밝혀야 한다.

방역 차별 금지

모든 국민은 법 앞에 평등하며 누구든지 성별·종교 또는 사회적 신분에 의하여 사회적·문화적 생활의 모든 영역에 있어서 차별을 받지 아니한다(헌법 제11조 1항). 그러므로 종교활동에 대한 제한은 여러 종교 중에서 주일예배를 가장 중요시하는 개신교에 대한 노골적인 탄압이자 차별이다.

영업장, 회사, 관공서, 의료기관 등에서 확진자가 발생해도 정해진 방법으로 소독 및 방역작업을 하고, 밀접접촉자에 대한 코로나19 검사에서 추가 확진자가 없으면 영업을 재개할 수 있다. 그런데 교회는 확진자가 발생하지도 않았는데 무조건 현장 예배를 금지했으며, 이를 어기면 무기한으로 교회를 폐쇄하도록 법률을 개정했다. 이것은 평등의 원칙과 차별금지 조항을 심각하게 위반한 것이다.

2021년 1월 1일 개정된 「감염병의 예방 및 관리에 관한 법률」에 의하면 질병관리청장과 지자체장은 "감염병 전파의 위험성이 있는 장소 또는 시설의 관리자·운영자 및 이용자 등에 대하여 출입자 명단 작성, 마스크 착용 등 방역 지침의 준수를 명하는"(제49조 1항 2호의 2) 조치를 할 수 있고, 같은 조 3항에 의하면 지자체장은 이러한 "조치를 따르지 아니한

관리자·운영자에게 해당 장소나 시설의 폐쇄를 명하거나 3개월 이내의 기간을 정하여 운영의 중단을 명할" 수 있고, "운영중단명령을 받은 자가 그 기간 중에 운영을 계속한 경우에는 해당 장소나 시설의 폐쇄를 명하여야 한다"(동 제3항). 그런데 거의 모든 교회는 출입자 명단 작성과 마스크 착용뿐만 아니라 체온 측정, 손 위생, 2미터 거리두기 등 방역 수칙을 철저하게 준수하고 있음에도 불구하고 무조건 비대면 예배를 강요하고, 이를 어긴다고 교회를 폐쇄하고 있다.

종교활동에 대한 문재인 정부의 차별적 방역 조치는 국민의 건강을 보호하기 위한 목적의 정당성을 인정받을 수 없고, 방법의 적정성도 인정받을 수 없으며, 법익의 균형성도 인정되지 않고, 현장 예배 제한이 개신교의 멸절로 직결된다는 점에서 피해의 최소성도 인정되지 않으므로 과잉금지 원칙에 위반된다. 또한 합리적인 근거 없이 차별한다는 점에서 평등의 원칙에도 어긋난다.

대한민국은 법치국가다. 법치란 법의 지배(rule of law)다. 즉, 대통령도 국민도 법의 지배를 받는다. 그런데 문재인 정권은 법치의 개념을 오용하여 '법에 의한' 통치(rule by law) 내지는 '법을 통한' 지배(rule through law)를 꾀하고 있으며, 이를 위하여 180석의 거대 여당은 국민의 기본권을 무시하는 법률을 마구잡이로 발의하고 있다. 방역을 이유로 종교활동 특히, 개신교의 현장 예배를 제한하고 금지하는 것은 헌법에 명시된 차별 금지와 평등의 원칙에 위배된다. 현장 예배를 금지하고, 이를 어긴다고 교회를 폐쇄하는 것은 지킬 수 없는 법을 만들어 놓고 범죄자를 양산하는 것이므로 올바른 법치라 할 수 없으며, 제대로 된 방역정책도 아니다. 교회 탄압이 목적이라고 밖에 볼 수 없다.

권리와 의무는 동전의 양면

예수님은 "가이사(카이사르, 시저)의 것은 가이사에게, 하나님의 것은 하나님께 바치라"(마가복음 12:17)고 말씀하셨다. 예를 들어, 암으로 진단받았는데 현대의학의 치료를 거부하고 단지 기도의 힘으로 낫겠다며 기도원에 들어가는 것은 올바른 신앙이 아니다. 비슷한 예로, 하나님께 예배드리고 기도하고 찬양하니까 마스크를 안 써도 코로나에 걸리지 않도록 보호해 주실 거라는 생각은 올바른 믿음이 아니라 망상이다. 이것은 조선말 동학 농민들이 부적을 몸에 지니고 있으면 총알이 휘어가서 죽지 않을 것이라고 믿은 수준과 다를 바 없다. 방역은 가이사의 것이고, 예배는 하나님의 것이다. 가이사의 것만 내고 하나님의 것을 드리지 않거나, 하나님의 것만 드리고 가이사의 것을 내지 않는 것은 둘 다 잘못된 것이다.

종교의 자유를 누리는 것과 방역 수칙을 지키는 것은 동전의 양면이다. 방역을 이유로 종교활동 특히, 개신교의 현장 예배를 무조건 금지하는 것도 잘못이지만, 마스크 착용이나 음식물 섭취 금지 등의 방역수칙을 지키지 않는 것도 분명히 잘못된 것이다.

문재인 정권은 방역을 이유로 교회를 차별하지 말라. 교회가 따를 수 있도록 차별적이지 않은 방역 조치를 적용하라. 교회뿐만 아니라 모든 실내활동 및 영업에 대하여 바닥면적 2평방미터당 한 명씩 허용하는 것을 제안한다. 마스크 착용은 기본 중의 기본이다.

감염병예방법은 그 역할을 다했는가

석희태

법치주의 혹은 '법의 지배(rule of law)' 원리는 국민의 자율적인 합의에 의해 법이 만들어지고, 그 법에 따라 행정(집행)과 사법(평가)이 이루어져야 한다는 국가 운영의 한 원칙이다. 이 원리는 국민의 자유와 권리 그리고 행복을 지켜주는 방안으로서 지지받고 채용된 것이다. 단순히 국정운영의 편의나 문명사회 흉내내기를 위해 선택된 제도가 아니다. 그러므로 법이 존재하더라도 그 내용이나 실현 과정이 국민의 권익 수호에 적합하지 않다면 법치주의가 지켜지지 않은 것이다. 이 경우 '법대로'라든가 '법적 근거'라는 말은 권력 행사의 정당성 측면만을 강변하여 대중을 현혹하는 악마의 주문이 된다.

「감염병의 예방 및 관리에 관한 법률」(이하, '감염병예방법')은 제1조에서 밝히고 있듯이 "국민 건강에 위해가 되는 감염병의 발생과 유행을 방지하고, 그 예방 및 관리를 위하여 필요한 사항을 규정함으로써 국민 건강의 증진 및 유지에 이바지함"을 목적으로 제정된 법이다. 그리고 이 법은 우리 헌법이 선언한 국가의 국민 건강 보호(제36조)와 인간으로서의 존엄과 가치 존중(제10조)이라는 근본규범을 실현하기 위한 도구이다.

코로나19라는 감염병이 1년 넘게 지속적으로 번지고 있는 상황은 감염병예방법이 과연 법치주의 원리에 충실한 것인지 새삼 많은 질문을 던지게 만든다. 우선 그 내용이 입법 목적의 달성에 필요한 요소들을 제대로 갖추었는가, 그리고 그 적용과 집행은 적절했는가 등이 질문의 핵심이다.

중요한 점 몇 가지를 지적해 본다.

국가의 책무는 잘 수행되었는가

감염병에 관한 국가와 지방자치단체의 책무는 '예방과 관리'로 집약된다. 감염병예방법은 제4조에서 이를 위한 사업으로 18가지 부류를 예시하고 있다. 이 중에는 '감염병의 예방 및 방역대책 수립'을 비롯해서 '감염병의 치료 및 예방을 위한 의료·방역 물품의 비축', '해외 신종 감염병의 국내 유입에 대비한 계획 준비, 교육 및 훈련', '해외 신종 감염병 발생 동향의 지속적 파악, 위험성 평가', '관리 대상 해외 신종 감염병에 대한 병원체 등 정보 수집, 특성 분석, 연구를 통한 예방과 대응 체계 마련' 등이 명시되어 있다.

따져 보면 국가의 책무 중 가장 중요하고도 선행돼야 하는 것은 감염병의 발생 내지 유입 자체를 차단, 즉 예방하는 일일 것이다. 질병 발생 이후의 관리는 아무리 완벽했다고 해도 차선에 불과하기 때문이다. 사실 그 '차선'은 소 잃고 외양간 고치기나 사후약방문(환자 죽은 뒤 약 처방)이라는 속담 그대로 원상회복 불가능의 대손실을 뜻하기도 한다.

신종 전염병의 가능성이 처음 보도되기 시작한 2019년 말과 2020년 초에 정부가 택한 대책을 회고해 보면, 분명히 그것은 예방 책무를 저버린 선택이었음을 확신할 수 있다. 바이러스의 발원지인 중국 대륙으로부터의 위험 요소 유입을 차단하지 않은 사실을 지적하는 것이다. 바이러스 확산 초기 단계부터 대한의사협회를 비롯, 대한감염학회나 대한의료관련감염학회 등 전문단체와 유력한 전문가들이 수없이 국경 차단을 권고하고 경고하고 나아가 호소까지 했으나 정부가 그것을 수용하지 않은 일을 우리는 잘 기억하고 있다. 만약 그러한 전문적 견해가 받아들여졌다면 오늘과 같은 국가적, 전 국민적 고난은 피할 수 있었으리라고 장담할 수 있다.

이런 장담은 주변의 많은 보건의료 전문가들에게서도 들어볼 수 있거니와, 예방에 성공하여 대재난을 피한 외국의 사례와, 그 반대로 예방을 경시한 결과 엄청난 인명과 물적 손실을 입은 외국의 사례를 현실 증거로 하여 뒷받침할 수 있다. 성공 사례는 대만이나 베트남 등에서 찾아볼 수 있다. 2021년 4월 28일 현재 대만의 코로나19 확진자 수는 1,122명(인구 백만 명당 47명)이며, 베트남은 2,857명(백만 명당 29명)이다. 실패 사례로, 프랑스는 확진자 수가 553만 4,313명(백만명당 84,633명), 이탈리아는 398만 1,512명(백만 명당 65,931명)이다. 같은 날 우리나라 확진자 수는 12만 1,448명(백만 명당 2,352명)으로, 백만 명당 확진자 수가 프랑스나 이탈리아의 약 30분의 1 수준이지만 대만과 베트남에 비하면 50~80배나 된다.

이렇듯 예방 성공과 실패의 결과는 놀라울 정도로 다르다. 우리나라는 'K방역의 성공'이라는 정부와 여당 사람들의 낯뜨거운 자화자찬에 비해서 상황이 심각하고, 지금도 추이가 심상치 않다. 그나마 몇 차례 대유행을 겪고도 인구 백만 명당 확진자 수가 이 정도에 그치고 있는 것은 의료인들의 초인적 헌신과 국민 일반의 자발적 방역 노력에 힘입은 바라고 하지 않을 수 없다.

질병 예방과 관리를 위한 정책의 추진이 개인의 자유와 권리에 미치는 영향에 관한 논설은 뒤로 미루고, 먼저 국가공동체 차원의 작용 내지 영향에 관해서 근본적으로 재고해 볼 필요가 있다. 모든 일은 그것이 작위이든 부작위이든 이익을 낳는 한편으로 동시에 불이익을 야기하기 마련이다. 감염병 차단을 위해 국경을 봉쇄해서 국민의 안전을 도모하면, 외국과의 통상 마찰과 외교 갈등이 발생하고, 국내경제와 일상생활에 지장이 초래된다는 것은 상식이다. 문제는 양단 간의 선택인 것이다. 한마디로 '경제냐 생명이냐'인데, 이건 결국 '죽느냐 사느냐'로 극단화되는 상황이다. 당연히, 죽기보다는 사는 쪽을 선택해야 할 것이다. 감염병 대책이 국민을 죽지 않도록 하는 방향으로 수립되고 집행돼야 한다는 말이다.

이것을 헌법학적으로 설명하면 다음과 같다. 모든 국민은 인간으로서의 존엄과 가치를 지니며 행복을 추구할 권리를 갖는다(헌법 제10조). 국민은 이를 기초로 하여 다양한 권리를 향유한다. 그리고 국가는 이를 최대한으로 보장할 의무를 부담하는데, 그 의무는 국방, 경제, 문화, 정치, 사생활, 보건 등등 모든 영역에 걸친다. 국민의 권리는 하나같이 소중하지만, 그중에서도 건강권과 생명권은 어떤 것보다도 더욱 중요하며 그것을 수호해야 하는 국가의 책무 또한 어떤 것보다도 엄중하다. 왜냐하면 건강을 잃고 나아가 생명을 잃으면 다른 권리들은 모두 무의미해지기 때문이다. "생명권은 모든 기본권의 출발점으로서, 기본권 중의 기본권이다", "건강은 생명의 조건이다"라는 인식은 모든 법학자가 동의하고 헌법재판소가 확인하는 것이다. 국민의 생명권, 건강권이 다른 권리와 동시 실현, 즉 양립이 불가능할 때에는 생명과 건강을 우선적으로 보호해야 하고, 다른 권익이나 기회는 그 보호가 보류돼야 한다는 의미이다.

감염병의 대유행이 충분히 예견되는 상황에서는 경제 위축과 외교 마찰 및 그로 인한 국민의 손실을 감수하고라도 생명과 건강을 지키기 위해 국경 봉쇄를 결행하는 것이 국가의 당연한 규범적인 책무다. 만약 그 책무 이행이 집권 세력의 정치적 유불리 계산이나 인접국에 대한 눈치 보기의 결과로 포기됐거나 축소됐다면, 그것은 국가와 국민을 정치 노리갯감으로 취급하는 반문명적 행태이거나 반민족적 사대주의 작태라는 비난을 면할 수 없을 것이다. 시각을 달리하여 만약 책무 이행의 축소, 포기가 예측 부실로 인한 것이었거나 경제적 손실 방지를 위한 것이었다면, 그것은 기막힌 무능이거나 인명 경시의 패륜이라는 평가를 피할수 없을 것이다.

현실적으로, 코로나19 유행 초기 단계의 국경 봉쇄 등 예방 조치 실패로 인해 그 후 1년 이상에 걸친 경제적 손실과 국민 개인의 정신적 손해는 막대하다. 이후의 상황도 매우 부정적이다. 이는 철저한 선제적 봉쇄 등이 초래할 수 있었을 손실보다 훨씬 커 보인다. 이러한 가정적 비교는 국경 봉쇄를 통해 유행 예방에 성공한 대만과 베트남의 실제 현황으로써 증명이 된다고 할 것이다.

결론적으로, 감염병에 관한 국가와 지방자치단체의 법적인 책무는 제대로 수행되지 않았다.

감염병관리위원회는 기능을 잘 수행했는가

감염병예방법은 감염병의 예방 및 관리에 관한 주요 시책을 심의하기 위하여 질병관리청에 감염병관리위원회를 둔다고 규정하고 있다.(제9조) 2020년 8월 질병청 승격 전에는 위원회를 보건복지부에 두는 것으로 되어 있었다.

위원회가 심의할 사항 중 주요한 것을 열거하면 아래와 같다.

•감염병 관련 의료 제공

•감염병에 관한 조사 및 연구

•감염병의 예방, 관리 등에 관한 지식 보급 및 감염병 환자 등의 인권 증진

•예방접종의 실시 기준과 방법에 관한 사항

•예방접종에 사용되는 의약품의 사전 비축 및 장기 구매에 관한 사항(2019. 12. 3 신설)

•예방접종 약품 공급의 우선순위 등 분배 기준, 그 밖에 필요한 사항의 결정(2019. 12. 3 신설)

•감염병 위기관리대책의 수립 및 시행

•예방, 치료 의약품 및 방역 물품의 사전 비축, 장기 구매 및 생산에 관한 사항

•의료·방역 물품(「약사법」에 따른 의약품으로 한정한다) 공급의 우선순위 등 분배 기준, 그 밖에 필요한 사항의 결정

•개발 중인 백신 또는 의약품의 구매 및 공급에 필요한 계약에 관한 사항(2021. 3. 9 신설)

•예방접종 등으로 인한 피해에 대한 국가보상에 관한 사항

•그 밖에 감염병의 예방 및 관리에 관한 사항으로서 위원장이 위원회의 회의에 부치는 사항

이 위원회는 아래와 같이 조직되도록 되어 있다(제10조).

•위원장 1명과 부위원장 1명을 포함하여 30명 이내의 위원으로 구성한다.

•위원장은 질병관리청장이 되고, 부위원장은 위원 중에서 위원장이 지명한다.

•위원은 1. 감염병의 예방 또는 관리 업무를 담당하는 공무원, 2. 감염병 또는 감염관리를 전공한 의료인, 3. 감염병과 관련된 전문지식을 소유한 사람, 4. 「지방자치법」 제165조에 따른 시·도지사협의체가 추천하는 사람, 5. 「비영리민간단체지원법」 제2조에 따른 비영리민간단체가 추천하는 사람, 6. 그 밖에 감염병에 관한 지식과 경험이 풍부한 사람 중에서 위원장이 정한다.

•위원은 공무원이 아닌 사람이 전체의 과반수가 되도록 하여야 한다 (2019. 12. 3 신설, 2020. 3. 4 시행)

그동안 보건복지부나 질병관리청의 이름으로 시행된 코로나19 대책은 감염병관리위원회의 심의를 거친 것일 수 있다. "~일 수 있다"고 하는 것은, 자문기관인 심의위원회에 장관이나 청장이 자문하는 것이 강제되지 않고 장(長)의 재량에 맡겨져 있기 때문이다.

그래서 다음 네 가지 정황을 상정해 본다.

첫째, 거의 위원회의 심의에 부치지 않았다.

둘째, 심의에 부쳤는데 위원회의 의견이 당국의 기대 내용과 다르지 않았다.

셋째, 심의에 부쳐졌고 위원회의 의견이 당국의 기대 내용과 달랐으나, 당국이 이를 수용하였다.

넷째, 심의에 부쳐졌고 위원회의 의견이 당국의 기대 내용과 달랐으며, 당국이 이를 수용하지 않았다.

위의 모든 정황은 현행법을 위반한 것은 아니다. 감염병관리위원회에는 독립된 행정청의 지위도, 그 결정에 구속력이 있는 의결기관의 지위도 인정되어 있지 않기 때문이다. 위원회는 자문기관인 '심의위원회'다.(물론 심의위원회의 심의 절차가 경우에 따라서는 필수적 전치절차라는 견해도 있다.)

하지만 코로나의 지속적 확산으로 인한 사회적 손실과 개인의 불행이 엄청난 현실에서 위원회의 존재 이유와 그 역할 수행에 부정적 평가를 내리지 않을 수 없다. 본래 행정기관을 위한 자문 제도나 위원회 제도를 두는 주된 목적은 행정기관에 부족한 전문성을 보완하고 고유의 행정 목적을 왜곡하는 편파적 가치 지향이나 당파성 등을 지양하고자 하는 데에 있다. 만약 보건복지부장관이나 질병관리청장이 예방 정책 결단과 그 구체적 적용 과정에서 위원회 심의 요청을 달가워하지 않았거나, 선제적 예방 및 방역 규범의 공정한 적용이라는 위원회의 심의 의견을 배척했다면, 그것은 위원회 제도의 취지를 몰각한 독선적 행정으로서 그 책임이 가중된다. 한편 위원회가 심의 과정을 거쳤는데 당국의 미온적 태도나 불공정 또는 불합리한 방역 계획과 지침을 탄핵하지 않았다면, 그것은 위원회의 직무 위반이 되는 것이다.

감염병관리위원회의 역할이 불충분한 원인에는 아주 근본적인 요소가 존재한다. 그것은 위원회 역할 작동의 피동성 내지 경직성과 위원회 구성원 결정의 불합리성이다.

감염병 예방과 관리는 무엇보다도 엄중한 과제이므로 전문가위원회의 판단은 더없이 중요한 과정이다. 그러므로 위원회의 법적 지위와 운영 방식을 전통적인 위원회 제도 일반론의 틀 속에 얽매지 말아야 할 것이다. 즉, 감염병관리위원회가 비록 심의기관이긴 하지만, 그 절차가 당국인 '질병관리청장의 부의 혹은 위원 과반수의 요청이 있을 때' 개시되도록(법 시행령 제3조) 되어 있는 것을 '전체 위원 중 3분의 1 이내 일정 수의 요청'이 있으면 개시되도록 고침으로써, 위원회 역할 작동의 유연성을 도모해야 한다. 「국민건강보험법」상의 건강보험정책심의위원회 회의가 "재적 위원 3분의 1 이상이 요구할 때 또는 위원장이 필요하다고 인정할 때"에 개최되며, 위원장은 의결에 참여하지 않되 다만 가부동수일 때에 한해 결정력을 갖는다는 등의 운영 방식은 참고할 만하다고 본다.

위원회의 구성에 관해서 보자면, 우선 구성원 분포에서 '감염병 또는 감염관리를 전공한 의료인'과 '감염병과 관련된 전문지식을 소유한 사람'의 숫자가 일정 수 이상으로 확보되도록 규정되어야 한다. 다음으로 위원 중 상당수는 감염병의학 및 예방의학 등 관련 전문학회의 추천에 따라 위촉되도록 규정이 수정돼야 한다.

지금의 상황에서 돌이켜 보건대, 정부가 일찍이 의료계, 특히 전문학회의 권고를 받아들여 적극적, 종합적 예방조치를 실행했더라면 오늘의 고난과 손실을 피할 수 있었으리라는 예측이 가능하다는 점에서, 감염병관리위원회 구성과 권능 내지 운영 방식의 개선은 꼭 필요하고도 유효한 방안이라는 점을 확인할 수 있다.

감염병의 신고·보고 등 초기 인지체계는 효율적이었는가

감염병의 관리에서는 그 성격상 발생 전 및 발생 후 초기 단계의 신속한 대응이 가장 중요한 과제이다. 감염병예방법은 이를 위하여 신고와 보고 체계를 다음과 같이 구성하고 있다.

첫째로, 감염병의 발생 또는 개연성을 인지한 의사, 치과의사 또는 한의사와 감염병 병원체 확인 기관의 소속 직원은 그 소속 기관의 장에게 보고하여야 한다(의료기관에 소속되지 않은 의사 등은 관할 보건소장에게 직접 신고한다). 그리고 군에 소속한 군의관은 소속 부대장에게 보고하여야 한다.

둘째로, 보고를 받은 기관의 장 또는 부대장은 감염병의 급수에 따라 즉시, 24시간 이내, 7일 이내에 질병관리청장 또는 관할 보건소장에게 신고하여야 한다(이상 제11조).

한편 가정, 직장, 학교 등 여러 사람이 모이는 법령 소정의 장소에서 감염병이 발생한 경우에는 세대주, 관리인, 경영자 또는 대표자가 의사, 치과의사 또는 한의사의 진단이나 검안을 요구하거나 해당 주소지를 관할하는 보건소장에게 신고하여야 한다. 약사, 한약사 및 약국 개설자도 마찬가지다. 감염병 환자나 감염병으로 인한 사망자로 의심되는 사람을 발견한 일반인은 보건소장에게 알려야 한다(이상 제12조).

셋째로, 신고를 받은 보건소장은 그 내용을 관할 특별자치도지사 또는 시장, 군수, 구청장에게 보고하여야 한다.

넷째로, 보고를 받은 특별자치도지사 또는 시장, 군수, 구청장은 이를 질병관리청장 및 시·도지사에게 각각 보고하여야 한다(이상 제13조).

위의 규정에 의하면, 감염병의 인지체계는 의사를 기준으로 해서 볼 때 5단계에 걸쳐 있다. 이는 두 가지 점에서 문제가 있다. 하나는 시간 지체로 말미암아 대응 골든 타임을 놓칠 가능성이 있다는 점이고, 다른 하나는 지방자치단체의 여러 가지 사정으로 인해 다음 단계의 보고 혹은 대응 조치 발동을 미루거나 은폐할 가능성이 없지 않다는 점이다. 그러므로 적어도 감염병을 인지한 의사, 치과의사 또는 한의사와 보건소장은 현행의 신고 및 보고 절차와는 별도로 질병관리청장에게 직보(直報)도 하게 하는 체제로 개선되어야 한다.

국민 권익의 제한은 적절하고 공정했는가

감염병의 예방과 관리에는 당연히 개인이나 기관의 권익 제한이 수반된다. 그리고 어떤 제한 규범을 위반한 때에는 형벌(징역, 벌금 등)이나 행정벌(과태료)을 부과하기도 한다.

감염병예방법이 예정하고 있는 방안으로서 국민의 권익 제한이 불가피한 것은 매우 다양한데, 그중에서 보통 시민 또는 관련 기관이 일반적으로 겪을 수 있는 유형을 살펴보면 다음과 같다.

•감염병 환자가 있는 장소나 감염병 병원체에 오염되었다고 인정되는 장소에 대한 일시적 폐쇄, 일반 공중의 출입금지, 해당 장소 내 이동 제한, 기타 통행 차단 조치

•의료기관에 대한 업무정지

•감염병 의심자를 적당한 장소에 일정한 기간 입원 또는 격리시키는 것

•감염병 병원체에 오염된 장소 및 공중위생에 관계있는 시설 또는 장소에 대한 소독이나 그밖에 필요한 조치를 명하는 것

•관할 지역에 대한 교통의 전부 또는 일부를 차단하는 것

•흥행, 집회, 제례 또는 그 밖의 여러 사람의 집합을 제한하거나 금지하는 것

•감염병 전파의 위험성이 있는 장소 또는 시설의 관리자, 운영자 및 이용자 등에 대하여 출입자 명단 작성, 마스크 착용 등 방역 지침의 준수를 명하는 것

•버스, 열차, 선박, 항공기 등 감염병 전파가 우려되는 운송수단의 이용자에 대하여 마스크 착용 등 방역 지침의 준수를 명하는 것

•감염병 전파가 우려되어 지역 및 기간을 정하여 마스크 착용 등 방역

지침 준수를 명하는 것

•건강진단, 시체 검안 또는 해부를 실시하는 것

•선박, 항공기, 열차 등 운송수단, 사업장 또는 그 밖에 여러 사람이 모이는 장소에 의사를 배치하거나 감염병 예방에 필요한 시설의 설치를 명하는 것

•감염병 유행 기간중 의료인, 의료업자 및 그 밖에 필요한 의료 관계 요원을 동원하는 것

•감염병 유행 기간중 의료기관 병상, 연수원·숙박시설 등 시설을 동원하는 것(이상 제47조, 49조 중 일부)

그리고 의료·방역 물품의 수출 금지(제40조의3), 일정 장소의 강제적인 진입·조사·진찰·동행요구(제42조), 건강진단 및 예방접종 조치(제46조) 등도 이에 해당한다.

또한 당국은 감염병 확산으로 인하여 「재난 및 안전관리 기본법」 제38조 2항에 따른 주의 이상의 위기경보가 발령되는 경우 감염병 환자의 이동 경로, 이동 수단, 진료 의료기관 및 접촉자 현황, 감염병의 지역별·연령대별 발생 및 검사 현황 등 국민이 감염병 예방을 위하여 알아야 하는 정보를 정보통신망 게재 또는 보도자료 배포 등의 방법으로 신속히 공개하여야 하는 바(제34조의2), 이 역시 국민 권익 제한에 해당한다.

국민 권익의 제한은 국가 안전보장, 질서유지 또는 공공복리를 위하여 필요한 경우에 한해서 법률로써 행할 수 있고, 제한하는 경우에도 자유와 권리의 본질적인 내용을 침해할 수는 없다(헌법 제37조 2항). 감염병의 예방과 관리는 공공복리의 수호·증진에 해당한다. 다만 그 제한에는 방법상의 한계가 있는데, 그것은 첫째, 제한의 목적이 정당할 것, 둘째, 제한의 수단·방법이 적합·적절·적정할 것, 셋째, 제한으로 인한 피해가 최

소일 것, 넷째, 제한을 통해 얻는 이익과 그로 인한 손해 사이에 균형이 있을 것 등이다. 그리고 당연히 권익의 제한은 결과론적, 종합적으로 기본권의 본질을 침해하는 것이 아니어야 한다. 그런 면에서 감염병예방법이 감염병의 예방과 관리를 위해 예정한 질병 상황과 국민 권익 제한의 방법 및 정도는 일응 그 합헌성을 부인하기 어렵다.

문제는 권익 제한 규범의 구체적 적용 과정이다. 즉, 법령에 근거한 '예방수칙', '방역지침' 등에 따른 개별적인 행정명령의 시달과 그 강제실현이 공정하고 적당한가이다. 만약 그렇지 못하다면 목적의 정당성과 수단의 적절성이 근본적으로 의심받게 될 것이다. 예컨대 출입금지나 집회금지 혹은 업무정지 처분의 적용 대상이 아닌데 적용한다거나, 동일한 조건과 상황에서 특정의 어떤 자에게는 그러한 처분을 하고 다른 자에게는 처분을 하지 않는 경우, 혹은 동일한 조건과 상황에서 상대에 따라 서로 다른 내용이나 정도의 처분을 하는 경우 등등이 이에 해당한다. 우리는 지난 1년여 기간에 불행하게도 그런 일관성 없고 불공정한 방역행정을 수없이 겪었다. 이념적으로 애국 우파 집회 대 좌파 노조 집회, 연령대별로 노·장년층의 사회성 행사 대 청년층의 집단 유락 활동, 또 정권 비판 집회 대 정권 찬양 집회, 기독교 교회 특히 특정 교회의 예배집회 대 여타 종교집회 등의 허용 여부에 버젓이 차별을 두었던 사실이 실제의 예다. 이런 편파적이고 원칙 파괴적인 행정은 국가권력의 남용일 뿐 아니라, 그 자체 '국가의 안전과 공공복리'라는 목적요건의 결여를 정부 스스로 시인하는 '자백'으로 인식되기에 충분했다. 그리고 이런 현상은 당국의 상황 설명과 통계 발표에 대한 국민의 상당한 불신과 비협조를 야기하기도 했다.

진정한 법치만이 답이다

법은 국민의 자유와 권리 그리고 행복을 지켜 주기 위해서 존재한다. 법은 국가의 권위를 위한 장식품도 아니요, 집권 세력의 자기 보호와 이익 추구를 위한 방패도 아니다. 감염병예방법은 특별히 국민 개개인의 건강과 생명을 수호하기 위해 만들어진 법이다. 물론 그 내용의 구성과 현실 적용이 완벽할 수는 없지만, 입법자와 집행자는 그 기능을 최대화하기 위해 '선량한 관리자'의 노력을 다해야 한다.

편히 숨쉬고 즐겁게 만나는 자유마저도 제약당하는 코로나 위난 시기에 감염병예방법은 안타깝게도 그 역할을 제대로 다했다고 할 수 없는 것 같다. 만약 그 원인 중에 어떤 정치적 타산이 들어 있었고 금후에도 다름이 없다면, 우리 사회공동체의 쇠락, 나아가 국가 존재의 철학적 정당성 상실이 진행되어 갈 것이라는 우려를 갖는다.

진정한 법치주의의 실현만이 그 우려를 해소하는 정답이다.

코로나 5호 담당제

이은혜

'안전신문고'는 재난 또는 그 밖의 사고·위험으로부터 국민의 안전을 확보하기 위하여 안전위험 상황을 행정기관 등에 신고하면 해결해주는 제도로서, 안전신고 관리단 구성 및 운영 등에 관한 규정 제2조에 의거하여 행정안전부가 2014년부터 운영하고 있다. 신고 대상은 생활안전, 교통안전, 시설안전, 학교안전, 어린이안전 등 다양한 분야이며, 하드웨어적인 것에서부터 관행, 법·제도 등의 소프트웨어적인 것까지 모두 포함한다. 안전위험 상황을 관련 영상과 함께 앱이나 포털(www.safetyreport.go.kr)에 올리면 이메일이나 문자메시지로 신고처리 결과를 알려준다. 흔히 공무원들은 복지부동이라고 알려져 있는데 '안전신문고'는 너무나 빠르게 처리를 해주는 바람에 신고자가 놀랄 정도라고 한다. 게다가 우수사례와 최다 신고자에게는 장관 표창장을 수여하거나 포상금 또는 편의점 쿠폰을 지급한다. 이에 대하여 일각에서는 일종의 파파라치를 양산하여 국민들의 혈세로 이들을 먹여 살린다는 비난도 있다. 실제로 몇몇 블로그에는, 불법주정차신고는 하루에 20건 이상도 쉽게 할 수 있다며 포상금을 두둑하게 챙겨 연말을 따뜻하게 보내자는 내용도 있었다.

2020년 7월부터는 코로나19 관련 신고도 가능하다. 방역 당국은 2020년 7월 16일 정례브리핑에서 코로나19 예방을 위한 모든 위협요소를 '안전신문고'에 적극적으로 신고해달라고 국민들에게 요청했다. 방역 당국의 의도는 국민들에게 방역수칙 준수에 대한 경각심을 일깨우고, 빈번하게 신고된 분야와 시설을 중점적으로 관리하여 예방적 방역체계를 구축하려는 것이다. 좋게 해석하면 방역담당자나 공무원의 관리가 소홀한 부분을 시민들이 나서서 찾아낸다는 것이지만, 다른 측면에서 본다면 코로나를 빌미로 국민들끼리 서로 감시하는 것을 독려하고 일상화하려는 것으로 해석할 수도 있다. 자유 대한민국이 이제까지 '한 번도 경험하지 못했던' 체제로 이미 진입했음을 알려주는 지표 중의 하나인 셈이다.

2020년 7월부터 2021년 4월 말까지 '안전신문고'에 접수된 내용은 불법주정차신고가 1,583,840건으로 가장 많았고(58.9%), 안전신고 783,090건(29.1%), 코로나19신고 164,461건(6.1%), 생활불편신고 159,536건(5.9%)의 순이다. '안전신문고' 내용 중 약 2/3을 차지하는 불법주정차신고 중 일부는 소방도로 점유 등 실제로 안전위험 요소인 경우도 있지만 상당수는 본인의 불편함을 하소연하거나 고자질하는 의도다. 코로나19신고 내용은 집합금지 조치를 위반한 영업·모임이 66,310건(40.3%)으로 가장 많았고, 마스크 미착용 등 출입자 관리위반 52,977건(32.2%), 밀폐·밀집·밀접이 일어난 경우 15,649건(9.5%), 자가격리자 무단이탈 719건(0.4%), 그 외 감염 차단을 위한 신고 및 제안 28,370건(17.3%)등이다.

방역수칙을 위반한 신고사례들은 주로 마스크 미착용과 거리두기 미준수였다. 그러나 매일 출퇴근 시간에 지하철의 밀집 상황이나, 서울시장 보궐선거 유세에 나선 더불어민주당 후보들이 남대문시장에서 마스크를 착용하지 않은 상태로 대화를 하고 오뎅을 나눠 먹은 것은 신고되지 않았다.

[그림 1] 안전신문고 코로나19신고 항목별 추이(2020. 7.~2021. 4.) (안전신문고)

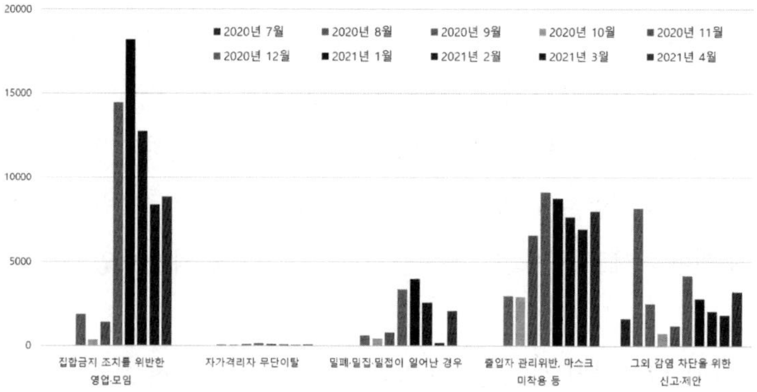

반면에, 비말이 튀는 거리가 1미터 내외이므로 야외에서는 2미터 이상 거리두기가 가능하다면 마스크를 반드시 착용할 필요가 없는데도 상당수의 지자체가 이런 사실을 제대로 모르는지 야외에서도 마스크 착용을 의무화했기 때문에 등산이나 야외활동 관련해서 마스크 미착용으로 신고한 사례도 있었다. 실제로 필자가 자정 가까운 시간에 퇴근하면서 보면, 그 넓은 공원에서 운동하는 사람이 채 열 명이 안 되는데도 불구하고 죄다 마스크를 착용하고 헐떡거리면서 달리고 있다.

종교시설에서 공간별로 20명씩 모여서 미사를 보거나, 1시간 단위로 20명씩 예약을 받아 대면예배를 했으니 방역수칙 위반이라며 신고한 사례들을 보면 20명 제한의 목적이 방역인지 종교탄압인지 헷갈린다. 100평 공간에 20명이 모인 것과 10평 공간에 20명이 모인 것은 의미가 다른데 면적에 상관없이 20명으로 제한한 것은 합리적이지 않다. 20명으로 정한 것은 더 황당하다. 무슨 과학적인 근거가 있어서 그렇게 정했는지 밝혀야 한다. 게다가, 몇몇 교인이 가정에 모여서(구역예배) 찬송가를 불렀다고 옆집에서 신고한 사례를 보면 말로만 듣던 북한의 5호 담당제가 떠오른다. 5호 담당제는 가정과 개인의 일상적인 접촉을 통하여 그들의 지식·소질·취미·희망·사상 등 동태를 정확하게 파악하고, 생산현장(직장)에서 가정에 이르기까지, 성인으로부터 아동에 이르기까지 모든 부문을 통제하고 감시하는 제도다. 그런데 방송국에서 트로트가수가 마스크 없이 비말을 튀기며 열창하는 것은 괜찮고, 가정집에 다섯 명이 모여서 마스크를 착용하고 찬송하는 것은 불법이라니 어이가 없다. 민족 고유의 명절에 일가친척이 5명 이상 모이는 것도 금지해야 할 정도로 코로나19가 위중한 병인지 궁금하다.

'안전신문고'에 신고된 코로나19 관련 주요 사례를 아래에 표로 정리하였다. 중복 사례는 제외했다.

[표 1] 안전신문고 코로나19신고 주요 사례(2020. 7.~2021. 2.) (질병관리청)

장소	내용
다중이용시설	PC방에서 수십 명이 마스크 미착용 상태로 큰소리로 단체게임 영화관에서 출입명부 미작성, 거리두기 없이 좌석배치 찜질방에서 관리자와 이용객이 마스크 미착용하고 큰소리로 대화 해상 케이블카 이용객들이 마스크 미착용 상태로 거리두기 없이 2시간 이상 대기
대중교통	광역버스에서 마스크 미착용 승객이 취식 버스에서 마스크 미착용 승객이 기침, 취식 여객선 이용객이 마스크 미착용
대학	교수가 마스크 미착용 상태로 강의 구내식당 급식담당자가 턱스크 상태로 대화하면서 배식 열나는 학생이 실습수업에 참여 휴게실 이용자들이 마스크 미착용
시장	도매시장에서 마스크 미착용 상태로 호객행위 재래시장 상인들이 마스크 미착용 상태로 손님 응대 재래시장에서 출입명부 미작성 재래시장에서 5명 이상 밀집하여 취식, 시식 권유

장소	내용
대형마트·쇼핑몰	고객들이 의자 한 칸 띄우기 문구 무시 시식코너 등 종사자들이 마스크 미착용 상태로 손님 응대 시식코너 이용자들이 마스크 내리고 시식하면서 직원에게 질문 이용객이 마스크 미착용하고 화장품 테스트 이용객이 향수코너에서 마스크 벗고 시향하면서 대화 이용자들이 이동하면서 시식코너 음식을 취식 응모권 추첨행사에 수십명이 몰림 제품포장시 손가락에 침을 묻혀 비닐봉지를 벌림 한정판매 행사장에서 고객들이 밀접접촉
사회·노인복지시설	종사자와 어르신들이 거리두기 없이 식사 종사자와 이용자들이 마스크 착용 미흡
여행	게스트하우스에서 거리두기 미준수, 마스크 미착용 상태로 장시간 대화 게스트하우스에서 5명 이상 모여 마스크 미착용 상태로 새해맞이 파티 관광버스에서 마스크 미착용 상태로 서서 음주가무 캠핑장, 펜션에서 단체여행객이 취식 및 음주 펜션에서 발열체크 및 출입명부 미시행, 이용객 마스크 미착용 펜션에서 지인 7명 전원이 마스크 미착용 상태로 모임
요양병원·시설	면회금지 미준수, 외부인 출입 빈번, 장시간 면회 발열체크 및 출입명부 미시행 승합차량으로 이동시 이용자들이 마스크 미착용 위문행사에 다수가 마스크 미착용 상태로 장시간 모여서 취식 및 대화 의료진이 마스크 미착용 상태로 진료 또는 대화 종사자들이 함께 모여서 식사 직원들이 마스크 미착용
운동·취미활동	골프장 클럽하우스에서 단체식사, 샤워실 공동이용 당구장에서 종자자 마스크 미착용, 발열체크 및 출입명부 미시행 매주 음식점에서 와인관련 소모임 무도학원에서 80여명이 주말마다 모여서 춤추고 음료수 판매 밀폐된 지하에서 음악동호회 50~60명이 마스크 없이 밤새 술 마시며 연습 볼링동호회 회원 19명이 모여서 단체게임 한강공원에서 매주 20명 이상이 턱스크 상태로 달리기 모임 헬스장에서 트레이너와 회원들이 마스크 착용 미흡 헬스장에서 발열체크 미준수
유흥시설	입장객이 마스크 미착용 상태로 밀집하여 대기 출입문 잠그고 심야 영업 홀덤펍에서 단골손님 대상으로 주말에 불법영업 앞문 셔터 내리고 뒷문으로 손님 받음 외국인 주거지역 지하주점에서 할로윈 행사
음식점	거리두기없이 좁은 포장마차에서 취식 고속도로 휴게소에서 발열체크 미흡(출입구 2군데 중 1군데만 체크) 고속도로 휴게소에서 출입명부 미시행, 취식행위 밀집된 공간에서 환기 부족 셀프바에 비닐장갑 없음 손님들이 식사 시작 전에 마스크 벗고 대화 손소독제 없음 이용자와 직원이 마스크 미착용 칸막이 없음, 테이블 간 거리두기 미시행
의료관련기관	보건소 직원이 마스크 미착용 / 산후조리원에서 발열체크 및 출입명부 미시행 약국 종사자가 마스크 미착용

장소	내용
의료기관	간병인들과 환자들이 병실과 복도에서 마스크 미착용 병원에서 발열체크 및 출입명부 미시행 의료진이 마스크 미착용 상태로 진료 또는 대화 재활센터에서 발열체크 및 출입명부 미시행
종교활동	1시간 단위로 20명씩 예약받아 대면예배 10명~100명이 밀접하게 모여서 취식 및 대화 가정집에 교인들이 모여서 찬송가 부름, 교회 관계자가 교인의 가정을 방문하여 예배 교회에서 수련회 행사, 수도원에서 1박 2일 집회 굿당에서 다수가 밀집하여 마스크 미착용 상태로 굿판 마스크 미착용 상태로 설교 및 찬양연습 매주 특정 요일 저녁에 모여서 성경공부와 식사 물놀이시설 및 탈의실 설치하여 별도행사 / 밀폐된 지하에서 어르신 모임 병원 내 예배실에서 14명이 마스크 미착용 상태로 대면예배 서울지역 교회신도들이 비수도권으로 이동하여 소모임 성당에서 각 공간별로 20명씩 4개 장소에서 총 80명이 미사 수백 명이 마스크 착용 미비한 상태로 행사 후 다과 예배 후 식사 및 소모임 온라인예배 촬영인원 20명 외에 일반신도들이 예약제로 참석
직장	공사현장 근로자가 마스크 미착용 상태로 작업 매일 아침 좁은 공간에 수백 명이 모여서 장시간 조회, 마스크 미착용, 거리두기 미흡 밀폐된 실내에서 마스크 벗고 신입직원 면접 사업장 식당에서 외국인 근로자 100여 명이 거리두기 무시하고 식사 상담코너에 가림막 미설치, 대기고객 거리두기 미실시 스키장 직원 공동숙소에서 10명 이상이 1실 사용 입사시험 후 수험생 수백 명이 모여서 같이 점심식사 환기가 어려운 밀폐된 공간에서 마스크 미착용 상태로 업무 흡연장에서 거리두기 미준수
행사·모임	결혼식 단체사진 촬영 시 마스크 미착용 결혼식장 식당에서 거리두기없이 식사, 출입명부 미작성, 발열체크 미시행 김치나눔 행사에서 발열체크 미시행 단체 김장하면서 다수가 마스크 미착용 상태로 대화, 김장 후 함께 식사 대규모 동창회 행사를 호텔에서 저녁식사 하면서 진행 대학가 호프집에서 11명 이상이 마스크 미착용 상태로 생일파티 모델하우스 경품행사에 주말마다 수십명 참여 밀폐된 실내에 100명 넘는 인원이 모여서 종중(宗中) 모임 밀폐된 실내에서 의료기기 설명회 하면서 다수가 마스크 미착용 밀폐된 지하 파티룸에서 여러 사람이 장시간 식사 및 거리두기 미준수 방문판매 설명회에 매주 30~50명이 모여 마스크 미착용 상태로 노래와 구호 방문판매원 7명이 마스크 미착용 상태로 신년모임 및 취식 오프라인 학술대회에서 마스크 착용 및 거리두기 미흡 오후 9시 이후 호텔라운지 운영 및 이용자들이 마스크 미착용 외국인학교 행사를 호텔에서 하면서 마스크 미착용 상태로 대화하고 댄스 전국단위 동창회를 펜션에서 1박 2일로 진행 청소년 여름캠프 1박 2일 동안 강의, 노래, 식사 촬영스튜디오가 집합금지 대상이 아닌 점을 이용하여 예약을 받아 파티룸으로 운영 호텔 입구에 출입명부 미작성 호텔 카지노에서 많은 외국인들이 밀집한 채로 이용, 마스크 착용 미비 호텔에서 파티룸 이름 변경하여 예약 받아 운영
학교	비인가 대안학교에서 30여명이 마스크 미착용 상태로 단체생활 축구부 기숙에서 40여명이 마스크 미착용 상태로 단체생활

장소	내용
학원	강사가 마스크 미착용 상태로 강의 댄스학원에서 23명이 같은 공간에서 수업하고 탈의실도 동시에 사용 디자인학원에서 발열체크 미시행, 마스크 착용 미비 밀폐된 필라테스학원에서 환기 미비 방역수칙에서 정한 인원을 초과하여 수업 수강생 발열체크 및 거리두기 미흡 안마수련원에서 밀집하여 안마 연습 어학원 영어캠프에서 취식, 환기 안되는 좁은 교실에서 30여명씩 밀집하여 수업 재수학원이 스터디카페로 변경운영하면서 60여명이 밀집하여 수업, 저녁 식사 제공 체육학원에서 마스크 미착용 상태로 운동 및 대화 태권도학원 원생들이 음식 나눠먹음 학원이 오피스텔에 합숙소 운영
카페	많은 사람이 마스크 미착용 상태로 장시간(5~6시간 이상) 대화 밀폐된 키즈카페에서 아이들과 보호자가 마스크 미착용 스터디카페에서 대다수 이용자가 마스크 미착용, 주기적 환기 및 거리두기 미흡

신고사례를 보면 너무나 많은 사람들이 매우 다양한 상황에서 방역수칙을 위반한 것을 볼 수 있다. 방역수칙을 지키지 않는 사람들이 이렇게도 많고, 또 다양하니 코로나가 우리 생활의 모든 영역에서 전파되는 것이 너무나 당연하다는 생각이 든다. 그런 점에서 방역 당국과 문재인 정권이 코로나 사태를 조기에 해결하려는 의지가 과연 있기는 하는지 의심스럽다. 신규 확진자가 매일 수백 명씩 나오는 상황에서 이런 신고사례들을 계속 접하고 있었으니 만약 사태종식 의지가 확고했다면 전국을 대상으로 과감하게 3단계 거리두기를 2주 동안 철저하게 시행했어야 하는데 그렇게 하지 않았다. 중대본이 컨트롤타워 역할을 제대로 하지 않아서 한쪽은 방역을 위해서 거리두기를 지시하고 다른 한쪽은 경기활성화를 위해서 영화관람권이니 여행쿠폰을 뿌려댔다. 전국이 일일생활권인 나라에서 수도권과 비수도권의 사회적 거리두기 기준을 다르게 적용하는 것이 과연 합리적일까? 게다가 지자체마다 다른 기준을 제시하는 바람에 어느 것이 맞는지 질병관리청에 유권해석을 의뢰하는 해프닝이 벌어지기도 했다. 필자가 보기에는 방역 당국과 문재인 정권이 코로나

사태를 조기에 종식하려는 의지가 별로 없었던 것 같다. 의지가 있는 척 흉내만 냈을 뿐이고 방역관련 담당자들과 의료진, 그리고 전 국민을 쥐어짜기만 했을 뿐이다.

또한, 방역수칙 위반 사례들을 보면서 필자는 매우 당혹감을 느꼈다. 방역수칙을 철저하게 지키고 있는 상당수의 국민들은 그동안 자신이 바보였나 하는 생각이 들 것이다. 마치 옛날 고등학교 시절, 공부에 관심없는 껄렁한 애들이 야간자습을 빼먹고 도망을 가버리면 선생님은 항상, 교실에 남아서 열심히 공부하고 있는 학생들에게 왜 야간자습을 안 하고 튀었느냐며 잔소리를 하셨는데 그와 비슷한 상황이다. 정부와 방역당국이 K방역을 자랑질하느라 검사를 충분히 하지 않아서 그렇지, 만약 우리나라의 경제수준에 걸맞게 검사를 제대로 한다면 실제 양성률은 알려진 것보다 훨씬 더 높을 것이다.

상황이 이런데도 교회가 코로나 전파의 주범인지, 광복절 애국 집회 참석자들이 살인자로 매도당해야 하는지 묻고 싶다. 어쩌면 방역수칙을 제대로 지키지 않은 많은 사람들이 자신들의 면피를 위해서 희생양이 필요하던 차에 방역 당국이 깔아준 멍석에 냉큼 올라타서, 마치 자신들은 방역수칙을 철저하게 지키고 있는 척 마녀사냥에 열을 올린 것인지도 모르겠다.

그런데 왜 일부 교회는 방역수칙을 제대로 지키지 않을까? 방역 당국이 눈에 쌍심지를 켜고 예의주시하고 있는데 무슨 배짱으로 마스크도 안 쓰고, 하지 말라는 식사와 소모임을 하는지 이해가 안 된다. 대부분의 교회가 방역수칙을 철저하게 지키고 있음에도 불구하고, 일부가 저런 식으로 행동하는 바람에 어물전 망신을 꼴뚜기가 다 시킨 셈이다. 교단의 지도자들은 '선택과 집중'이라는 간단한 원리를 모르는 것일까? 대면예배를 사수하되, 그 외 모든 활동을 잠시 중단할 수는 없었던 것일까? 취할 것과 버릴 것을 구분하지 못하는 것인가?

어쩌면 야간자습을 빼먹고 도망간 학생들의 목표가 '대학 진학'이 아니었듯이, 방역수칙을 지키지 않는 일부 교회의 목표는 '세상의 빛과 소금'이 아닐 수도 있다. 목회자의 탈을 쓴 채 교인들을 미혹하고, 교회 전체를 비난의 대상이자 타도의 대상으로 만들려고 하는 불순한 목적을 가진 목사들이 있기 때문이다. 제1차 세계대전 당시 레닌은 조국보다 볼셰비키 혁명이 더 소중했기에 전쟁을 포기하고 독일과 휴전협정을 했듯이, 삯꾼 목사들은 예수님의 가르침보다 특정 이념이 더 소중하기에 교회가 내부적으로 스스로 해체되도록 유도하고, 외부의 공격을 유발하는 것이라고 생각한다. 특정 이념에 호도된 교수들로 채워진 많은 신학교에서 이런 삯꾼 목사들을 양성하기 시작한지가 벌써 오래된 것 같다. 개신교 신자가 아닌 대부분의 국민들이 이단인 신천지와 정상적인 교회를 구분하지 못하듯이, 상당수의 개신교인들도 삯꾼 목사와 참된 목자를 구분하지 못하기에 모든 교회가 도매금으로 전 국민들로부터 비난의 대상이 되고 있는 것이다.

그러나 교회의 잘못과 별개로 방역 당국과 문재인 정권도 분명히 잘못이 있다. 코로나19의 전파를 막기 위해서 피해야 할 행위는 '예배' 자체가 아니라, 예배 후 '식사와 다과모임'이라고 제대로 알려주지 않았기 때문이다. (그래서 '방역'이 아니라 '종교탄압'을 의심하게 만들었다) 게다가 마스크 착용이 원천적으로 불가능한 목욕탕이나 예배보다 밀집도가 훨씬 더 높고 더욱 폐쇄된 공간인 클럽 등은 영업을 허용하면서, 예배는 마스크를 착용하고 거리를 띄워서 겨우 한 시간 남짓 하는데도 모이는 것을 금지하는 식으로 불합리한 방역정책을 만들었기 때문이다. 2020년 7월 17

일 방역 당국은, 교인 수가 9천여 명이나 되는 교회에서 확진 전 전파가능 시기의 감염자가 세 번이나 예배에 참석했지만 모든 교인이 마스크를 착용했기 때문에 추가 확진자가 전혀 발생하지 않았다면서 '마스크의 기적'을 홍보했다. 그리고 확진자와 좁은 차량에서 장시간 같이 있었던 동승자의 사례와 확진자가 7일간 입원한 병원의 의료진의 사례에서 마스크를 착용했기 때문에 추가 감염이 없었다면서, 마스크 착용은 나의 침방울(비말)이 다른 사람에게 전파되는 것을 막아주고 다른 사람의 침방울을 통한 감염으로부터 나를 보호할 수 있는 가장 효과적인 예방수단임을 강조했다. 그런데 마스크를 착용하더라도 대면예배는 금지라니 이런 자가당착이 없다.

백신 거지 대한민국

이은혜

다른 나라의 백신접종 상황

2021년 4월 29일 현재 Our World in Data에 의하면 전 세계 202개국 중 코로나19 백신을 접종하고 있는 국가는 197개국이다. 한편, 2020년 국내총생산(GDP) 기준으로 경제대국은 미국, 중국, 일본, 독일, 영국, 인도, 프랑스, 이탈리아, 캐나다, 한국 순이다(MBC 뉴스. 2021. 4. 21). 10대 경제대국과 비교할 때 한국의 코로나19 백신 1회 이상 접종률 순위는 그다지 이상하게 보이지 않는다[그림 1].

그런데 일본의 백신접종률은 의외다. 경제대국이면서 우리보다 백신접종률이 낮은 국가는 일본이 유일하다. 일본은 애초에 1억 4,400만 회분을 확보(계약)했는데 공급받기로 한 백신에는 아스트라제네카 백신 6,000만명분과 모더나 백신 2,000만명분이 포함되어 있다. 그런데 둘 다 일본에서는 아직 승인 심사 중이어서 당장 접종 가능한 것은 화이자 백신뿐이다(한국일보. 2021. 4. 18). 일본은 2월 17일부터 화이자백신접종을 시작했으나 공급이 지연되면서 접종 계획에 차질을 빚고 있었다. 그러나

2021년 4월 스가 요시히데 총리가 미일 정상회담 후 미국 기업인 화이자의 최고경영자와 접촉하여 백신을 추가로 확보하는데 성공했다.

[그림 1] 전 세계 10대 경제대국의 코로나19 백신 1회 이상 접종률(Our World in Data 2021. 4. 29)

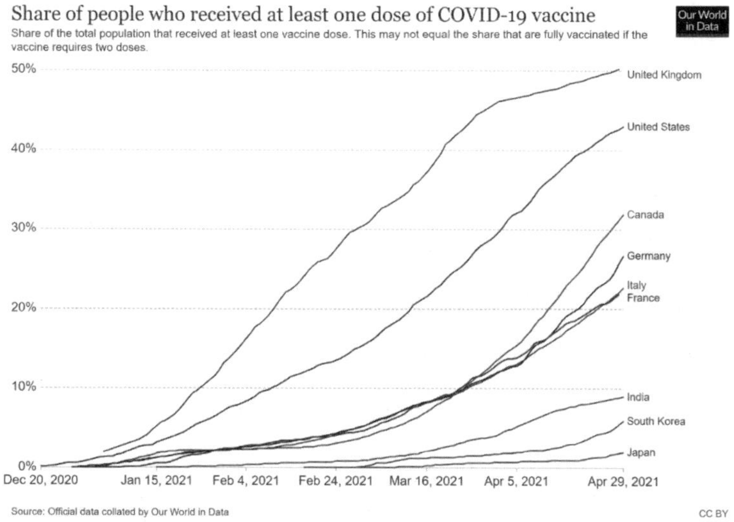

(중국은 자료 미제출)

한편, GDP 기준 10개국 말고 비교대상을 늘려서 보면 우리의 코로나19 백신접종 성적표는 경제대국의 위상에 걸맞지 않게 매우 초라하다. 인구 100명당 누적 백신접종자 수가 겨우 6.35명에 불과하며 OECD 37개국 중 일본과 뉴질랜드 다음으로 35위, 전 세계 197개국 중에는 무려 116위를 차지했다[(Coronavirus (COVID-19) Vaccinations-Statistics and Research-Our World in Data)]. 참고로, 우리 바로 뒤의 국가 10개는 피지 6.25명, 오만 6.18명, 적도 기니 5.38명, 방글라데시 5.24명, 통가 5.08

명, 에쿠아도르 4.88명, 뉴질랜드 4.82명, 페루 4.6명, 자마이카 4.57명, 말레이지아 4.39명이다. 그 중 상당수는 별로 들어본 적도 없는 국가들이다.

일본은 앞에서 이야기했고, OECD 국가인 뉴질랜드가 인구 100명당 4.82명에게만 백신을 접종하여 124위에 머물렀는데 이것은 이상한 일이 아니다. 뉴질랜드는 대만(0.23명, 185위)과 함께 코로나19 방역의 모범국가이고, 우리보다 확진자(2021년 4월 1일 기준 인구 백만 명당 500명 vs. 2,020명)와 사망자(5명 vs. 34명)가 훨씬 더 적기 때문에 백신접종이 시급하지 않다. 좀 더 기다렸다가 효과성과 안전성이 확실하게 증명된 백신을 선택하여 접종을 시작해도 늦지 않은 것이다. 따라서, 최근 신설된 청와대 방역기획관 예정자가 말한 "백신이 급하지 않은" 나라에 해당하는 것이 바로 대만과 뉴질랜드다. 대만은 중국 우한에서 코로나19 환자가 최초로 보고된 바로 그날부터 중국 유입을 철저하게 차단한 결과, 2021년 4월 1일 기준으로 확진자가 인구 백만명 당 43명, 사망자는 0.4명에 불과하다.

사망자 규모라는 '수치'만 놓고 본다면 우리나라도 "백신이 급하지 않은" 나라에 속한다고 할 수 있다. 그러나 '현실'은 그렇지 않다. 코로나19는 메르스와 완전히 다른 감염병임에도 불구하고, 메르스 때처럼 코로나19 신규 확진자를 0명으로 만들어야 한다는 실현 불가능한 방역 목표를 달성하기 위해서 전 국민이 '고난의 행군'을 강요당하고 있기 때문이다. 종교의 자유와 집회의 자유 등 국민의 기본권이 심각하게 침해를 당하고, 안면인식정보와 QR코드 등을 통해 개인의 사생활이 완전히 노출되고, 학생들이 정상적인 교육을 받지 못하고, 가장 현실적으로 자영업자들의 생계가 위협받고 있다는 점에서 우리는 백신도입이 '매우 시급한' 나라다. 그동안 문재인 정부가 국민을 통제할 목적으로 코로나19의 위험성을 과장해온 것이 부메랑으로 돌아온 셈이다. 이제는 상당수의 국민이 '시급한' 백신문제를 해결하지 못하는 문재인 정부의 무능함을 깨닫고 있는 중이다.

[그림 2] OECD 포함 주요 국가의 코로나19 사망자 및 누적 백신접종자 규모
(Our World in Data 2021. 4. 30)

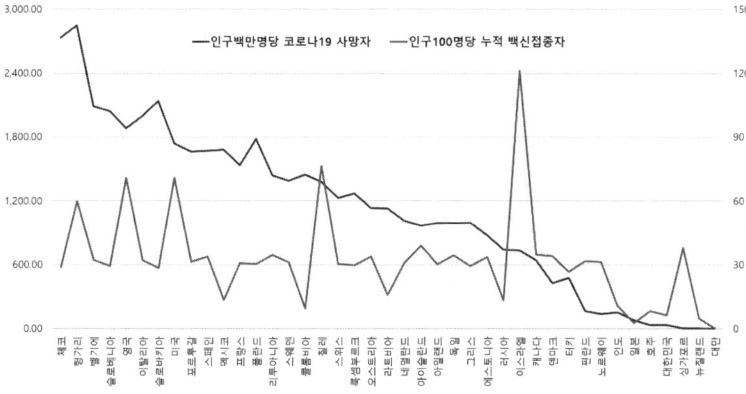

OECD 국가들의 인구 대비 백신접종자 수는 대체로 비슷하지만 그 중 이스라엘은 군계일학이다[그림 2]. 이스라엘은 사망자 규모를 감안할 때 백신접종이 상대적으로 '시급한' 국가가 아님에도 불구하고 백신접종 완료율이 가장 높다. 인구가 천만 명 정도에 불과한 것이 요인 중 하나겠지만 벨기에와 비교해보면 단지 인구가 적어서 백신접종률이 높은 것은 아님을 알 수 있다. 벨기에는 이스라엘과 인구 규모가 비슷하지만 코로나 사망자가 훨씬 더 많음에도 불구하고 백신접종률은 이스라엘보다 훨씬 더 낮기 때문이다. 인구 대비 코로나19 사망자 규모가 매우 작아서 백신접종이 급하지 않은 국가들 중 2021년 4월 30일 기준으로 백신접종률이 가장 높은 것은 싱가포르다. 이스라엘과 싱가포르의 공통점은 국

가수반인 총리가 직접 협상에 나서서 백신을 구해왔다는 것이다. 한편, 미국과 영국은 개발 및 생산국이어서 백신접종자 수가 꽤 많은 편이지만 사망자 규모를 감안할 때는 아직 많이 부족한 상황이다. 러시아도 스푸트니크 V 백신을 자체적으로 개발 및 생산하는 국가이지만 사망자 규모 대비 접종률은 매우 낮은 편이다. 그 외에 인구 대비 접종자 수가 적는 나라는 라트비아(15.72명), 맥시코(13.46명), 콜롬비아(인구 100명당 9.48명)인데 우리는 6.35명으로 콜롬비아보다도 더 적고, 사망자 수가 비슷한 호주(8.28명)보다도 적다.

칠레가 백신접종을 상당히 많이 한 것이 특이한데 중국 백신인 시노백(Sinovac)을 85.5퍼센트 사용하고 화이자 백신을 14.4퍼센트 사용했다[Coronavirus(COVID-19) Vaccinations-Statistics and Research-Our World in Data]. 화이자 백신이 14.4퍼센트에 불과하지만 우리나라보다 화이자 백신을 훨씬 더 많이 공급받았다. 전 세계적인 백신확보 전쟁에서 반도체 강국이자 세계 10위의 경제대국인 한국이 포도나 와인 같은 농산물 수출국인 칠레보다도 더 못하다니 이해가 안 된다. 헝가리도 백신접종률이 꽤 높은데 모더나, 화이자, 아스트라제네카도 있지만 공급물량을 감안할 때 중국 백신인 시노팜(Sinopharm)과 러시아 백신인 스푸트니크 V를 주로 사용한 것으로 보인다.

OECD 국가들은 주로 화이자, 모더나, 아스트라제네카, 존슨앤존슨(=얀센) 백신을 사용했다[표 1]. 가격적인 장점($4) 때문인지 전 세계적으로 가장 많은 물량이 선구매된 것은 아스트라제네카 백신이다. 미국 3억회 분, 일본 1.2억회 분, 영국 1억회 분 등 선진국에서도 상당한 물량을 선구매한 것으로 추정된다. 반면에 화이자는 $19.5, 모더나는 $32~47로 추정되는데 화이자는 유통과 보관에 -70도의 특수 냉동시설이 필요

[표 1] OECD 국가 인구 100명 당 누적 접종자 수와 사용한 백신명

(Our World in Data 2021. 4. 30)

구분	접종자	사용한 백신명
이스라엘	121.24	Moderna, Pfizer/BioNTech
칠레	76.47	Sinovac, Pfizer/BioNTech
미국	70.97	Johnson&Johnson, Moderna, Pfizer/BioNTech
영국	70.91	Moderna, Oxford/AstraZeneca, Pfizer/BioNTech
헝가리	59.98	Sinopharm/Beijing, Sputnik V, Moderna, Oxford/AstraZeneca, Pfizer/BioNTech
아이슬란드	38.99	Moderna, Oxford/AstraZeneca, Pfizer/BioNTech
캐나다	34.79	Moderna, Oxford/AstraZeneca, Pfizer/BioNTech
리투아니아	34.67	Johnson&Johnson, Moderna, Oxford/AstraZeneca, Pfizer/BioNTech
독일	34.34	Moderna, Oxford/AstraZeneca, Pfizer/BioNTech
덴마크	34.12	Moderna, Oxford/AstraZeneca, Pfizer/BioNTech
스페인	33.92	Johnson&Johnson, Moderna, Oxford/AstraZeneca, Pfizer/BioNTech
오스트리아	33.91	Johnson&Johnson, Moderna, Oxford/AstraZeneca, Pfizer/BioNTech
에스토니아	33.74	Moderna, Oxford/AstraZeneca, Pfizer/BioNTech
벨기에	32.26	Johnson&Johnson, Moderna, Oxford/AstraZeneca, Pfizer/BioNTech
이탈리아	32.12	Johnson&Johnson, Moderna, Oxford/AstraZeneca, Pfizer/BioNTech
핀란드	31.71	Moderna, Oxford/AstraZeneca, Pfizer/BioNTech
포르투갈	31.41	Moderna, Oxford/AstraZeneca, Pfizer/BioNTech
노르웨이	31.37	Moderna, Oxford/AstraZeneca, Pfizer/BioNTech
스웨덴	31.12	Oxford/AstraZeneca, Pfizer/BioNTech
프랑스	30.77	Johnson&Johnson, Moderna, Oxford/AstraZeneca, Pfizer/BioNTech
네덜란드	30.73	Johnson&Johnson, Moderna, Oxford/AstraZeneca, Pfizer/BioNTech
스위스	30.39	Moderna, Pfizer/BioNTech
폴란드	30.31	Johnson&Johnson, Moderna, Oxford/AstraZeneca, Pfizer/BioNTech
아일랜드	30.12	Moderna, Oxford/AstraZeneca, Pfizer/BioNTech
룩셈부르크	29.79	Moderna, Oxford/AstraZeneca, Pfizer/BioNTech
그리스	29.51	Moderna, Oxford/AstraZeneca, Pfizer/BioNTech
슬로베니아	29.38	Oxford/AstraZeneca, Pfizer/BioNTech
체코	28.82	Johnson&Johnson, Moderna, Oxford/AstraZeneca, Pfizer/BioNTech
슬로바키아	28.41	Pfizer/BioNTech
터키	26.76	Sinovac, Pfizer/BioNTech
라트비아	15.72	Johnson&Johnson, Moderna, Oxford/AstraZeneca, Pfizer/BioNTech
멕시코	13.46	CanSino, Sinovac, Sputnik V, Oxford/AstraZeneca, Pfizer/BioNTech
콜롬비아	9.48	Sinovac, Pfizer/BioNTech
호주	8.28	Oxford/AstraZeneca, Pfizer/BioNTech
대한민국	6.35	Oxford/AstraZeneca, Pfizer/BioNTech
뉴질랜드	4.82	Pfizer/BioNTech
일본	2.76	Pfizer/BioNTech

(■ 색상은 중국과 러시아 백신)

하므로 전체 비용은 모더나와 큰 차이가 없을 수도 있다. 아스트라제네카 백신의 혈전 부작용이 논란이 되고 있는데 OECD 국가 중 아스트라제네카 백신을 전혀 사용하지 않는 국가는 미국, 이스라엘, 스위스, 슬로바키아, 뉴질랜드, 일본이다(조금 다른 내용이지만, 부작용 논란이 많은 아스트라제네카 백신이 시장에서 퇴출되지 않고 여전히 사용되고 있는 것은 문제의 소지가 있어 보인다. 게다가 광우병 사태 당시 '뇌송송 구멍탁'의 '가능성'만으로 미국산 쇠고기 수입을 극렬하게 반대했던 그 많던 시민단체들은 다들 어디로 사라졌는지 모르겠다. 다시 일본으로 돌아가서). 앞에서 말했듯이 일본 총리는 국민들에게 논란의 여지가 없는 안전한 백신을 제공하고자 화이자 CEO와 직접 컨택해서 백신을 확보했다(아스트라제네카 백신만큼은 아니지만 화이자나 모더나 백신 역시 부작용 논란에서 완전히 자유롭지는 않다. 인류가 처음 사용하는 새로운 형태의 백신인데다, 3상까지는 결과가 나왔지만 아직 임상시험이 완전히 종료된 것은 아니기 때문이다). 이에 비해서 문재인 대통령은 본인이 직접 나서기는커녕 이재용 삼성 부회장의 개인적인 인맥에 빌붙더니 이제는 '백신 스와핑' 타령이나 하고 있다. 한편 OECD 국가 중 아직 제대로 된 임상시험 결과가 발표되지 않은 중국이나 러시아 백신을 사용한 것은 칠레, 헝가리, 터키, 멕시코, 콜럼비아다.

OECD 비회원국들은 주로 중국이나 러시아 백신을 국민들에게 제공했다[표 2]. 정권이 무능하면 '국민이 개고생'이라는 말은 전 세계 공통인 것 같다. 대체로 아프리카와 중남미 국가들은 중국 백신을, 구 소련연방이나 동유럽 국가들은 러시아 백신을 사용했다. 중국 백신과 러시아 백신을 같이 사용하거나, 여기에 아스트라제네카나 화이자같은 서방 백신을 같이 사용하는 국가도 많았다. 한편, 인도는 아스트라제네카 백신의 최대 생산국인데 별도로 코백신(Covaxin)을 자체 개발하여 자국민들에게 접종하고 있다.

[표 2] 비 OECD국가에서 접종하는 코로나19 백신의 종류(Our World in Data 2021. 4. 30)

백신명	국가명
스푸트니크	러시아, 아르메니아, 벨라루스, 카자흐스탄, 시리아, 알제리, 기니, 베네수엘라, 파라과이
스푸트니크+서방 백신	이란, 케냐, 튀니지, 산마리오, 니카라과이
시노백, 시노팜	중국, 아제르바이잔, 키르키즈스탄, 카메룬, 적도기니, 가봉, 모리타니아, 모잠비크, 니거, 세네갈, 짐바브웨
시노백, 시노팜+서방 백신	홍콩, 마카오, 필리핀, 태국, 캄보디아, 말레이지아, 인도네시아, 몰디브, 스리랑카, 세이셸, 네팔, 이라크, 요르단, 우크라이나, 북사이프러스, 이집트, 모로코, 나미비아, 소말리아, 도미니카공화국, 페루, 브라질, 우루과이, 에쿠아도르, 엘살바도르
스푸트니크+시노백, 시노팜, 카시노	파키스탄, 콩고, 라오스, 몬테네그로
스푸트니크+시노백, 시노팜+서방 백신	몽고, 알바니아, 보스니아, 세르비아, 레바논, 바레인, UAE, 리비아, 아르헨티나, 볼리비아
코백신+서방 백신	인도

서방 백신= 아스트라제네카, 화이자

한국의 초라한 백신접종 성적에는 또 다른 문제가 있다. 백신접종이 '완료'된 인구비율이 0.4퍼센트에 불과하여 OECD 국가 중 최하위라는 것이다[그림 3]. 일본과 뉴질랜드는 인구 100명당 백신접종자 수는 우리보다 적지만(2.76명, 4.82명 vs. 6.35명), 백신접종을 완료한 비율은 각각 0.8퍼센트와 1.2퍼센트로 우리보다 각각 두 배, 세 배가 많다. 여기에서 문재인 정부와 방역 당국의 '꼼수'를 볼 수 있다. 백신접종자 수를 '부풀리기' 위해서, 그리고 백신접종을 하고 있다는 것을 국민들에게 '보여주기' 위해서 2차 접종을 제때에 하지 않고 그 물량으로 다른 사람에게 1차 접종을 하고 있는 것이다. 그 결과 1회 이상 백신접종률은 5.05퍼센트인데 비해서 백신접종 완료율은 0.4퍼센트에 불과하다. 반면에 일본은 1회 이상 백신접종률이 1.80퍼센트, 뉴질랜드는 3.58퍼센트에 불과하지만 백신접종 완료율은 우리보다 더 높다. 한편, 호주는 2021년 3월 13일 이후로 자료를 제출하지 않고 있는데 3월 12일의 1회 이상 접종률이 0.53퍼센트였고, 같은 날 일본은 0.18퍼센트, 한국은 1.14퍼센트였다. 참고로,

2021년 4월 1일 기준으로 호주의 확진자 수는 인구 백만명 당 1,140명으로 우리보다 적고, 사망자 수는 35명으로 우리와 비슷하다.

국내 백신 개발 노력

세계 10위의 경제대국인 우리나라가 어쩌다가 이렇게 '백신 거지'가 되었을까? 그 답을 방역 당국의 정례브리핑 자료에서 찾을 수 있다. 결론부터 말하자면, 문재인 정권이 백신에 대해서 아무 것도 하지 않은 것은 아니다. 계획도 세우고 나름대로 노력도 했지만 우리의 능력을 현실적으로 냉정하게 파악하지 못했고, 주요 백신연구의 물 밑 흐름을 제대로 파악하지 못했다. 이스라엘은 모사드의 첩보작전을 통해서 유력 백신에 대한 정보를 확보한 것이 주효했고, 그 결과 2021년 4월 29일 현재 백신접종 완료율이 약 60퍼센트에 달한다[그림 3].

[그림 3] OECD 국가 백신접종 완료 인구 현황(Our World in Data 2021. 4. 29)

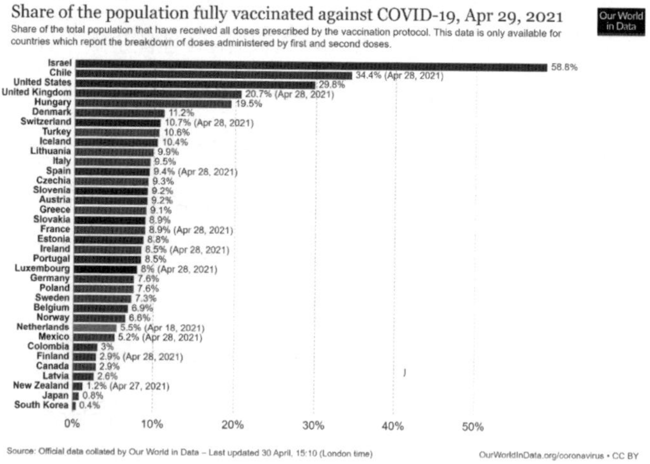

(호주는 자료 미제출)

[표 3] 백신관련 질병관리청의 발표 내용(질병관리청)

발표일	개발 관련	도입 관련
'20. 04. 02.	「백신실용화기술개발사업」단장 연세대학교 성백린 교수 선정	
04. 07.	국립보건연구원, 바이러스유사체 기반 백신후보물질 제작 성공	
04. 17.	민관합동 코로나19 치료제·백신개발 「범정부 실무추진단」 발족	
04. 24.	코로나19 치료제·백신개발 「범정부 지원단」 제1차 회의	
06. 19.	범정부 실무추진위원회, 코로나19 백신 개발기업(SK바이오사이언스) 현장방문	
06. 29.		백신도입 전담반(TF) 운영
06. 30.		코백스 퍼실리티 가입의향서 제출
07. 04.	코로나19 치료제·백신 등 연구개발 투자 강화 예산 1,916억원 집행 예정	
07. 21.		아스트라제네카(AZ)-SK바이오사이언스 구매의향서(Letter of Intent) 체결
08. 13.	국내백신 개발 관련 진행상황 보고	노바백스 구매의향서 체결
08. 21.	코로나19 치료제·백신 개발 범정부지원위원회 개최	
08. 27.		관계부처 합동회의- 머크
08. 28.		관계부처 합동회의- AZ, 화이자, 모더나
09. 15.		국무회의, 「백신 확보 기본방향」 발표-3천만명분 우선확보 예정
10. 09.		코백스 퍼실리티 약정체결 및 선급금 850억 지급완료 (총 1천만달러 지급예정)
10. 14.		관계부처 합동회의- 얀센
11. 24.	합성항원 백신(1건 1상) 및 DNA백신(2건 중 1건 1/2a상) 임상시험 승인	
11. 26.		관계부처 합동회의- 글락소스미스클라인(GSK)
11. 30.		AZ 계약체결. 얀센 및 화이자 구매약관 서명. 모더나 공급확약 확보
12. 08.		범정부위원회, 국무회의 「백신확보 전략」 발표
12. 09.	DNA백신(2건 중 1건 1상) 승인(12. 04.)	
12. 18.		코로나19 백신확보현황 및 예방접종계획 발표
'21. 01. 11		코로나19 백신접종 준비상황 발표
02. 01.		코로나19 백신접종 준비상황 발표
02. 02.		코백스 화이자백신 특례수입 신청
02. 08.		백신수송 모의훈련(02. 01~03)
02. 09.		백신관련 가짜뉴스 엄정대응 방침
02. 24.	백신은 코로나19를 예방할 수 있는 가장 안전하고 효과적인 방법이라고 보도	
02. 26.		요양병원·시설 AZ백신접종시작(동의율 93.8%)
03. 22.		코로나19 예방접종피해조사반 중증사례 평가결과 발표

반면에 문재인 정부는 백신과 치료제를 국내에서 자체 개발하기로 계획을 세웠다[표 3]. 코로나 사태초기인 2020년 4월 2일 「백신실용화기술개발사업」 단장에 연세대학교 성백린 교수를 선정했고, 4월 17일 민관합동 코로나19 치료제·백신개발 「범정부 실무추진단」을 발족하여 같은 달 24일 첫 회의를 개최했다.

백신 자체 개발에 제넥신, SK바이오사이언스, 진원생명과학, 셀리드 등 여러 국내 기업이 뛰어들었다[표 4]. 그러나 [표 3]에서 보듯이, 범정부 실무추진위원회가 직접 방문하는 등 가장 전폭적인 지지를 받은 것은 SK바이오사이언스다. SK바이오사이언스는 2021년 연말을 목표로 자체 개발과 공동 개발을 동시에 추진 중이다. 자체 개발은 정부의 연구개발지원금으로 합성항원백신(NBP2001)을 개발하는 것이고 공동 개발은 빌 앤 멜린다 게이츠 재단(Bill & Melinda Gates Foundation), 빌게이츠 재단 글로벌 협력사들과 공동으로 다른 합성항원백신(GBP510)을 개발하는 것이다(질병청. 2020. 12. 18.). 이를 위해서 전염병대비혁신연합(CEPI)으로부터 약 2,369억원의 연구개발비를 지원받았으며, 개발에 성공하면 코백스 퍼실리티를 통해서 아프리카, 남미, 동남아시아 등의 저개발국에 공급할 예정이다.

그래서인지 빌 게이츠는 2020년 7월 문재인 대통령에게 서한을 보내서 게이츠 재단이 연구개발을 지원한 SK바이오사이언스가 백신 개발에 성공할 경우 2021년 6월부터 연간 2억 개의 백신을 생산할 수 있을 것이라며, 한국이 백신의 공평하고 공정한 보급을 위한 세계적 연대를 지지하는 것에 경의를 표했다. 또한, 한국 정부와 게이츠 재단이 공동으로 조성한 세계 공중보건 증진을 목표로 하는 '라이트 펀드'에 대한 출자 규모 확대할 예정이라고 밝혔다(연합뉴스 2020.7.26). 한편 김정숙 여사는 2020년 7월 국제백신연구소(International Vaccine Institute, IVI) 한국후원회 명예회장에 취임했는데 "코로나19 백신과 치료제의 균등한 분배는 국제사회의 최우선 목표'라며, "상생번영을 위해 지구촌 공동체가 한마음으로 연대해야" 하고, "대한민국 정부는 빈곤국과 개도국도 백신과 치료제의 혜택을 받을 수 있도록 노력할 것"이라고 했다(MBC 뉴스. 2020. 10. 13). 참고로, 국제백신연구소는 조국 전 법무장관의 딸 조민의 허위 입학서류와도 관련있는 곳이다. 조민이 고려대학교에 제출했던 입시서류 중에 'LGIVI(국제백신연구소) 사이언스 리더십 프로그램이 있는데 단순한 체험학습 프로그램을 인턴십으로 둔갑시켜서 제출했다(정경심 1심판결 재판부 설명자료. 서울중앙지방법원 형사 제25-2부).

[표 4] 국내 코로나19 백신 임상시험 승인 현황(질병청 2020. 12. 23)

관련 품목정보		내 용	승인일	향후계획
개발사	제품(플랫폼)			
제넥신	GX-19/GX-19N (DNA 백신)	1/2a상	'20.12.01	2b/3상('21년 상반기)
SK바이오사이언스	NBP2001 (합성 항원)	1상	'20.11.23.	2상('21년 상반기) 3상 ('21년 하반기)
진원생명과학	GLS-5310 (DNA 백신)	1/2a상	'20.12.04.	2b/3상('21년 하반기)
셀리드	AdCLD-CoV19 (바이러스 전달체 백신)	1/2a상	'20.12.04.	2b/3상('21년 하반기)

모더나와 화이자는 미국 회사이고, 아스트라제네카는 영국 회사다. (원래는 아스트라가 이케아처럼 스웨덴 회사였는데 상속세 70퍼센트를 현금으로 내기 위해서 상속자가 주식을 너무 많이 팔다보니 주가가 폭락해서 갖고 있는 주식을 모두 팔아도 상속세를 내지 못하게 되어 결국 영국 기업이 사들여서 아스트라제네카가 되었다. 이케아도 상속세를 피해서 스위스로 옮겼다) 미국과 영국 외에 백신을 개발했거나 노력 중인 국가들은 중국, 러시아, 쿠바, 이란 그리고 한국이 있다. 앞의 네 나

라들의 명백한 공통점은 '반미' 국가라는 점이다. 영국은 미국과 특수관계이자 전통적인 우방이므로 열외로 한다.

쿠바와 이란 등 반미 국가들은 소위, 미제국주의에 맞서기 위해서 미국 등 서구 국가에서 개발한 코로나19 백신을 사용하지 않고 자체 개발을 모색하고 있다. 쿠바는 구소련 붕괴와 미국의 경제봉쇄의 영향으로 의약품 수입이 거의 불가능해서 이미 오래 전부터 백신을 자체 개발해왔고, 의약품 수요의 약 80퍼센트를 허브나 약초로 해결하고 있다(약사공론. 2019. 7. 29). 쿠바는 코로나19 사태에서도 해외개발 백신을 수입하는 대신 자체 개발에 집중하고 있는데 아직 개발이 완료되지는 않았지만 임상시험의 일환으로 수도인 아바나 시민 170만 명에게 백신 후보인 '소베라나02'와 '압달라'를 투여할 계획이다(연합뉴스. 2021. 4. 24).

이란은 코비란(COV-Iran), 코파르스(COV-Pars), 파크라 등 세 가지 백신을 개발 중이다(헤럴드경제. 2021. 4. 25). 이란 국영기업이 생산하는 코비란은 중국 백신들과 마찬가지로 약하거나 죽은 바이러스를 이용하는 비활성화 백신인데 1, 2차 임상시험 결과는 공개되지 않았지만 3상 시험 착수와 동시에 대량 생산하여 자국민들에게 공급할 계획이다. 또한, 러시아의 스푸트니크 V, 한국산 아스트라제네카, 중국의 시노팜 백신을 들여와 접종을 시작했으며 인도와 쿠바의 백신도 향후 수입 예정이다.

또한, 쿠바와 이란은 코로나 백신개발에 협력하기로 했다. 쿠바의 '소베라나 02'의 임상시험을 위해 이란 파스퇴르연구소와 협력하기로 합의하고, 4월까지 이란 국민 5만명을 대상으로 임상시험을 하고, 결과가 좋으면 양국에서 백신을 생산할 계획이다. 이른바 '반미' 연대인 셈이다(세계일보. 2021. 1. 12).

그런데 우리보다 훨씬 과학 선진국인 일본조차도 적극적으로 시도하지 않는 백신개발을 문재인 정부가 시도한 것은 단순히 의학·바이오산업 육성이라는 순수한 의도로 보이지 않는다. 정치적인 목적 또는 경제적인 목적 또는 둘 다를 얻고자 한 것이 아닐까? 혹자는 이것을 '백신 주권'을 확보하기 위한 노력이라고 말하기도 한다. 그렇다면 일본, 독일, 프랑스, 캐나다 등 OECD 국가이자 전 세계 10대 경제대국들은 모두 '백신 주권' 확보에 별 관심이 없는 나라들이란 말인가?

해외개발 백신 도입 노력

정부 발표에 의하면 2021년 1분기(2~3월)부터 백신을 순차적으로 도입하여 11월 전에 백신접종을 완료하기로 목표를 세웠고, 백신 구매비용으로 약 1.3조원이 소요될 것으로 추정했다. 아스트라제네카 백신의 초도 물량은 SK바이오사이언스에서 위탁생산하는 것을 공급받기로 했다. 집단면역 위해서는 전체 인구의 60퍼센트인 3천만 명만 접종하면 되지만 불확실성을 고려하여 4,600만 명분(8,600만 회분)을 구매하기로 결정했다고 밝혔다(질병청. 2020. 12. 24). (그 당시에 백신접종 대상자를 인구의 60퍼센트로 설정한 근거는 감염재생산지수를 2.5로 가정했기 때문이다. 만약 감염재생산지수가 2로 낮아지면 접종 대상자도 인구의 50퍼센트로 감소한다. 2021년 1월 이후 감염재생산지수는 1 안팎이지만 코로나19처럼 무증상감염이 많은 경우는 감염재생상지수를 정확하게 산출하기 어렵다) 며칠 후 정부는 인구의 88.8퍼센트이자, 백신접종 가능인구(18세 이상)의 104.3퍼센트에 해당하는 물량인 3,600만 명분(6,600만 회분)의 구매계약을 체결 완료했으며, 추가로 1천만 명분(2천만 회분)의 계약을 진행 중이라고 발표했다[표 5](질병청. 2020. 12. 28).

그러나 4월 30일 기준으로 총 3,326,003명(6.5%)이 1차 접종을 받았고, 총 228,399명(0.4%)이 2차 접종을 완료한 상황이다. 총 3,782,801회분을 접종한 셈이다(질병청. 2021. 5. 1). 약 380만 회분이라 치면 약 190만 명이 접종을 완료할 분량이다. 2분기가 아직 두 달이나 남았지만 애초에 정부가 발표한 2분기 물량인 약 1천만 명분(개별구매 AZ 5백만명+얀센 200만 명+코백스 퍼실리티 330만 명)에 턱없이 부족하다. 문재인 정부가 '확보'했다고 발표한 백신은 어디에 있는지? 오고 있는 중인지? 공급자가 계약을 위반한 것인지? '확보'했다는 발표가 그저 희망사항이었는지? 지금이라도 백신공급 관련 의혹을 밝혀야 한다.

[표 5] 계약(예정) 백신별 공급 일정(질병청 2020.12.28)

구분		백신공급량		계약단계	1분기	2분기	3분기	4분기
		제품	공급량					
개별 기업 구매	바이러스 벡터	아스트라제네카	1천만명분	계약체결완료 (11.27)				
		얀센	600만명분	계약체결완료 (12.23)				
	mRNA	화이자	1천만명분	계약체결완료 (12.23)				
		모더나	1천만명분	계약서 검토중	(협의 중)			
COVAX Facility			1천만명분	계약체결완료 (10.9)				

문재인 정부가 백신 도입을 추진한 것은 백신 개발 논의보다 더 나중의 일이다[표 3]. '백신도입 TF(Task Force, 전담반)'가 2020년 6월 29일부터 운영되었으나 독립 기구가 아니라 코로나19 치료제·백신 개발 범정부 지원위원회의 비공식적인 산하 기구였다. 백신도입 TF는 민간전문가 2명 외에 보건복지부, 외교부, 식약처, 질병관리청, 과기부, 기재부 등 공무원 12명으로 구성되었으나 백신 전문가보다 공무원이 훨씬 더 많은 데다, 정부의 우선순위가 해외개발 백신 도입보다는 국내 자체개발이다 보니 구성원들이 적극적일 수가 없었던 것으로 생각된다. 2020년 12월

까지 17차례 회의를 열었지만 구성원과 회의록은 공개되지 않고 있다. 회의주제 정도만 공개되어 있는데 코백스 퍼실리티(COVAX Facility)에 대해서 논의한 것이 17회의 회의 중 무려 14회나 될 정도로 백신도입 논의는 거의 코백스 퍼실리티에 집중되었다.

[표 6] 백신도입 TF 회의 운영 현황(질병청 2020. 12. 18)

구분	일시	도입 관련
제1차 회의	06.29.	ㅇ 백신도입 TF 운영계획 및 역할 논의
제2차 회의	07.07.	ㅇ 해외 백신개발 및 규제 당국 동향 및 ㅇ 우선접종 권장대상자 선정 관련 절차 ㅇ COVAX 기술문서 초안 주요내용
제3차 회의	07.21.	ㅇ 해외 백신개발 및 규제 당국 동향 ㅇ WHO 의료품 및 백신 분배 초안 주요내용
제4차 회의	07.28.	ㅇ COVAX Facility 관련 GAVI 협의 안건 논의 ㅇ 개발 중인 백신에 대한 검토의견
제5차 회의	08.05.	ㅇ 해외 백신개발 및 규제 당국 동향, 국내 백신접종 전략 관련 ㅇ 개발 중인 백신에 대한 검토의견
제6차 회의	08.12.	ㅇ 해외 백신개발 및 규제 당국 동향 ㅇ 주요 기업 및 언론동향 및 CDA 검토 ㅇ COVAX Facility 관련 대응 방안
제7차 회의	08.19	ㅇ 해외 백신개발 및 규제 당국 동향, 개별 기업 협력 현황 ㅇ COVAX Facility 관련 대응 방안
제8차 회의	08.26	ㅇ COVAX Facility 관련 동향 및 대응 방안 ㅇ 백신 도입 관련 소요 예산(안) ㅇ 해외 백신개발 관련 동향 및 국내 확보 방안 ㅇ 해외 규제 당국 동향 ㅇ 백신접종 전략 관련 ㅇ 개발 중인 백신에 대한 검토의견
제9차 회의	09.02	ㅇ COVAX Facility 및 아스트라제네카 협의 동향 ㅇ 백신 도입 관련 소요 예산(안) ㅇ 백신접종 전략 / ㅇ 해외 규제 당국 동향 등
제10차 회의	09.04	ㅇ COVAX Facility 관련 ㅇ 백신 도입 협상 진행 현황 및 확보계획(안) ㅇ 해외 규제 당국 동향
제11차 회의	09.10	ㅇ COVAX Facility 관련 ㅇ 백신 도입 관련 소요 예산(안) ㅇ 해외 백신개발 관련 동향 및 국내 확보 방안 ㅇ 백신접종 전략 및 해외 규제 당국 동향
제12차 회의	09.16	ㅇ COVAX Facility 관련 ㅇ 백신 도입 관련 소요 예산(안) ㅇ 해외 백신개발 관련 동향 및 국내 확보 방안 ㅇ 백신접종 전략
제13차 회의	09.22	ㅇ COVAX Facility 구매약정서 검토 등

구분	일시	도입 관련
제14차 회의	10.21	ㅇ 해외 백신개발 관련 동향 및 국내 확보 방안 ㅇ 해외 규제 당국 동향 ㅇ 백신 선구매 검토 관련
제15차 회의	11.06	ㅇ 해외 백신개발 관련 동향 및 국내 확보 방안 ㅇ 해외 규제당국 동향 ㅇ COVAX Facility 백신 선택 관련
제16차 회의	11.16	ㅇ COVAX Facility 백신 선택 관련 ㅇ 해외 백신개발 관련 동향 및 국내 확보 방안 ㅇ 해외 규제 당국 동향
제17차 회의	12.16	ㅇ COVAX Facility 관련 ㅇ 해외 백신 도입 계획 및 계약 추진 현황

전담반의 업무는 해외 백신개발 동향, 코백스 퍼실리티 상황, 예산, 국내 확보방안 등을 검토하는 것이었는데 2020년 8월 백신 도입 관련 소요 예산을 논의하면서 난항에 빠졌다. 재난지원금을 지급하느라 기재부가 백신재정 확보에 난색을 표한데다, 과거 신종플루와 메르스 때 과감하게 백신을 도입했다가 중징계를 받은 경험이 있기 때문이다(중앙일보. 2020. 12. 23). 결국 복지부 예산 중 1,000억을 겨우 조달했으나 질병청과 복지부 간에 책임 떠넘기기가 계속되었다. TF가, 생산 2개월 전에만 주문하면 물량을 댈 수 있다'는 말만 믿고 상부에 그대로 보고한 결과, 박능후 보건복지부장관은 2020년 11월 17일 국회 보건복지위원회 전체회의에서 "(화이자와 모더나) 두 회사에서 우리에게 빨리 계약을 맺자고", "조급해 보이지 않으면서 가격을 합리적인 선으로 받아내기 위해 여러 가지 바게닝(협상)을 하고 있다"는 식의 발언을 하게 되었다.

그러나 예상과 달리 백신수급이 난항에 빠지면서 2021년 4월 2일 '범정부 백신 도입 TF'를 새롭게 구성했다. 새로운 TF는 팀장 아래에 백신 도입총괄(복지부), 실무지원(질병청), 신속허가·출하 승인(식약처), 원료수급 지원(산자부), 국제협력지원(외교부) 등 5개 분야로 구성되었는데 기존의 TF와 달리 보건복지부장관(팀장)을 위시하여 참여자들의 직급이 관계부처 처·청장과 차관으로 올라갔다(국민일보. 2021. 4. 26). 한 달도 안 되서 권덕철 보건복지부 장관이, 화이자 백신 4,000만 회분(2,000만 명분)의 구매계약을 추가로 체결했다고 발표했다(질병청. 2021. 4. 24). 기존 계약물량인 2,600만 회분과 추가로 계약한 4,000만 회분을 합해 총 6,600만 회분(3,300만 명분)이 공급될 예정이라는 것이다[표 7]. 그런데 현재까지 공급된 화이자 백신이 175만 회분밖에 안 되는 상황이라 정부 발표대로 6월 말까지 700만 회분, 3분기부터 5,900만 회분이 실제로 공급될지는 가봐야 알 수 있다. 이번에는 '양치기 소년'이 되지 않기를 바랄 뿐이다.

[표 7] 백신도입 현황 및 계획(질병청. 2021. 4. 24)

구분		총 계약물량	기도입	도입 예정		
				~2분기	3분기	4분기
합계(누적)		19,200만	387만	1,809만	약 1억	약 1.9억
아스트라제네카		2,000만	157.4만	700만	약 8천만	약 9천만
화이자		6,600만	175만	525만		
코백스	아스트라제네카	2,000만	43.2만	166.8만		
	화이자		11.7만	29.7만		
노바백스, 모더나, 얀센		(노)4,000만 (모)4,000만 (얀)600만	-	(271만, 협의중)		

이처럼 '백신도입 TF'를 '코로나19 치료제·백신 개발 범정부 지원 위원회'의 산하에 둔 것과, '백신도입 TF'와 '범정부 백신도입 TF'의 위상 차이 즉, 목표 설정의 오류와 컨트롤 타워의 부재가 전 세계 10위의 경제대국인 한국을 '백신 거지'로 만든 핵심 원인이라고 생각한다. 코로나19처럼 변이가 흔한 RNA 바이러스에 대해서 백신접종으로 집단면역이 가능할지, 새로 개발된 백신이 안전할지는 아직 불확실하다. 그러나 국민을 보호하려는 정부라면 이런 논란들과 별개로 백신을 제때에 충분하게 확보했어야 했다.

그러면 백신도입 TF가 주로 논의했다는 코백스 퍼실리티(COVID-19 Vaccine global Access Facility)란 무엇인가?

코백스 퍼실리티는 세계보건기구(WHO)가 주도하여 감염병혁신연합(Coalition for Epidemic Preparedness Innovations, CEPI)과 세계백신면역연합(Global Alliance for Vaccines and Immunization, GAVI)을 중심으로 2020년 7월에 탄생한 연합체다. WHO는 총괄, CEPI은 백신개발, GAVI는 백신 공급을 담당한다. 목적은 코로나19 백신을 전 세계에 '평등'하게 공급하는 것이며, 구체적으로 2021년 말까지 코백스 참여국 인구의 20퍼센트(20억회분)에게 백신을 공급하는 것이 목표다. 미국을 제외한 189개국이 참가하고 있는데 참가국의 성격은 두 종류다. 한국을 포함한 고소득 국가 98개국은 선입금 내고 백신을 공동구매하는 자부담 참여국(Self-Financing Participant, SFP)이고, 북한을 포함한 저소득 국가 92개국은 선구매 공약(Advanced Market Commitment, AMC)에 속해 있다. 공식적인 참여 업체는 아스트라제네카와 화이자이며, 아스트라제네카는 인도산(Serum Institute of India)과 한국산(SK바이오사이언스)이 있다. 우리나라도 코백스 퍼실리티를 통해서 국산 아스트라제네카 43.2만 회분과 화이자 11.7만 회분을 공급 받았다[표 7].

그런데 위키백과에 의하면 2021년 2월 3일 기준으로 한국은 국산 아스트라제네카 백신을 약 260만 회분 공급받은 것으로 나와있는데 질병청의 발표와 상당한 차이가 있다. 한편, 북한은 인도산 아스트라제네카를 약 200만 회분 공급받은 것으로 되어 있다. OECD 37개국 중 코백스 퍼실리티에서 백신을 공급받은 국가는 멕시코(한국산 AZ 6,472,800회분), 한국(한국산 AZ와 화이자 2,713,800회분), 콜롬비아(한국산 AZ와 화이자 2,670,600회분), 캐나다(한국산 AZ 1,903,200회분), 칠레(한국산 AZ 957,600회분), 뉴질랜드(한

국산 AZ 249,600 회분)가 있다. [표 2]에서 보면 아시아, 아프리카, 남미, 동유럽의 개도국이 아스트라제네카나 화이자 백신을 접종하고 있는데 그 출처가 바로 코백스 퍼실리티다. 그리고 개도국에서 접종되는 중국 백신도 코백스 퍼실리티를 통한 것으로 추정된다. 그러나 러시아 백신과 코백스 퍼실리티의 연관성은 확실하지 않다. 코백스 퍼실리티는 값비싼 신기술 백신보다는 값싼 백신에 주로 의존하고 있다(백신을 지정하면 $3.5달러, 지정하지 않으면 $1.6에 공급). 자부담 참여국의 분담금 외에 게이츠 재단이 후원하고 있으나 자금과 백신을 충분하게 확보하지 못해서 실패할 가능성이 높다. 실제로 2021년 4월 1일 게브레예수스 WHO 총장은 백신 제조 및 보유국들에게 빈곤국 지원을 위해 1천만 회분의 코로나19 백신 기부를 긴급 요청했다(뉴스핌. 2021. 4. 2).

문재인 정부의 코로나19 대응 1년 평가

박은철

세계보건기구(World Health Organization, WHO)는 2020년 1월 30일에 코로나19 유행을 '국제공중보건위기사태(Public Health Emergency of International Concern, PHEIC)'로 선포했고, 3월 11일에는 코로나19에 대해 '세계적 유행(팬데믹)'을 선포했다. 팬데믹 선포는 1968년 홍콩독감과 2009년 신종플루에 이어서 역대 세 번째다.

코로나19가 세계적으로 유행하게 된 배경은 1)무증상 상태에서도 전파가 가능한 점, 2)항공산업 등의 발전에 힘입어 국가 간 교류가 활발해짐에 따라 사람들의 이동이 2003년 사스 때보다 네 배나 증가한 점, 3)과학적 근거에 의한 대응보다 정치 논리가 앞선 것 등이 있다. 그중에서 가장 영향력이 컸던 것은 '방역'이라는 과학의 분야에 '정치'가 개입한 것이라고 할 수 있다. 이에 대한 예시는 다음과 같다. 첫째, 중국은 2019년 말에 '우한폐렴'이라고 불렸던, 우한 지역에서 발생한 신종 호흡기 감염병에 대한 보고를 은폐 또는 축소했다. 신종감염병은 새로운 미지의 감염병에 대해 증거를 확보하면서 대응해야 하는데 최초 발생국인 중국은 증거를 빠르게 확보하기 위한 기회를 잃게 했다. 둘째, 테드로스 아드하

놈 WHO 사무총장은 친중국적 행보로 일관하면서 국제공중보건위기사태와 팬데믹 선포를 지연했다. 셋째, 일본은 2020년 도쿄 올림픽을 앞두고 코로나19 대응에 미온적이었다. 넷째, 미국은 2020년 말에 있을 대통령 선거를 염두에 둔 트럼프 대통령의 정치적 행보로 인해 코로나19의 최대 피해국이 되었다. 다섯째, 한국은 2020년 4·15 총선과 중국 시진핑 주석의 방한 등을 고려하여 중국발 입국 제한조치를 뒤늦게, 그것도 후베이성발에 국한하여 실시했다[박은철, "신종감염병의 선진적 관리를 위한 제언", 『보건행정학회지』 31(1): 1-3, 2020].

코로나19는 하나의 역사적 모멘텀(momentum)이다. 코로나19는 인류의 역사를 바꾸고 있다. 코로나 이전의 세상과 이후의 세상은 확연히 달라졌고, 달라질 것이다. 코로나 사태는 비대면 체제로의 전환, 질병 양상의 변화, 4차 산업혁명의 급속한 진전 등 수 많은 변화들을 불러오고 있다.

코로나19는 정치에도 큰 영향을 미치고 있다. 예를 들어, 대통령 업무 수행에 대한 부정적 평가는 코로나 확진자 수와 상관관계가 높았다. 이로 인해 2020년 코로나 1차 유행이 잦아들던 4월 15일 치러진 제21대 국회의원 선거는 여당의 압도적 승리로 종결되었다. 코로나19의 최대 피해국인 미국은 현직 대통령인 트럼프 후보에게 예상보다 큰 패배를 안겨주었다.

국내 코로나 최초 발생 1년여가 지난 시점에 이 글을 통해서 그동안 한국의 코로나 대응을 평가하고자 한다. 아직 코로나가 진행 중이므로 최종 평가는 아니지만, 현 시점에서의 평가가 앞으로의 코로나19 대응에 긍정적인 영향을 주기를 바란다.

한국의 대응 수준

한 국가의 코로나19 대응 성적은 다양한 지표로 평가할 수 있다. 확진자 수는 확진검사의 접근도에 따라 크게 달라질 수 있으므로 확진자보다는 사망자 수로 평가하는 것이 더 타당하며, 나라마다 인구가 다르므로 인구 백만 명당 사망자수로 평가하는 것이 합리적이다.

코로나19 발생 1년 이상이 경과한 시점에서 한국의 대응 성적은 어느 국가군과 비교하느냐에 따라 극명하게 달라진다. OECD 국가 중에서 비교할 경우 37개국 중 2위이지만, 비교 대상을 전 세계 국가로 넓히면 226개 국가·지역 중 73위이고, 아시아 33개국 중에서는 19위에 그친다 [표 1].

[표 1] 국가별 인구 백만 명당 사망자 수(2021. 3. 7)

순위	OECD(37개국)		아시아(33개국)		전 세계(225개국)	
	국가	백만 명당 사망자 수	국가	백만 명당 사망자 수	국가	백만 명당 사망자 수
상위 1	뉴질랜드	5.4	캄보디아	0.0	캄보디아	0.0
2	대한민국	31.9	동티모르	0.0	생바르텔레미	0.0
3	호주	35.6	라오스	0.0	도미니카	0.0
			19. 대한민국	29.8	73. 대한민국	31.9
하위 3	벨기에	1,919	카자흐스탄	180.5	체코	2,028
2	슬로베니아	1,992	키르기르스탄	221.0	산마리노	2,239
1	체코	2,028	폴리네시아		지브롤터	2,874

한국의 코로나19 대응

1. 중국발 입국 제한 조치 미흡으로 인한 1차 유행(2020. 2. 21~4. 1)

2019년 11~12월 중국 우한시를 중심으로 발생한 코로나19는 중국과 교류가 많은 국가들 위주로 퍼져 나갔다. 최초 확진자 발생일이 2020년 1월 13일 태국, 1월 14일 일본, 1월 20일 한국의 순이었다. 1월 9일 WHO는 당시 우한폐렴으로 불리던 이 감염병의 증상이 2003년에 유행했던 중증급성호흡기증후군(SARS, 사스)과 유사한 코로나 바이러스(SARSCoV-2. 2020년 2월 11일 국제바이러스분류위원회에서 명명)에 의해 유발된다는 것을 파악하였고, 이에 많은 국가들이 사스에 준하는 방역 조치를 취하였다.

국내 코로나19 첫 확진자는 2020년 1월 20일 나왔다(중국인). 한 달여 지난 2월 21일까지 100명이 넘는 확진자가 발생했으며, 2월 29일 국내 신규 확진자가 813명으로 1차 정점을 보였으며, 확산 추세는 4월 1일까지 지속되었다. 대구·경북지역을 중심으로 발생한 1차 유행은 한국의 중국 입국조치의 미흡한 초기 대응에 기인하였다.

국내 누적 확진자가 19명이던 2020년 2월 2일, 총리 주재 회의에서 '중국발' 여행객의 입국 금지조치가 결정되었다. 그런데 불과 몇 시간 동안 무슨 일이 있었는지 공식 발표는 2월 4일부터 중국 '후베이성발' 여행객만 입국을 금지하는 것으로 한정되었다. 일본도 한국과 같은 수준의 입국 금지조치를 취했는데, 양국의 미온적인 조치는 중국 시진핑 주석의 방한 및 방일 논의와 연관되어 있었을 것이다.

2020년 2월 2일 당시 중국은 상당히 많은 지역에 코로나19가 퍼져있었으므로(누적 확진자 수 14,415명), 후베이성 입국 차단 조치만으로는 후베이성에서 출발하여 중국의 다른 지역을 경유하여 입국하는 코로나19 감염자들을 막기에는 한참 미흡했다. 중국 전역을 대상으로 입국 제한조치를 취한 나라는 2월 24일 기준으로 41개국에 달했고, 중국발 입국 금지를 요청하는 청와대 청원자 수가 76만 명을 넘었으며, 중앙방역대책본부장도 그 필요성을 부정하지 않았다[그림 1].

[그림 1] 중국발 입국 금지에 대한 입장(조선일보 2020. 2. 25)

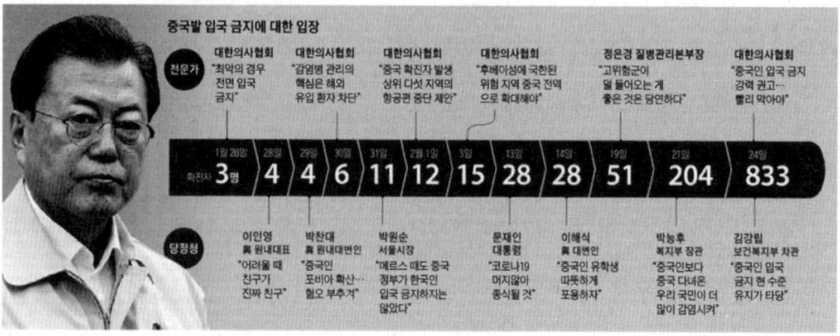

대만은 2003년 사스 유행 때 발원지인 중국 정부의 발표에 의존하였다가 방역에 실패한 경험이 있었기에 코로나19 때는 중국 정부의 발표를 불신하고 중국발 입국 금지조치를 가장 강력하게 펼쳤다. 대만에서는 한국보다 하루 늦은 2020년 1월 21일 첫 확진자가 나왔고, 한국보다 사흘 앞선 2월 16일에 첫 사망자가 나왔다. 그러나 40일이 경과한 2020년 3월 31일 기준으로 비교하면 한국은 확진자 9,786명에 사망자 162명인데 비해 대만은 확진자 322명, 사망자 5명이었고, 인구 백만 명당 수치로 비교할 때 한국은 대만에 비해 확진자는 14.1배, 사망자는 15.0배나 되었다. 최초 발생 후 13개월여 경과한 2021년 3월 7일 현재 대만에서는 단지 967명의 확진자와 10명의 사망자가 나왔을 뿐이다.

중국발 입국 차단의 미흡으로 인해 2020년 2월 18일 신천지대구교회 교인 중에 첫 확진자가 나왔고 이것이 1차 유행의 발단이 되었다. 1차 유행의 여파로 인해 2월 20일부터 3월 7일까지 17일 동안 한국의 확진자 수는 전 세계 두 번째였고, 2월 24일부터 3월 10일까지 16일 동안 사망자 수가 전 세계 네 번째였으며, 3월 24일부터 4월 28일까지 36일 동안 백만 명당 사망자 수는 아시아 국가 중 최다였다[그림 3].

[그림 2] 코로나19 사태 초기 누적 확진자 수(위)와 백만 명당 사망자 수(아래)

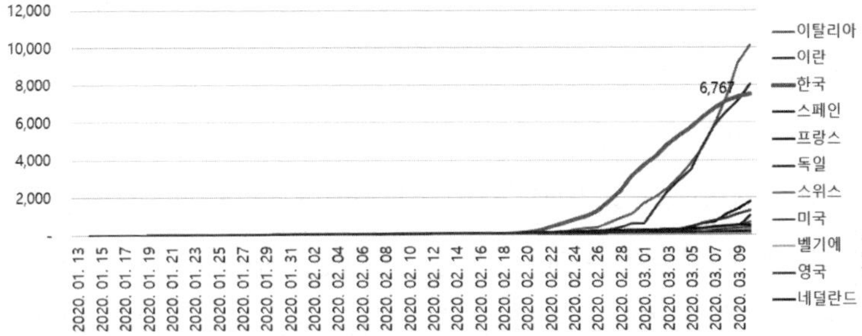

출처: WHO's COVID-19 situation dashboard

중국발 입국 차단 미흡으로 인해 유발된 1차 유행은 몇 가지 요인으로 수습되었다.

첫째, 앞선 메르스(중동호흡기증후군) 사태의 경험을 통해 개편된 지휘 체계다. 메르스 당시에는 '주의' 단계에서 방역대책본부가 설치되고, '경계' 단계에서는 방역대책본부를 흡수한 사고수습본부가 설치되고, '심각' 단계에서는 사고수습본부를 흡수한 재난안전대책본부가 설치되었는데 이처럼 컨트롤 타워가 이전되며 혼란이 가중되었다. 메르스의 경험을 바탕 본부와 사고수습본부는 그 역할을 그대로 수행하게 하여 컨트롤 타워의 일관성을 유지하였다.

둘째, 확진 검사 개발의 신속성과 정보기술 기반 역학조사다. 민간 바이오 기업들은 2020년 1월 10일부터 진단키트 개발에 착수하여 한 달도 안 된 2월 4일 식품의약품안전처의 승인을 받을 정도로 신속하게 대처하였다. 또한, 메르스의 경험을 통해 건강보험심사평가원·법무부·외교부·출입국사무소·통신사업자·신용카드사 등을 연결하여 역학조사의 신뢰성을 증가시켰다.

셋째, 대구·경북 지역의 성숙한 시민의식이다. 특히, 대구시민들이 자발적으로 이동 자제에 나서면서 시내버스 이용자 수는 전년 대비 36.1퍼센트로, 도시철도는 29.5퍼센트로 감소했고, 모든 시민들이 마스크 쓰기에 동참하여 1차 유행을 극복할 수 있었다.

넷째, 의료인과 의료기관의 헌신적 노력이다. 대구·경북 지역을 중심으로 발생된 1차 유행은 대구동산병원이 구건물 전체를 코로나19 치료병상으로 내어준 것과 전국 각지에서 몰려든 자원봉사자들과 군의관·공중보건의 등의 인력지원에 힘입어 사태를 수습할 수 있었다.

다섯째, 의료인과 의료기관의 창의성이다. 드라이빙스루·워킹스루 등 새로운 검사방식을 최초로 개발하였으며, 생활치료센터라는 개념을 최초로 도입했다.

그러나 1차 유행을 수습한 한국은 그 이후에도 외국발 입국조치가 미흡하여 2차 및 3차 유행을 겪게 되었다. 이는 코로나19 1차 유행의 경험을 이후 방역정책에 접목하지 못했기 때문이다.

2. 방역의 과학화 미흡으로 불필요한 경제 피해

코로나19 유행상황과 무관한 방역 조치로 인해 소상공인의 생계 및 시민의 일상생활에 불필요한 피해를 준 것은 반드시 짚고 넘어가야 한다.

옥스퍼드 대학교에서 개발한 '방역강도(government stringency index)'라는 것이 있다. 학교 폐쇄, 일터 폐쇄, 대중 이벤트 취소, 대중 집합 금지, 대중교통 폐쇄, 칩거 요구, 대중 정보 캠페인, 국내 이동 제한, 해외여행

통제 등 9개 항목을 통합한 지표인데, 우리나라는 2021년 2월 11일 현재 방역강도가 63.9점이다. 그런데 지난 1년여 코로나 확산 현황과 방역강도 추이를 비교하면 방역강도와 코로나 유행 시점이 현저하게 불일치한다[그림 3].

[그림 3] 한국의 코로나19 현황과 방역강도 추이

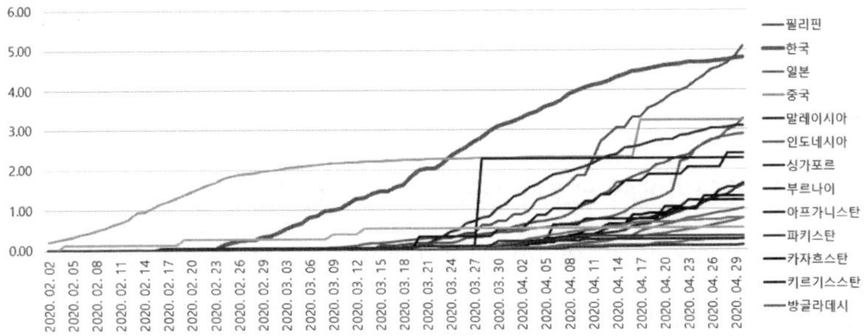

(출처: WHO's COVID-19 situation dashboard; Our World in Data)

이처럼 과학적 근거 없이 사회적 거리두기를 강행함으로써 경제와 민생의 피해를 심화시켰고, 다중이용시설의 개별적인 방역 조치 이행 수준을 고려하지 않은 채 일률적으로, 단체 기합적인 성격의 방역 조치를 강요했다.

신종 감염병에 대한 대처는 처음에 질병을 모르는 상황에서 시작해야 하므로 신종 감염병을 알아감에 따라 적절하게 대응해야 한다. 코로나19 초기에는 과도한 방역 조치를 취하는 것이 어느 정도 불가피했으나, 시간이 흐르면서는 과학적 증거를 만들어 가면서 이를 감안하여 대응해야 한다[박은철, "코로나19의 증거생성 질병관리", 『보건행정학회지』 31(4): 431-432, 2020]. 그러나 문재인 정부는 코로나 데이터베이스 구축에 매우 소극적이다. 즉, 코로나19 발생 1년이 지난 2021년 초 현재까지도 그동안의 검사결과를 토대로 확진자 정보, 역학조사 정보, 의료기관 이용 정보, 사망자 정보 등을 연계한 데이터베이스를 구축하지 않고 있다. 데이터베이스의 구축과 분석을 통해 방역의 과학적 증거를 마련해야 하는데도, 방역을 정치적 도구로만 사용하고 있으며, 특정 종교집단을 희생양으로 몰아가고 있다. 코로나19 데이터베이스를 통해 확산 및 사망의 고위험 집단을 특정하고, 위험도에 따라 방역 조치의 강도를 차별적으로 적용해야 감염병 관리의 효과를 높이면서도 경제와 민생의 불필요한 피해를 줄일 수 있다.

대부분의 국가에서 코로나19의 대응으로 실시하고 있는 사회적 거리두기는 과학적 근거를 가지고 재평가해야 한다. 코로나19 방역에 있어 사회적 거리두기보다는 개인적 거리두기(안면 마스크 착용, 밀집·밀폐·밀접 피하기 등)가 더 효과적일 수 있기 때문이다. 개인적 거리두기가 더 효과적이라면 경제적 폐해도 사회적 거리두기에 비해 크게 줄어든다.

3. 백신 늑장 확보

2020년 12월 8일 영국에서 코로나19 백신을 세계 최초로 접종한 이래 2021년 3월 7일 현재 전 세계 120개국에서 3억 건의 백신이 접종되었다(출처: Our World in Data). OECD 37개 국가들이 모두 백신접종을 실시하고 있으며 한국은 그중 가장 늦었고, 80일이 경과된 2021년 2월 26일에야 첫 접종을 시작했다. 아시아 국가 33개국 중에서는 공동 13번째, 백신접종을 시작한 전 세계 200개국 중에서는 공동 109번째다[표 2].

[표 2] 세계 코로나19 백신접종 현황(~2021. 3. 7)

	2020		2021		한국 순위
	~12. 20	12. 21~31	1. 1~31	2. 1~	
OECD (37개국)	3개국 (영국, 이스라엘, 미국)	21개국	8개국	5개국 (콜롬비아, 일본, 뉴질랜드, 호주, 한국)	37개국 중 37번째
아시아 (33개국)	1개국 (중국)	–	6개국 (싱가포르, 인도, 인도네시아, 미얀마, 방글라데시, 스리랑카)	11개국 (네팔, 마카오, 캄보디아, 카자흐스탄, 일본, 한국, 말레이시아, 몽골리아, 홍콩, 태국, 필리핀)	33개국 중 공동 13번째
전 세계 (200개국)	5개국 (영국, 러시아, 중국, 이스라엘, 미국)	28개국	39개국	48개국	200개국 중 공동 109번째

2021년 3월 7일 현재 미국은 8,791만 건, 중국 5,252만 건, 영국 2,289만 건, 인도 2,092만 건, 브라질 1,058만 건, 이스라엘 865만 건 등 백만 건 이상 접종한 국들은 28개국에 이르나 한국은 31만 건에 불과하다(출처: Our World in Data). 코로나19 백신은 대부분 2회 접종을 권고하는데, 권장된 백신접종을 종료한 백분율이 높은 국가들은 지브롤터 45.7퍼센트, 이스라엘 42.9퍼센트를 비롯하여 세이셀(25.0%), 아랍에미리트(22.1%), 케이맨제도(11.8%), 바레인(11.7%), 버뮤다(11.3%), 맨섬(10.0%), 미국(8.9%) 등이다.

우리나라에서 주로 접종하고 있는 백신은 상대적으로 효과성이 낮은 아스트라제네카 백신이어서 집단면역 획득에도 문제가 있어 보인다. 백신접종의 선두 국가인 이스라엘은 이미 일상으로의 복귀를 시도하고 있는데 비해, 한국은 2021년 11월에야 집단면역을 확보할 수 있을 것이라고 정부가 발표하고 있으나 백신 확보의 어려움을 감안하면 이보다 늦어질 것이다. 중요한 것은, 백신접종을 통해서 일상으로 복귀하는 시기가 늦어지는 만큼 한국의 경제 피해도 따라서 증가한다는 것이다.

4. 공공의료기관의 미흡한 대처

코로나19 1차 유행시 치명률을 줄이는데 가장 크게 기여한 것은 대구동산병원 구건물 전체를 코로나 치료병상으로 활용하고 부족한 인력은 대한중환자의학회 등의 자원봉사자와 군의관·공중보건의의 지원을 받은 것이다. 집중치료실의 환자와 일반병실의 환자가 층별로 구분되어 있어 환자 상태에 따라 배치가 용이했고 이는 치명률를 감소시켰다.

그러나 수도권에 집중되었던 3차 유행의 경우 한 병원 전체를 코로나19 환자의 진료에만 전담하는 병원이 없었다. 이로 인해 일일 사망자가 20명이 넘기 시작한 2020년 12월 17일부터 2021년 1월 15일까지 605명이 사망하였으며 이는 2021년 1월 15일 기준 사망자 1,217명의 49.7퍼센트에 이른다. 3차 유행 시작된 2020년 12월 초 의료기관 1~2곳을 코로나19 환자만을 전적으로 진료하는 의료기관을 지정하여 대처하였다면 사망자를 상당 수준으로 줄일 수 있었을 것이다. 코로나 전담 의료기관 지정은 우선적으로 국민의 세금으로 설립된 공공의료기관에서 지원했어야 하는데 3차 유행에서는 이런 공공의료기관의 지원과 지정이 없었고, 그로 인해 불필요하게 많은 사망자를 발생시켰다.

마치며

세계적으로 유행 중인 코로나19는 인류의 역사를 바꾸고 있다. 코로나19는 중세 유럽의 흑사병, 식민지 시대 초기 남미의 천연두, 20세기 초의 미국과 유럽의 스페인독감과 비견된다. 전 세계가 고통 중에 있지만 국가의 대응에 따라 국민들의 피해는 크기가 다를 수 있다. 코로나19에 효과적으로 대응하면 국민의 건강상 피해를 줄일 뿐만 아니라, 국민 및 국가의 경제적 피해도 줄일 수 있다.

뒤늦게나마 백신접종이 시작되어 터널이 끝이 보이기 시작했다고는 하지만 집단면역 수준까지 이르려면 2021년이 지나야 가능할 것으로 예상된다. 문재인 정부가 코로나 첫 1년의 교훈을 통해 2021년에는 과학적 근거를 가지고 대응하여 국민건강 위험과 국민경제 피해를 줄이기를 촉구한다.

질병관리청의 향후 역할에 대한 제언

정기석

2020년 9월 12일, 보건복지부 질병관리본부(이하, 질본)가 질병관리청으로 승격되었다.

질본은 2015년 메르스 사태 이후 차관급 기관으로 일차 승격이 되었지만, 본부장이 지휘권을 발휘하는 데 제약이 많아 "무늬만 차관급"이라는 세평이 있었다. 이는 예산권과 주요 인사권, 그리고 관련 법령 제정·개폐에 관한 권한을 보건복지부 장관이 가지고 있었기 때문이다. 또한 질본의 업무가 국민의 생명과 관련된 감염병과 만성질환을 직접 관리하는 중차대한 것임에도 불구하고, 본부장은 국무회의나 차관회의에 참석할 자격이 없어서 주요 관련정책 결정 과정에서 항상 배제되었다.

필자가 2016년 2월 초 질병관리본부장에 취임(~2017. 7)하고 불과 한 달도 지나지 않아 절실하게 느낀 것이 바로 질본의 외청 승격 필요성이었다. 이를 위해서 관계기관에 그 당위성을 여러 차례 설명하였고, 다행히 국회에서도 관심을 가지게 되어 2017년에 질병관리청 승격 법안을 정춘숙 당시 여당 의원이 발의하였다. 그러나 보건복지위에서 제대로 된 심의조차 하지 않아 무산된 것으로 기억한다. 만일 코로나19라는 돌발사태가 없었다면 질병청은 지금도 여전히 질본으로 남아 있었을 것이 틀림없다.

우여곡절 끝에 승격된 질병관리청에 대해, 직전 본부장으로서 승격에 따른 조직 개편과 강화, 그리고 향후 방향과 관련하여 몇 가지 제안을 하고자 한다.

첫째, 인사권과 예산권이 독립되었으니 이를 동력으로 전문가를 최대한 확보해야 한다. 역학조사·공중보건·감염병·만성질환·희귀질환 등 각 분야의 전문인력들이 민간기관 못지않은 여건에서 일하고, 성과에 따라 승진하고, 정년을 보장받을 수 있는 인사 제도를 수립해야 한다. 어렵게 영입한 전문인력들이 인사 제도의 미비로 떠나는 장면을 적지 않게 보았기 때문이다.

인재를 안정적으로 영입할 수 있는 방법 중 한 가지는 청 소속으로 관련 분야의 전문대학원 과정을 설립하는 것이다. 국립암센터도 자체적으로 대학원을 운영하는데, 질병청 산하 국립보건연구원이 대학원을 운영하지 못할 이유가 없다. 장차 국립보건연구원은 미국처럼 국립보건원으로 독립하여, 국가의 보건 현장 전반을 관리하고 청사진을 제공하는 학술 연구의 요람이 되어야 하기 때문이다. 그리고 현재 소속된 연구원들은 대다수가 박사학위 소지자로 교육과 연구의 산실이 될 자격과 여건을 이미 갖추고 있다.

또한 질병청에 현재 있거나 앞으로 영입될 전문가들에게 그들이 민간에서 누리고 있거나 누릴 수 있는 처우와 최소한 비슷하게, 가능하다면 더 나은 대우를 보장해야 한다. 그들에 대한 대우가 민간과 비슷하거나 오히려 더 못하다면, 생활 기반이 취약해서 출퇴근하느라 엄청난 시간을 길에 뿌려야 하는 충북 오송(질병청)보다 수도권(민간)을 택하는 것은 인지상정 아닌가? 그들은 오직 하나, 투철한 사명감과 국가관으로 버티고 있는 상황이므로 그들에게 좀 더 나은 처우를 보장할 필요가 있다.

무엇보다 중요한 것은 제대로 된 승진 시스템이다. 공무원 조직의 특성 중 하나가 승진에 유독 목을 맨다는 것이다. 그나마 연구인력은 그런 경향이 덜하지만, 그래도 어느 정도 업적이 쌓이는 대로 그에 걸맞은 직급으로 승진 기회가 보장된다면, 유능한 인력의 장기근무를담보하는 중요한 유인이 될 것이다.

둘째, 청으로서 위상 정립이 시급하다.

현재 보건복지부 장관이 당연직으로 되어 있는 중앙사고수습본부(중수본)의 장은 질병청장이 당연직으로 인계받아야 한다. 해외유입 감염병 발생시 '경계' 단계에서 꾸려지는 중수본을 질병청장이 총괄 지휘할 수 있어야 감염병을 초기에 진압할 수 있다. 또한, 각 부처 간의 조정도 초기부터 시작해야 지금처럼 '심각' 단계가 오래 지속되는 것을 방지할 수 있다.

청장의 역할 중 하나는 감염병 유행 초기에 중장기 계획을 세우고 각 부처가 해야 할 일과 하지 말아야 할 일 들을 자문하고 정리해 주는 것이다. 예를 들어, 2002년 8월 14일에 시작된 수도권발 2차 유행의 단초는 국민 경각심 해이라고 할 수 있는데 이것은 일부 부처가 경제 살리기에 조급해서 각종 소비 쿠폰을 남발하는 황당한 짓을 저질렀기 때문이다. 만약 질병청장이 실권을 갖고 여러 정부 부처가 해야 할 일과 하지 말아야 할 일을 명확하게 정리해 줄 수 있는 여건이었다면 국민들의 혼란과 피해가 덜했을 것이다.

한편, 전국 다섯 곳에 지정된 광역질병대응센터를 조속히 지청으로 개편해야 한다. 병무청·산림청·식품의약품안전처 등 대다수의 외청들은 지청을 운영하고 있는데 질병청만 지청이 없다. 현장에서 실무를 담당할 수족이 없는 셈이다. 질병청의 업무가 국민의 생명을 지키는 것이 매우 중요한 일임을 새삼 강조하지 않더라도, 전문성과 즉각 대응이 핵심인 현장 방역을 위해서는 지청이 필수적이다. 이를 위해서는 지청이 관할 지자체의 방역 인력(보건소)을 일부 흡수하여 직할제로 재편함이 마땅하다.

셋째, 방역정책을 보다 정교하게 수립해야 한다.

이제 코로나 방역도 출구를 향해 다가가고 있는 인상이다. 현행 거리두기 단계를 근거 중심(evidence-based)으로 개편해야 한다. 특히, 해당 업종을 단계별로 고·중·저위험시설로 구분하고 지정함에 있어서 객관적인 자료와 근거를 공개해서 국민이 납득할 수 있어야 한다. 먹고사는 일을 제한하는 것이므로 대다수 국민이 수긍하는, 형평성 있는 정책이 절실하다. 지금처럼 술집은 열고 학교는 닫는 식의 부조화가 없어야 국민이 방역에 협조하게 된다. 국민 모두의 참여가 없다면, 오로지 방역인력과 의료기관의 노력만으로는 코로나19 같은 감염병에 성공적으로 대응하지 못한다는 사실을 이제 국민 모두가 알게 되었다. 그러므로 '위기-소통'의 방역 기법을 좀 더 적극적으로 펼쳐서 온 국민이 같은 방향으로 움직일 수 있도록 근거를 제시해야 다음 대유행이 닥쳤을 때 지금과 같은 혼란을 피할 수 있다.

이런 개편을 위해서는 현재처럼 중앙재난안전본부가 중심이 되어 방역 단계를 수립하고 결정하면 안 되고 질병청이 이를 주도해야 한다. 모든 방역 관련 정책은 반드시 질병청의 심의를 거쳐서 공개되어야 한다.

방역은 과학이라는 것을 인정한다면 다음 대유행 사태에서는 정부 부처의 그 누구도 질병청의 결정에 대해 토를 달아서는 안 된다. 질병청에는 국내 최고의 방역 전문가들이 모여 있고, 이번 코로나19를 겪으면서 그들이 축적한 모든 경험이 최고의 경륜으로 남을 것이기 때문이다. 만일 질병청과 중수본·중대본의 관계가 계속 마찰이 생긴다면, 아예 질병관리청을 국무총리 직속 질병관리처로 재편하는 방안도 생각해 볼 수 있다. 현재는 코로나와의 전시 상황이라 내분이 별로 없지만, 조만간 유행이 잦아들면 현재 보건복지부 2차관과 질병청장 간에 업무 관장 문제가 불거질 것이다. 그렇게 되면 직제상 보건복지부 차관이 외청인 질병관리청의 업무를 관장하려 할 것이므로 청장이 차관의 지휘를 받을 일이 많아지고, 따라서 독립적인 방역정책을 수립하는 것이 어려울 수 있다. 게다가 최근 청와대에 방역기획관이라는 자리가 신설된 것도 향후 질병청의 업무에 상당한 걸림돌이 될 수 있다는 점에서 질병청의 확실한 자리매김이 반드시 필요하다. 공무원들을 교통정리해 주어야 애궂은 국민들이 고생을 안 한다.

넷째, 국립보건연구원의 역할 강화이다.

보건 관련해서 기초분야와 임상분야를 연계하는 연구의 주도권을 보건원에 부여함으로써 '연구를 위한 연구'가 아니라, 질병청의 전문성을 뒷받침하고 민간에서 할 수 없는 연구를 할 수 있도록 만들어 주어야 한다. 연구인력을 보강하여 우수한 의과학자들이 국가를 위해 일할 수 있도록 보건 관련 연구개발 예산의 주도권을 부여해야 한다.

이번 코로나 사태에서 우리나라의 진단검사 능력의 우수성을 전 세계에 과시한 것은 질병청과 보건원의 가장 큰 업적 중 하나다. 하지만 현장 신속검사, 항체검사, 백신 및 치료제 개발 등 평소에는 민간이 거들떠보지 않는 분야에 대해서도 국립보건연구원은 항시 깨어 있어야 한다.

III

진단과 치료

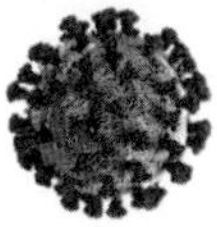

COVID-19 진단검사

박민정

COVID-19 진단검사의 도입과 경과

코로나19에 대한 진단검사는 2020년 1월 12일 중국 보건 당국이 해당 바이러스의 유전자 정보를 공유하면서 시작되었다. 얼마 후 세계보건기구는 신종 바이러스가 코로나 바이러스의 일종이라고 발표하였으며, 기존의 사스(SARS-CoV)나 메르스(MERS-CoV) 바이러스와 다른 새로운 종인 '중증급성호흡기증후군 코로나바이러스 2(SARS-CoV-2)'라고 밝히고, 2019년에 처음 발병했으므로 병명을 '코로나바이러스감염증-19(COVID-19)'라고 명명했다. 이에 따라 우리나라 방역 당국과 언론 등에서는 이를 '신종 코로나 바이러스'로 부르다가 차츰 '코로나19 바이러스', '코로나19' 등으로 약칭해 부르고 있으며, 현재 유행 중인 바이러스를 지칭하는 것이 명백할 경우 '코로나'로 범칭하고 있다.

질병관리본부(현 질병관리청)가 초기에 시행한 진단검사 방법은 코로나 바이러스 6종류를 선별하는 '판 코로나 바이러스(pan-coronavirus)' 검사였다. 이 검사는 환자의 검체에서 핵산을 추출하고 코로나 바이러스에 대한 다용도 프라이머(universal primer)를 사용하여 유전자를 증폭한 후 염기서열 분석으로 기존에 알려진 6가지의 코로나 바이러스와 일치하지 않으면 신종 코로나 바이러스로 판정하는 방법이었다. 이러한 초기 검사 방법은 두 단계의 과정을 거쳐야 했으므로 최종 결과를 확인하는데 최대 24시간이 소요되어 검사를 대량으로 시행하기 어려운 단점이 있었고, 일선 의료기관에서 시행하기도 어려웠다.

한편, 우리나라는 2015년 메르스 사태의 경험을 살려 '진단시약의 긴급사용승인(emergency use authorization, EUA) 제도'를 만들어 놓은 상태였다. 또한, 2016년에 메르스와 지카(Zika) 바이러스를 대상으로 대한임상검사정도관리협회가 외부정도관리를 이미 시행한 경험이 있었으므로 새로운 바이러스에 대한 진단검사를 시행할 수 있는 역량이 어느 정도 축적되어 있었다.

2020년 1월 15일 질본과 의학계 전문가가 모여 코로나19에 대한 대응 방안을 논의하였고, 대한진단검사의학회는 1월 20일 코로나19 대응 TF(신종코로나바이러스 대책위원회)를 조직하여 코로나19 진단검사를 빠르게 도입하기 위한 준비를 시작했다. 1월 22일 대응TF와 질본이 만나 코로나19 진단검사 도입을 위한 선제 조건 3가지(진단키트 평가, 검사 인력 교육, 외부정도관리 프로그램)를 확정하고, 이를 위해 협력할 것을 협의했다.

2020년 1월 27일, 대응TF와 질본은 '신종코로나검사 민간확대 관련 업체설명회'를 열어 국내 분자진단시약 제조사들과 회의를 가지고, 검사키트의 긴급도입을 위한 협조를 요청했다. 이에 제조사들이 키트를 개발했고 1월 30일부터 평가에 들어갔으며, 2월 4일 첫 번째 진단시약(코젠바이오텍)에 대한 식품의약품안전처의 승인이 이루어졌다. 그 당시 평가는 국내에서 확진된 3명의 환자 검체를 4배의 농도로 희석하고, 3회 반복

측정하여 평가했다.

[표 1] 국내 코로나19 시약 승인 현황(2020. 11. 27 현재)

유전자검사	승인 상태	승인일(20년)	제조사	시약 명칭
유전자검사	긴급사용승인	2월 4일	코젠바이오텍	PowerCheck 2019-nCoV
유전자검사	긴급사용승인	2월 12일	씨젠	Allplex 2019-nCoV
유전자검사	긴급사용승인	2월 27일	솔젠트	DiaPlexQ 2019-nCoV
유전자검사	긴급사용승인	5월 8일	바이오코아	2019-nCoV Real Time PCR
응급용 유전자검사	긴급사용승인	5월 28일	웰스바이오	careGENE N-CoV RT-PCR
응급용 유전자검사	긴급사용승인	6월 24일	SML 제니트리	Ezplex SARS-CoV-2 Fast Kit
응급용 유전자검사	긴급사용승인	6월 24일	바이오세움	Real-Q Direct SARs-CoV-2 Detection Kit
응급용 유전자검사	긴급사용승인	6월 24일	랩지노믹스	LabGun COVID-19 Fast RT-PCR K
응급용 유전자검사	긴급사용승인	7월 24일	시선바이오머티리얼스	AQ-TOP COVID-19 Rapid Detection Kit Plus
응급용 유전자검사	긴급사용승인	7월 24일	미코바이오메드	nCov-QS
응급용 유전자검사	긴급사용승인	7월 24일	bioMérieux (프랑스)	BioFire Respiratory Panel 2.1
응급용 유전자검사	긴급사용승인	7월 24일	Cepheid (미국)	Xpert Xpress SARS-CoV-2
응급용 유전자검사	긴급사용승인	7월 24일	코스맥스파마	iDetect SARS-CoV-2 Detection Kit
유전자검사	긴급사용승인	7월 24일	AMSBio (영국)	A+CheQ COVID-19 High Speed RT-qPCR Detection Kit
유전자검사	정식 허가	8월 31일	에스디바이오센서	nCoV Real-Time Detection
유전자검사	정식 허가	10월 6일	바이오세움	Real-Q 2019-nCoV
유전자검사	정식 허가	10월 8일	시선바이오머티리얼스	U-TOP COVID-19 Detection Kit Plus
코로나19· 인플루엔자 동시진단 유전자검사	정식 허가	10월 8일	캔서롭	Q-Sens COVID-19 Detection Kit
신속항체검사	정식 허가	11월 3일	코젠바이오텍	PowerChek SARS-CoV-2, Influenza A&B Multiplex Real-Time PCR Kit
신속항체검사	정식 허가	11월 6일	에스디바이오센서	STANDARD Q COVID-19 IgM/IgG Plus Test
유전자검사	정식 허가	11월 11일	에스디바이오센서	STANDARD Q COVID-19 Ag Test
응급용	정식 허가	11월 26일	코젠바이오텍	PowerChek SARS-CoV-2 Real-Time PCR Kit
유전자검사	정식 허가	11월 3일	에스디바이오센서	PowerChek SARS-CoV-2, Influenza A&B Multiplex Real-Time PCR Kit
유전자검사	정식 허가	11월 6일	에스디바이오센서	STANDARD Q COVID-19 IgM/IgG Plus Test
유전자검사	정식 허가	11월 11일	코젠바이오텍	STANDARD Q COVID-19 Ag Test
유전자검사	정식 허가	11월 26일	코젠바이오텍	PowerChek SARS-CoV-2 Real-Time PCR Kit

이와 동시에, 검사를 시행할 민간 의료기관과 수탁검사업체를 대상으로 교육을 실시했고, 2월 5~6일에는 대한진단검사의학회와 임상검사

정도관리협회가 공동으로 코로나19 진단검사에 대한 외부정도관리를 실시했다. 이것은 다양한 유전자 조합과 농도를 가진 6개의 플라스미드(plasmid) DNA를 이용하여 이루어졌다. 47개의 검사실이 외부정도관리에 참여했고, 최종적으로 46개의 검사실이 적합 판정을 받아 2월 7일부터 민간 의료기관과 검사실에서도 코로나19 진단검사를 시행할 수 있게 되었다.

이후에도 대응TF를 중심으로 지속적인 정도관리 활동을 펼쳤다. 2월 11일 코로나19 진단검사 가이드라인(『COVID-19검사실 진단지침』 제1판)을 발표했고, 2월 12일 두 번째 진단검사 키트(씨젠)를 승인했으며, 2월 27일 세번째와 네 번째 검사키트(솔젠트, 에스디바이오센서)를 승인했다. 이후에도 여러 회사에서 계속적으로 키트를 제작했고 승인을 받았다. 2020년 11월 기준 국내 승인 코로나19 시약 현황은 [표 1]과 같다.

2021년 2월 현재 12개 유전자진단시약이 정식 허가되었다. 이에 식약처와 질병청은 정식 허가된 12개의 시약이 이전에 긴급사용을 승인했던 7개 시약을 충분히 대체가능하다고 판단하여 「의료기기법 시행령」 제13조의2에 따라 긴급사용을 종료하고, 2월 4일부로 정식 허가 제품만 확진검사에 사용하도록 했다. 이를 두고 일부 유튜버들은, 방역 당국이 기존 검사방법의 부정확성을 스스로 인정한 것이라는 내용의 영상을 올리기도 했는데 이는 사실이 아니다.

대응TF는 계속적으로 검사실 인력 교육 및 외부정도관리 프로그램을 시행하여 총 4차례의 교육 및 6차례의 외부정도관리가 이루어졌으며 이에 따라 코로나19 검사가능 기관이 지속적으로 증가하고 있다. 또한, 대응TF는 코로나19 진단지침을 제4판(최종본)까지 발간했다.

국내 코로나19 진단검사 관련 통계를 보면, 2020년 2월 6일 46개 검사실이 승인받은 이후 2월 7일부터 검사를 시작하여 2020년 6월 30일 기준으로 85개의 의료기관과 13개 검사전문기관에서 코로나19 진단검사가 시행되고 있다. 이 기간동안 실시한 진단검사자 수는 총 240만 2,353건, 검사자 수는 206만 6,599명이었다. 검체를 기준으로 할 때 양성 결과는 5만 1,133건(양성률 2.13%), 미결정 1만 422건(0.43%)이었으며, 환자를 기준으로 양성 결과는 3만 9,855명(양성률 1.93%), 미결정 1만 2,528명(0.61%)이었다. 질병청 자료에 의하면 2021년 3월 12일 현재까지 누적 진단검사자 수는 총 701만 2,664건, 양성 결과는 9만 4,686명(1.4%)이다.

[표 2] 코로나19 유전자진단 시약 정식 허가 제품 현황

	제조사	제품명	허가일	비고
1	에스디 바이오센서	STANDARDTM M nCoV Real-Time Detection Kit	2020. 8. 31	유전자
2	바이오세움	Real-Q 2019-nCoV Detection Kit	2020. 10. 6	유전자
3	시선바이오 머티리얼스	U-TOPTM COVID-19 Detection Kit Plus	2020. 10. 8	유전자
4	캔서롭	Q-Sens® COVID-19 Detection kit	2020. 10. 8	유전자
5	코젠바이오텍	PowerChekTM SARS-CoV-2, Influenza A&B Multiplex Real-time PCR Kit	2020. 11. 3	유전자 (코로나, 독감 동시진단)
6	시선바이오 머티리얼스	AQ-TOPTM COVID-19 Rapid Detection Kit Plus	2020. 11. 23	유전자
7	코젠바이오텍	PowerChekTM SARS-CoV-2 Real-time PCR Kit	2020. 11. 26	유전자
8	씨젠	Allplex SARS-CoV-2 Assay	2020. 12. 7	유전자
9	캔서롭	Q-Sens® COVID-19 Detection Kit V2	2020. 12. 14	유전자
10	바이오세움	Real-Q Direct SARS-CoV-2 Detection Kit	2021. 1. 20	유전자
11	씨젠	Allplex™ SARS-CoV-2/FluA/FluB/RSV Assay	2021. 1. 26	유전자 (코로나, 독감 동시진단)
12	에스엠엘 제니트리	Ezplex® SARS-CoV-2 Kit	2021. 1. 29	유전자

진단검사의 종류와 특징

현재 시행 중인 있는 코로나19 진단검사는 크게 유전자검사(molecular test), 항체검사(antibody test), 항원검사(antigen test)의 세 가지로 나누어진다.

유전자검사(분자검사, Molecular test)

코로나19 바이러스의 특이유전자를 증폭하여 검출하는 방법으로, 여러 방법 중 실시간 역전사 중합효소 연쇄반응(real-time reverse transcription polymerase chain reaction, real-time RT-PCR)이 가장 많이 사용된다. 이 방법은 민감도와 특이도가 가장 높은 방법으로, 전 세계적으로 코로나19의 표준 검사법으로 사용되고 있다. 이 검사는 전용 장비와 시약, 숙련된 전문인력이 필요하다.

우리나라에서 시행하는 코로나19 실시간 RT-PCR검사는 2020년 1월 17일 WHO가 공개한 여러 검사법 중 독일 그룹의 방법을 참고한 것으로, 바이러스 유전자 중 베타 코로나바이러스 검출용으로 E 유전자를, SARS-CoV-2 검출용으로 RdRp 유전자를 각각 표적으로 하였다. 다른 나라나 이후에 국내에서 개발된 검사키트는 N 유전자 등을 사용하기도 한다. 실시간 RT-PCR이 도입되면서 검사 소요 시간이 24시간에서 6시간으로 단축되었는데 이는 문재인 정부가 2020년 총선을 앞두고 가열차게 홍보했던 'K-방역'의 3요소(3Ts=trace, test, treat) 중 하나다.

대한진단검사의학회와 질병청은 코로나19 확진을 위해서 2개 이상의 특이유전자를 검출하는 실시간 RT-PCR을 권장한다. 그리고 모든 유전자가 양성일 경우에만 양성으로 판정할 것을 권장한다.

실시간 RT-PCR를 이용한 혼합검체 검사법(pooling test using real-time RT-PCR)도 있다. 이것은 다수의 무증상자 중에서 코로나19 환자를 '선별(screening)'하기 위해서 여러 개(명)의 상기도 검체를 혼합하여 한꺼번에 실시간 RT-PCR로 검사하는 방법이다. 혼합검체를 이용한 선별검사에서 양성이 나올 경우, 해당 혼합검체에 포함된 모든 개별검체에 대해 각각 실시간 RT-PCR을 시행하여 어느 검체가 양성인지를 추가로 확인한다. 혼합검체 검사법은 코로나19 의심환자의 확진 목적으로는 사용할 수 없으며, 대규모의 무증상자를 선별하는 용도로만 쓸 수 있다. 의심환자의 경우 개별 검체의 실시간 RT-PCR을 권장한다.

또 다른 유전자검사인 신속분자검사법(rapid automated molecular test)은 환자상태가 위중하거나 긴급한 수술·시술이 필요한 경우 검체 투입부터 결과 확정까지 짧은 시간 안에 완료할 수 있는 분자검사법이다. 기본적인 원리는 실시간 RT-PCR과 동일하지만, 최적의 시약과 장비를 사용하므로 진행시간을 단축하며 보통 60분 내에 결과를 확정할 수 있다. 신속분자검사법은 선별 목적이므로 높은 민감도를 유지해야 하며, 검체만 투입하면 결과까지 모든 과정이 자동으로 이루어지므로 긴급한 상황에서도 간편하게 사용할 수 있다. 그러나 신속분자검사법은 그 특이도와 국내 코로나19 유병률을 고려할 때 역시 '선별' 목적으로만 사용할 수 있으며, 신속분자검사법에서 양성으로 나온 검체는 일반적인 실시간 RT-PCR로 다시 확인해야 한다.

항체검사

앞에서 말한 실시간 RT-PCR이 바이러스의 일부를 직접 검출하는 방법이라면, 항체검사는 체내로 침투한 바이러스에 대응하여 인간의 면역체계가 만들어 낸 항체를 검출함으로써 바이러스 감염을 '간접'적으로 확인하는 방법이다.

코로나19에 대한 항체는 감염 이후부터 천천히 증가하기 때문에 감염 후 14일 이상 경과해야 항체검사의 민감도가 충분(=검사결과가 정확)해진다. 따라서 항체검사는 코로나19의 진단 목적으로는 사용할 수 없으며 과거 감염력 확인, 항체 유병률 조사, 치료용 항체 공여자의 선별 등 제한적인 상황에서만 사용하는 방법이다. 또한, 항체검사는 코로나19가 아닌 다른 종류의 코로나 바이러스에 대한 항체가 교차반응을 나타낼 수도 있다. 즉, 위양성 결과가 나타날 수 있기 때문에 특이도가 높은 항체검사법을 이용해야 한다. 특히 우리나라는 코로나19의 유병률이 낮기 때문에 위양성의 빈도가 높을 것으로 예측되므로 높은 특이도가 더욱 중요하다.

항체에는 IgG, IgM, IgA가 있는데 코로나19의 경우에는 총 항체(total antibody) 또는 IgG 항체가 가장 민감도가 높은 것으로 알려져 있다. 항체검사법에는 화학발광 면역검사법(chemiluminescent immunoassay,CLIA), 효소결합 면역흡착검사법(enzyme-linked immunosorbent assay, ELISA), 면역 크로마토그래피법(immunochromatography, ICG) 등이 있다. 일반적으로 CLIA가 민감도와 특이도가 가장 우수한 것으로 알려져 있으나, 전용의 장비와 시약을 사용해야 하며, 자동화 검사에 적합하다. 반면에 ELISA는 CLIA에 준하는 성능을 보이지만 수기 작업이 필요한 경우가 많아서 자동화 검사에 부적절하므로 많이 사용되지 않는다. ICG는 신속하며 결과 확인이 간편하지만 민감도와 특이도가 불충분하며, 사용자에 따라 결과의 판정이 달라질 수 있다는 것이 단점이다.

코로나19 감염증의 항체 자연사(natural course)에 대한 학술적 자료 및 임상적 성능평가 자료가 아직 부족하기 때문에 항체검사법에 대하여는 긴급사용을 승인하지 않고 있다. WHO와 미국 질병통제예방센터 등도급성감염증의 진단에는 항체검사를 이용하지 말도록 권고하고 있으며, 대한진단검사의학회도 동일한 의견이다. 일부 유튜버들은 바이러스 조각을 검출하는 실시간 RT-PCR보다 감염의 직접적인 증거라고 할 수 있는 항체검사가 더 정확하다는 내용의 동영상을 올리기도 했는데 이는 사실이 아니다. 항체검사는 '확진'용으로는 사용할 수 없고, 사용해서도 안 된다.

항원검사

면역학적 방법을 이용하여 단백질 등의 바이러스 구성성분으로 이루어진 항원을 검출하는 검사법이다. 원리적으로는 항체검사와 동일한데, 앞에서 말한 항체검사는 시약의 항원을 이용하여 검체에서 항체를 검출하는 것이고, 항원검사는 이와 반대로 시약의 항체를 이용하여 검체에서 항원을 검출하는 것이다.

항원 성분은 유전자검사와 달리 증폭이 불가능하기 때문에 항원 양이 충분히 많아야 검출이 가능하다. 코로나19의 경우 검체 내에 포함된 바이러스 양이 유전자검사보다 1천~1만 배 이상 많아야 검출이 가능한 것으로 알려져 있어서 항원검사는 민감도가 낮다. 특히 무증상 시기에는 민감도가 매우 낮다. 또한 항체검사와 마찬가지로 교차반응이 있을 수 있다.

항원검사 방법에도 면역크로마토그래피법을 이용한 신속항원검사와 정밀면역측정법 기반의 항원검사가 있다. 그 중 사용이 간편한 신속항원검사를 주로 사용하지만 이에 대한 학술적 보고와 임상적 성능에 대한 결과가 아직 부족하여 긴급사용은 역시 승인하지 않고 있다.

대한진단검사의학회는 코로나 양성 380개와 음성 300개, 총 680개의 검체 시리즈를 이용하여 국내에서 승인된 코로나19 항원검사의 성능을 평가하였고, 그 결과를 분자검사 결과와 비교한 결과 항원검사의 민감도는 41.5퍼센트로 추정되었다. 쉽게 말하면 항원검사의 정확도는 동전 던지기보다 못하다는 것이다.

한편, 식약처는 2021년 4월 23일, 두 종류의 코로나19 자가검사키트를 조건부로 허가했고, 이에 따라 4월 30일부터 전국의 약국에서 판매된다. 제조사가 발표한 임상적 성능은 STANDARD Q COVID-19 Ag

Home Test(에스디바이오센서㈜)는 민감도 90퍼센트, 특이도 96퍼센트였고, Humasis COVID-10 Ag Home Test(휴마시스㈜)는 민감도 89.4퍼센트, 특이도 100퍼센트였다. 그러나 최근 국내에서 발표된 논문에 의하면, STANDARD Q COVID-19 Ag test는 민감도 17.5퍼센트, 특이도 100퍼센트로 민감도가 매우 낮았다. 그러므로 이러한 자가진단키트 검사에서 음성이 나올 경우 위음성일 가능성이 높아 의료계는 이에 대한 크게 우려하고 있다. 그러므로 방역 당국은 자가진단키트 사용에 대한 주의사항과 한계점 및 행동지침에 대하여 충분하게 알려야 할 것으로 보인다. 쉽게 말하면, 자가진단키트에서 양성으로 나온다면 실제로 감염되었을 가능성이 매우 높지만(즉시 실시간 RT-PCR검사를 받아야 함), 음성으로 나왔다고 해서 감염되지 않은 깨끗한 상태라고 보장할 수는 없다는 것이다. 즉, 노래방에 입장할 때 자가진단키트에서 양성으로 나온 사람은 노래방이 아니라 즉시 보건소에 가서 RT-PCR검사를 받아야 하고(야간이라면 자가격리), 음성으로 나온 사람은 노래방 입장은 가능하지만 마스크를 착용한 상태로 노래해야 한다. 따라서 방역수칙을 지킨다는 전제하에 노래방 영업재개는 가능하다.

최근 중국에서 시행하고 있는 항문검사는 호흡기 검체를 이용한 검사보다 더 정확한 검사라고 보기 어렵고, 검사의 불편함을 감안할 때 효율성도 떨어진다. 다만, 바이러스 전파 확률을 더 엄격하게 통제할 수는 있다.

호흡기를 통해 들어온 바이러스는 처음에 상기도에 머물다가 폐로 내려가서 증식하고 마지막에는 장으로 이동한다. 이렇게 체내를 지나오는 과정 중 마지막까지 살아남는 바이러스가 대변을 통해 나오게 되므로, 호흡기보다 장관과 대변에 더 오래 남아 있을 수 있다. 유럽에서 진행된 연구에 따르면 코로나에서 완치된 환자들의 2/3가 2개월 이후에도 대변에서 코로나 바이러스가 검출된 것으로 보고되었다. 그러나 이렇게 항문검사로 검출된 바이러스가 실제로 감염력이 있는 활성형 바이러스인지는 확실하지 않으며, 화장실을 통해 다른 사람에게 전파될 가능성은 매우 드물다고 할 수 있다. 그러므로 인후두 RT-PCR검사를 하지 않고 항문검사만 하는 것은 오히려 정확도가 떨어지며, 공중화장실에 대한 소독을 제대로 하는 것이 더 효과적이라고 할 수 있다(헬스조선 2021. 3. 9 참조).

검체의 종류, 선택, 채취

실시간 RT-PCR 등 유전자검사를 위한 검체에는 상기도 검체[비인두 도말(nasopharyngeal swab), 구인두 도말(oropharyngeal swab)(throat swab) 등]와 하기도 검체[가래, 기관지 세척액(bronchial washing), 기관지 흡인액(tracheal aspirates) 등]가 있다.

유전자검사에서 검체 채취와 관련한 일반 사항은 다음과 같다.

-코로나19 진단에는 호흡기 검체를 사용하는 것을 원칙으로 한다.

-유증상자에서 진단을 위한 검체는 증상 발현 후 가장 빠른 시기에 채취하는 것을 권장한다. 확진을 위해 반복검사가 필요할 수 있으며, 특히 무증상자나 밀접접촉자는 1회의 검사만으로는 불충분할 수 있다.

-상부 호흡기 검체로 시행한 검사에서 1회 음성 결과로 나온 경우는 감염 여부를 완전히 배제하기 어렵다. 상부호흡기 검체로 시행한 검사 결과가 음성이더라도 중증 또는 진행성 질환인 경우 하부 호흡기 검체로 재검사하는 것을 권장한다.

-충분한 양의 검체를 적절한 방법에 따라 채취할 것을 권장한다.

최근 상기도나 하기도 검체의 대체제로 타액(saliva), 비강도말(nasal swab), 양치액(mouthwash, gargling) 등에 대해 활발한 연구가 있다. 그중 타액 검체를 이용한 검사는 전통적인 상기도나 하기도 검체보다 채취가 간편하다는 장점이 있으나, 민감도가 상대적으로 낮은 것이 단점이다. 대한진단검사의학회가 타액 검체를 이용한 분자검사법을 비인두도말 검체와 비교한 결과, 민감도가 91.9퍼센트에 불과했다.

항체검사는 일반적으로 혈청분리시험관에 채취한 혈청 검체 또는 혈장 검체를 사용하며, 면역크로마토그래피법은 전혈을 사용하기도 한다.

항원검사에서는 주로 상부호흡기 검체를 사용한다. 호흡기 검체 채취는 앞에서 말한 유전자검사와 같다.

결과 판독 및 해석

실시간 RT-PCR에서 개별 유전자검사의 양성 및 음성 판정 기준은 [표 3]과 같다.

[표 3] 유전자검사 결과 판정

검사 결과	결과 판정
양성 대조물질(+), 음성 대조물질(−)* 표적유전자 Ct ≤ cutoff	양성(positive)
양성 대조물질(+), 음성 대조물질(−) 내부 대조물질 (internal control)** 증폭, 표적유전자 미검출 또는 Ct 〉 cutoff	음성(negative)
음성 대조물질(+) 또는 양성 대조물질(−)인 모든 경우	부적합(invalid) ▸ 재검사 필요

* 양성 대조물질, 음성 대조물질: 검사의 질관리에 사용되는 정도관리물질로서 각각 양성과 음성의 측정값이 제시된 물질. 환자 검체를 검사하기 전에 이 두 가지 물질로 먼저 검사하여 해당 결과가 허용범위 내에 들어야 검사의 질을 보증할 수 있다.

** 환자 검체와 동일하게 검사 과정에 포함되는 물질로서, 적절한 정도의 증폭이 이루어져야 PCR 과정이 적절하게 이루어졌음을 보증할 수 있다.

바이러스 역가가 낮은 cutoff 근처의 결과는 위음성이나 위양성의 가능성이 있기 때문에, 진단검사의학과 전문의가 결과를 직접 판독하고, 필요한 경우 재검사를 시행한다.

현재의 코로나 검사는 질병관리청의 규정에 의하여, 적절한 자격을 갖춘 진단검사의학과 전문의가 근무하고 소정의 교육과 외부정도관리를 통과한 의료기관 및 검사실에서만 실시할 수 있으며, 진단검사의학과 전문의가 해당 검사실에서의 검사의 전 과정을 지휘, 감독하고 결과 판정 및 보고를 시행한다. 단, 질병청 산하기관 검사실에서의 검사는 별도의 규정에 따라 시행된다.

대한진단검사의학회와 질병청은 2개 이상의 유전자 부위를 표적으로 하는 유전자검사를 사용하고 모든 유전자가 양성일 경우에만 코로나19 진단검사 양성으로 판정할 것을 권장한다. 이러한 권고는 일부 유전자의 돌연변이로 발생하는 위음성에 대한 보고와, 음성으로 최종 판정된 환자의 검체에서 비특이적이고 약한 증폭이 관찰되는 현상을 경험한 많은 전문가들의 의견을 근거로 한 것이다. 이 권고는 코로나19를 새로 확진할 때에만 적용하며, 이미 확진된 환자의 치료 과정에서는 바이러스의 감소로 일부 유전자만 양성으로 나올 수 있다.

코로나19 바이러스 검출 시기에 대해서는 아직 알려진 바가 많지 않아서, 접촉력이 분명한 의사환자에서 상기도 검체 1회의 음성 결과만으로는 코로나19를 배제하기 어렵다. 1회의 검사에서 음성이 나왔으나 임상적으로 코로나19의 가능성이 높을 것으로 판단되는 경우에는 일정한 시간 후에 상기도 검체를 반복 채취하여 검사를 의뢰한다. 증상이 심해지거나 영상에서 폐렴 소견이 관찰되는 경우는 하기도 검체를 채취하여 재검사하는 것을 고려할 수 있다.

위음성 결과의 원인은 ▲너무 이르거나 늦은 시기의 검체 채취, ▲검체의 질과 양이 부적절할 경우, ▲바이러스의 변이, ▲억제물질의 존재, ▲검사 전 항바이러스제 또는 검사에 영향을 줄 수 있는 약물 투여 등이다.

위양성 결과의 원인에는 분석 단계 오류와 분석 전 단계 오류가 있다. 현재까지 국내 검사실에서는 소수의 위양성이 확인되었는데 대부분 분석 전 단계 오류로 판단된다. 분석 단계 오류(analytical error)는 유전자의 비특이적 증폭, 형광 오류, 교차반응 등이 원인이다. 그러나 현재까지 국내에서 승인된 진단시약에서 모든 표적 유전자가 검출되면서도 비특이적 양성 또는 교차반응으로 확인된 사례는 없다. 분석 단계 오류를 예방하기 위해서는 반드시 2가지 이상의 유전자를 표적으로 하는 시약을 사용해야 한다. 분석 전 단계 오류(pre-analytical error)의 가장 흔한 원인은 검체 뒤바뀜, 또는 전처리 단계에서 다른 양성 검체로부터의 교차오염(cross-contamination)이다.

[참고문헌]

대한진단검사의학회 신종코로나바이러스 대책위원회, 『2019 신종코로나바이러스 검사실 진단지침』(제4판[최종본], 2020. 12. 3).

대한진단검사의학회 코로나19 세계적유행 초기대응자료 제작TF, 『코로나19 세계적 유행 초기대응자료』(2020. 11. 30).

식약처·질병청 합동 보도참고자료, "코로나19 확진용 유전자진단시약 긴급사용 종료"(2021. 2. 4). 중앙방역대책본부, 『코로나바이러스감염증-19 확진검사 안내』(2020. 2. 15).

중앙방역대책본부 진단관리팀, 『신종코로나바이러스 확인을 위한 검체 채취방법 안내』(2020. 1.23).

Oh SM, Jeong H, Chang E, Choi PG, Kang CK, et al., Clinical application of the Standard Q COVID-19

Ag Test for the detection of SARS-CoV-2 infection. J Kor Med Sci 2021;36(14):e101.

코로나19 임상양상과 치료방향

이은혜

2020년 2월 16일 중앙방역대책본부는 국내에서 2월 15일까지 발생한 확진자 29명 중 28명 역학적 특성과 분석 결과를 발표했다. 감염경로는 해외유입이 19명이었고 중국 14명(우한 12명 포함), 태국 2명, 싱가포르 2명, 일본 1명이었다. 나머지 10명은 국내 감염(확진자 접촉)이었다. 성별은 남자 15명(53.6%), 여자 13명(46.4%)이었다. 연령별로는 50대가 8명(28.6%)으로 가장 많았으며, 20대, 30대, 40대가 각각 6명이었고 60대, 70대, 80대 이상이 각각 1명이었다. 확진자의 국적은 한국 22명(78.6%), 중국 6명(21.4%)이었다. 방역 당국이, 초기 확진자 중에는 중국인보다 중국에서 귀국한 한국인이 더 많다고 발표한 내용은 사실이다.

임상 증상은 대부분 경미하거나 비특이적이었는데 감기증상인 발열(열감)과 인후통이 각각 9명(32.1%)으로 가장 많았고, 기침 또는 가래와 오한이 각각 5명(17.9%), 근육통 4명(14.3%), 두통과 전신무력감이 각각 3명(10.7%)이었다. 나머지 3명(10.7%)은 무증상이었다. 입원 당시에 17명(60.7%)이 발열이 있었으며, 영상검사에서 폐렴 소견이 있는 환자는 18명(64.3%)이었다.

국내감염 사례는 기존 확진자와 밀접하게 접촉한 가족(70%)과 지인(30%)에서 발생했으며, 증상 발생일 불명인 사례를 제외했을 때 잠복기(증상 발생일-최초 노출일)는 평균 4.1일(최소 2일, 최대 9일)로 추정되었다. 국내 연구에 의하면 초기 확진자 24명의 잠복기는 평균 3.6일이었으나, 중국 연구에 의하면 평균 잠복기는 6.4일(95% 신뢰구간 5.6~7.7일)이었고 범위는 2~11.1일(사분위수)이었다[최미영 등. 국내 코로나19 감염병의 초기 현황에 대한 신속 고찰. J Korean Med Assoc 2020 August; 63(8):504-511]. 방역 당국의 초기 발표와 국내 연구결과에서 추정 잠복기가 약간 차이는 있었지만, 공통적으로 중국에서 발표한 잠복기보다는 약간 짧았다.

그 당시 방역 당국은 무증상 상태에서 2차 전파는 확인되지 않았다고 발표했고, 이후에도 계속 무증상전파 가능성을 부정했으나 2020년 3월 15일 정례브리핑에서 코로나19 감염자가 무증상인 상태에서도 전파가 가능하며 타인을 감염시킬 수 있다고 시인했다.

신종감염병 중앙임상위원회가 발표한 COVID-19 진료권고안(ver 1.1)에 따르면, 코로나19에 감염된 경우 증상 발생 직전 및 질병 초기에 전염력이 가장 높았다[그림 1]. 중국에서 시행한 연구에서 증상이 나타나기 평균 2~3일 전부터 전염력이 생겨 0.7일 전부터 전염력이 최고에 이른 후 7일에 걸쳐 낮아지는 것으로 나타났다. 대만과 국내에서 시행한 연구에서는 증상이 나타난 후 5일 이내에 2차 감염이 주로 발생했다. 따라서 현재까지의 연구 결과를 종합하면, 확진자가 면역저하 상태가 아니고 중증이 아니라면 증상이 발생하고 5일이 경과한 후에는 2차 감염(second infection)이 일으키는 경우가 드물 것으로 보인다.

[그림 1] 코로나19 감염 후 바이러스 배출 기간(COVID-19 진료권고안 ver 1.1)

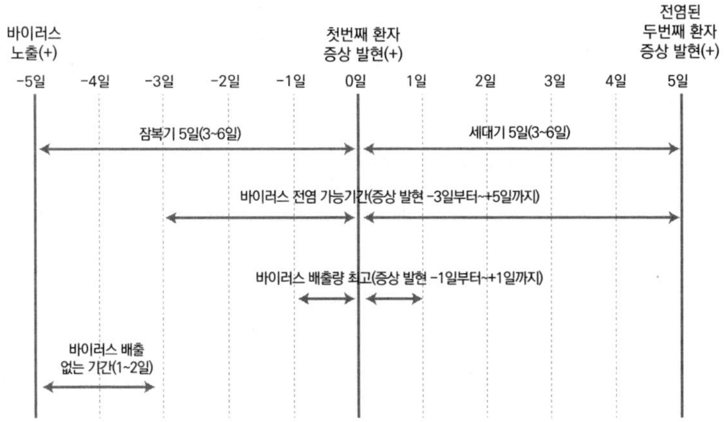

증상이 소실된 후에 상당 기간 바이러스 RNA가 검출되더라도(=실시간 RT-PCR검사에서 양성으로 나오더라도) 감염력과는 뚜렷한 관련이 없다. 즉, 양성 결과가 지속되는 것이 감염력이 있는 바이러스가 계속 나오는 것을 의미하지 않으며, 증상이 호전된 환자에서 바이러스 RNA가 검출되더라도 감염력이 있는 바이러스일 가능성은 매우 낮다. 한편, 코로나19에 감염이 되면 면역이 생기지만 감염되었던 모든 환자가 충분한 면역력이 생기는지, 얼마나 오랜 기간 방어력이 지속되는지는 아직 명확하지 않다. 현재까지의 연구 결과를 보면, 대부분의 사람에서 수개월 이상 항체 또는 중화항체가 검출되고, 기억세포(B세포, T세포) 반응도 유도되는 것으로 보인다. 다만, 회복된 환자가 수개월 이후에 재감염되는 사례가 드물게 보고되었다. 현재까지의 연구 결과들을 고려할 때, 최초 확진 후 3개월 이내에 증상이 재발하고 RT-PCR이 양성일 경우는 재감염일 가능성이 낮으므로 격리조치가 필요하지 않다. 반면에, 최초 확진 후 3개월이 지난 후에 증상이 다시 발생하고 RT-PCR이 양성일 경우는 재감염일 가능성이 있으므로 격리 조치가 필요한 것으로 판단할 수 있다.

2020년 3월 20일 대한의사협회는 '임상정보 공유 및 중환자 진료 전략 수립 촉구 기자회견'을 가졌다. 국내 첫 코로나19 확진자가 발생한 지 두 달만에 확진자가 8,652명 발생하여 지역사회 감염으로 확산되어 미확진 상태의 감염자가 전국의 어느 의료기관을 방문할지 모르는 상황이므로 일선에서 환자를 보는 모든 의료진이 코로나19에 대한 임상양상을 알아야 환자진료와 대처를 제대로 할 수 있는데 방역 당국이 코로나19에 대한 임상정보를 공유하지 않아서 전파 양상과 주된 감염경로, 주된 증상과 치료 경과, 특히 어떤 환자에서 주로 심한 증상을 보이고 중증으로 진행하는지, 그러한 경우에 어떤 치료가 효과가 있는지 등의 임상정보가 베일에 가려져 있었기 때문이다.

방역 당국은 2020년 7월 8일에야 코로나19 신규 확진자 8,976명에 대한 임상정보 분석결과를 발표했다. 확진자 격리장소는 의료기관 입원격리가 62퍼센트(5,570명), 생활치료센터 입소는 36퍼센트(3,230명), 자택격리는 2퍼센트(176명)였다. 코로나19 관련 주요 증상은 발열, 기침, 객담, 호흡곤란, 인후염, 콧물, 근육통, 피로/권태, 두통, 의식장애, 구토/오심, 설사 등이었다. 입원이나 생활치료센터 입소 당시 하나 이상의 증상이 있었던 비율은 입원환자는 73.3퍼센트, 입소자는 35.2퍼센트였다[그림 2]. 입원환자 중 유증상자 비율이 73.3퍼센트였다는 것의 의미는, 나머지 입원환자(26.7%)는 아무증상이 없는데도 격리병상에 입원했다는 뜻이다. 격리병상이 없어서 자택에서 입원을 기다리다가 사망한 안타까운 사례도 있었는데 무증상 환자가 격리병상을 차지하는 황당한 상황이 발생한 배경은, 사태 초기에 방역 당국이 코로나19와 메르스를 동급으로 간주하고 메르스에 준해서 대응지침을 만들었기 때문이다[그림 2].

[그림 2] 코로나19 확진자 입원/입소 시 주요 증상(질병청. 2020. 7. 8)

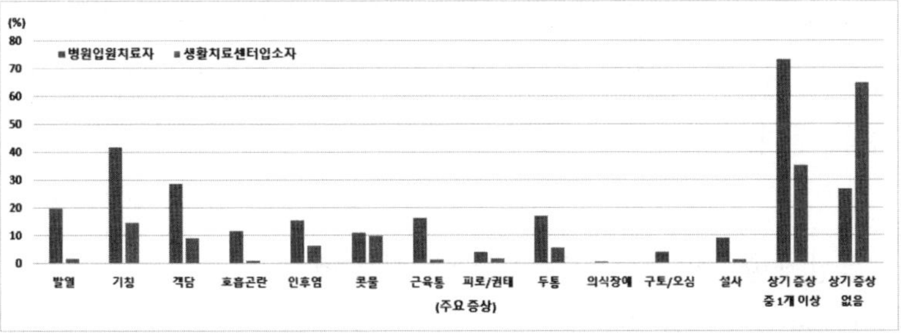

중국 확진자 50,466명에 대한 메타분석에 의하면, 공통 임상증상은 고열(89.1%), 기침(72.2%), 피로(42.5%), 흉부 컴퓨터단층촬영(computed tomography, CT) 비정상 소견(96.6%)이며, 감염환자 중 중환자로 진행 확률은 18.1퍼센트, 치명률은 4.3퍼센트로 집계되었다(위의 논문). 반면에 질병청이 발표한 자료에 의하면, 우리나라의 초기 입원환자의 입원 당시 주요 증상은 기침이 가장 많았고(41.8%), 객담(28.9%), 발열(20.1%), 두통(17.2%), 근육통(16.5%), 인후염(15.7%), 설사(9.2%) 등 다양한 증상이 나타났다. 생활치료센터 입소자는 무증상이 대부분이었지만 증상이 있는 경우는 기침(15%), 콧물(10%), 객담(9%), 인후염(6.3%), 두통(5.5%)이 많았고 발열은 1.9퍼센트에 불과했다. 방역 당국은 코로나19 증상이 나타나는 순서가 발열, 기침, 구토, 설사라고 발표했다.

중국과 달리 우리나라에서는 발열이 가장 흔한 증상은 아니지만 확인이 쉽고 가장 먼저 나타나는 증상이기 때문에 의료기관뿐만 아니라 모든 건물이 출입통제 수단으로 발열 체크를 하고 있다. 체온은 항문에서 측정하는 것이 가장 정확하고 그 외 구강, 겨드랑이, 귀 속에서 측정하는 것도 정확하다. 이마에서 측정하는 것은 상대적으로 덜 정확하지만 간편하기 때문에 널리 쓰는 방법이다. 그런데 초기에는 비접촉식 전자 체온계로 발열 여부를 확인했지만 사람이 일일이 측정하는 것이 수고스럽다는 이유로 언젠가부터 웬만한 건물은 모두 열화상 카메라를 설치했다. 발열 체크는 필요하지만, 카메라의 목적이 발열 체크인지 안면 인식인지 의심스럽다.

증상에 따른 임상 중증도는 8단계로 분류한다.

1단계: 일상생활 지장 없음

2단계: 일상생활에 지장 있으나 산소치료 하지 않음

3단계: 비관(nasal cannula) 산소 치료

4단계: 산소 마스크로 산소 치료

5단계: 비침습적(intubation, 기관 삽관) 인공호흡기 치료

6단계: 침습적(tracheostomy, 기관 절개) 인공호흡기 치료

7단계: 다발성 장기 손상 및 에크모(ExtraCorporeal Membrane Oxygenation; CMEO) 치료

8단계: 사망

전체 확진자의 90.8퍼센트는 1단계나 2단계의 경증이었으며, 산소치료 이상의 치료가 필요한 확진자는 9.2퍼센트였다. 임상 중증도는 연령이 증가할수록 높았는데 산소치료 이상의 치료가 필요했던 위중증환자는 10세 미만 0퍼센트, 10대 0.4퍼센트, 20대 0.8퍼센트, 30대 1.8퍼센트, 40대 3퍼센트, 50대 8.3퍼센트, 60대 17.1퍼센트, 70대 37.7퍼센트,

80대 이상 58.2퍼센트였다[그림 3, 4]. 또한, 당뇨, 만성신장질환, 심장질환, 고혈압 등의 기저질환을 동반한 경우는 산소치료가 필요한 중증 확진자의 비율이 증가하였다. 사망에 이르는 경우는 기저만성질환이 있거나, 고령인 경우로 심한 폐렴이 동반되면서 다발성 장기기능부전으로 사망했다(위의 논문).

[그림 3] 코로나19 확진자 중 연령별 위중증환자 비율(질병청. 2020. 7. 8)

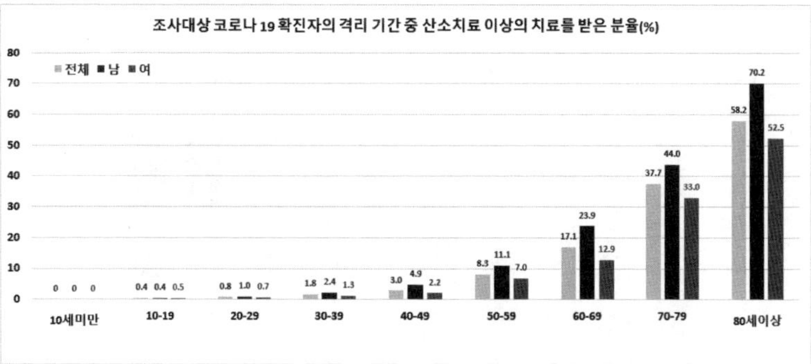

입원환자가 산소치료를 받은 경우는 94.1퍼센트가 입원 후 8일 이내 산소치료를 시작하였다. 입원환자의 평균 재원기간은 20.7일이었으며, 산소치료 이상의 치료가 필요한 확진자의 평균 재원기간은 23.7일이었다. 생활치료센터에 입소했던 확진자(3,450명)의 대부분은 격리기간 중 일상생활에 지장 없는 상태를 유지하다가 격리가 해제되었다. 일부는 증상이 심해져서 병원으로 이송되었는데 산소치료가 필요한 중등도 이상의 환자는 7명이었다.

국내 55개 병원에 입원한 3,060명의 임상경과 연구에 의하면 입원환자의 평균 연령은 43세였고, 증상 발현 후 입원까지의 기간은 5일(2~9일)

이었다(Ho Kyung Sung et al. Clinical Course and Outcomes of 3,060 Patients with Coronavirus Disease 2019 in Korea, January-May 2020. J Korean Med Sci. 2020 Aug 3;35(30):e280). 입원 당시 증상은 기침(40.8%), 발열(28.8%), 객담(25.9%), 인후통(20.3%), 근육통(19.5%), 콧물(12.2%)였다. 동반질환은 고혈압(15.8%), 저체중(11.3%), 당뇨(8.4%), 흡연(7.0%), 비만(5.1%)이었다. 흉부 X선검사에서 이상소견이 보이는 경우는 31.6퍼센트(양쪽 17.7%, 한쪽 13.9%)였고 보이지 않는 경우는 68.4퍼센트였다.

[그림 4] 코로나19 확진자 격리 기간 중 최고 임상 중증도 분포(질병청. 2020. 7. 8)

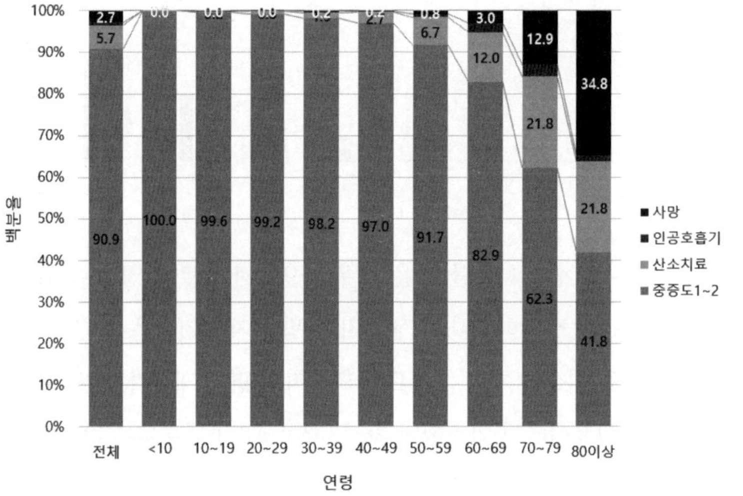

입원 당시 산소치료 이상의 치료가 필요했던 환자 91명 중 65명(71.5%)은 회복-격리 해제되어 퇴원하거나 산소치료가 필요하지 않은 상태-되었으나 7명(7.7%)은 28일 이내에 사망했다. 입원 때 인공호흡이 필요했던 중증환자는 증상 발생 후 28일 시점에 19.5퍼센트만 회복되었고 22.2퍼

퍼센트는 사망했다. 증상 발생 후 14일 시점에 산소치료 혹은 인공호흡기 치료가 필요했던 환자는 50세 미만인 1,324명 중에는 1.2퍼센트에 불과했으나 50세 이상은 17.3퍼센트가 필요했다. 증상 발생 후 28일 시점에 산소치료 혹은 인공호흡기 치료가 필요했던 환자는 50세 미만은 1.5퍼센트였으나 50세 이상은 13.2퍼센트가 필요했다. 50세 미만은 대부분 산소 투여 없이 회복했고 사망자도 없었으나 50대는 0.5퍼센트(2/375명), 60대는 0.9퍼센트(2/215명), 70대는 5.8퍼센트(6/104명), 그리고 80대 이상은 14.0퍼센트(7/50명)가 사망했다.

신종감염병 중앙임상위원회가 발표한 내용에 따르면, 코로나19의 주요 증상은 기침(50%), 열(38℃ 이상, 43%), 두통(34%), 호흡곤란(29%), 인후통(20%), 설사(19%), 오심·구토(12%) 순이었다. 기타 증상으로는 후각 또는 미각 소실, 피로, 식욕감소, 객담, 혼돈, 어지러움, 콧물이나 코막힘, 객혈, 흉통, 결막염, 피부 증상, 정신학적 증상 등 다양하였다. ACE-2 수용체가 호흡기와 비인두 점막에 많이 분포하기 때문에 상기도감염이나 폐렴 증상이 주로 나타나고, 검체 채취도 비인두 점막에서 한다.

그러나 모든 코로나 환자가 비인두 점막 검체에서 RT-PCR 검사 양성으로 나타나는 것은 아니다. 독일에서 시행한 부검연구에 의하면 코로나19로 사망한 12명 전원이 폐조직에서는 RT-PCR 검사가 양성으로 나왔지만 비인두 검체에서는 9명만 양성으로 나왔다[Dominic Wichmann et al. Autopsy findings and venous thromboembolism in patients with COVID-19: aprospective cohort study. Ann Intern Med. 2020 Aug 18;173(4):268-277]. 12명 중 6명은 혈액에서도 바이러스 유전자가 검출되었고 5명은 심장, 간, 신장, 뇌에서도 바이러스 유전자가 검출되었다. 2020년 3월 18일 대구에서 갑자기 사망한 17세 고교생 사건을 복기해 보면 당시 검체 오염으로 인한 위양성 반응으로 결론짓고 부검도 하지 않았다. 만약 부검을 해서 폐 조직 검체로 RT-PCR검사를 했더라면 코로나인지 아닌지 확실하게 밝혀졌을 텐데, 코로나가 아니었더라도 최소한 사인은 정확하게 알 수 있었을 텐데 부검이 필요 없다며 마무리한 방역 당국의 처사가 아쉽다. 어린 나이에 사망한 것 자체도 안타깝지만 갑자기 죽었는데 이유를 모른다니 부모의 심경이 어떨까?

1차 유행 당시 대구에서 발생한 코로나19 확진자 3,191명 중 15.3퍼센트(488명)도 후각 또는 미각 상실을 경험한 것으로 보고됐다[Yonghyun Lee et al. Prevalence and Duration of Acute Loss of Smell or Taste in COVID-19 Patients. J Korean Med Sci. 2020 May 11;35(18):e174]. 또한 무증상이거나 경증으로 분류된 2,342명 중 15.7퍼센트(367명)도 후각 혹은 미각 상실을 보였다. 설사나 후각 또는 미각 소실은 다른 호흡기 감염병에서 보기 어려운 증상인데 이것은 ACE-2 수용체의 분포와 관련있다. 즉, 이런 증상들이 나타나는 이유는 코로나19 바이러스가 인체 세포에 결합하는 부위인 'ACE-2 수용체'가 호흡기와 비인두 점막뿐만 아니라 코의 후각 상피세포, 구강 점막세포, 소화기 점막세포에도 많이 분포하기 때문이다. 코로나가 기침이나 재채기뿐만 아니라 음식물 섭취 시 비말을 통해서 주로 전파되는 이유도 구강 세포에 ACE-2 수용체가 많아서 viral load가 높기 때문이다. 다행히 후각 또는 미각 상실은 영구적인 것이 아니고 대부분 3주 안에 회복되었다(중간값 7일). 이는 바이러스의 침입을 받은 세포들이 회복되면서 관련 증상들도 없어지기 때문이다. 따라서 별다른 증상이 없이 갑자기 후각 또는 미각이 변하거나 상실된 사람은 코로나19 검사를 받는 것이 좋다.

코로나19 감염자의 임상 경과는 무증상, 경증, 중등증, 중증 등으로 다양하다. 초기 중국 자료에 의하면 약 80퍼센트는 산소치료가 필요하지 않았고, 약 15퍼센트는 산소치료가 필요한 중증으로, 약 5퍼센트는 호흡부전이나 급성 호흡곤란 증후군(Acute Respiratory Distress Syndrome, ARDS) 등 심각한 합병증을 동반하는 위중(critical) 경과로 진행하였다. 그러나 이후 발표되는 국내외 자료를 참조하면 무증상 감염의 빈도는 초기 자료에 비해 매우 높을 것으로 추정된다(최대 90% 전후). 2020년 3월~5월 미국에서 시행한 혈청검사 결과 미국 내 혈청 유병률이 1.0~3.9퍼센트로 나타났는데 그렇다면 실제 감염자 수는 확인된 숫자(확진자 수)보다 6~24배 정도 더 많을 것으로 추정된다.

[표 1] 2020년 코로나19 항체 조사 결과

구분	전국단위 (전국 17개 시·도)		유행지역 (대구·경산 지역)	
	국민건강영양조사	군 입영 장정	주민	의료진
검체 수집 기간	'20.4.21.~12.12.	'20.9.17.~11.23.	'20.10.1.~10.30.	20.10.26.~10.30.
조사 규모	5,284명	9,954명	2,350명	302명
항체 양성자(명)	5명	31명	18명	1명
기확진자(명)	3명	13명	역학자료 조회불가*	0명
미확진자(명)	2명	18명	-	1명

2020년 11월 23일 중앙방역대책본부는 코로나19 항체조사 결과를 발표하였다[표 1]. 항체검사는 발병 후 2~14일 동안에는 검출되지 않을 수 있고 양성 예측률이 낮으므로 조기 진단에는 적합하지 않으나, 해당 지역에서 무증상 감염자의 빈도와 질병의 활동도를 예측할 수 있고 지역 사회의 면역 형성 정도를 추측할 수 있다. 다만, 검사의 정확성에 논란이 있고 다른 코로나 바이러스와 교차 반응이 가능하다는 것이 단점이다.

전국 단위로 실시하는 '국민건강영양조사' 참여자 5,284명 중 5명

(0.09%)이 항체 양성이었는데 그중 3명은 기확진자였고, 나머지 2명은 확진되지 않은 감염자였다. 육군 훈련소 입영 장정 9,954명 중에는 31명(0.31%)이 항체 양성이었는데 13명은 기확진자였으나 18명은 미확진 감염자였다. 1차 유행지역인 대구·경산의 주민 2,350명과 의료진 302명 중에는 19명(0.72%)이 양성이었다.

WHO에 의하면 외국의 코로나19 항체 보유율은 10퍼센트 미만이라고 알려져 있으므로(WHO 혈청역학조사서. '21. 01. 21) 국내 코로나19 항체보유율은 외국보다 매우 낮았다. 방역 당국은 이를 사회적 거리두기, 마스크 착용 및 손씻기 등 방역관리가 잘 유지된 결과라고 판단하였다. 서울대병원과 서울대 연구팀의 발표에 의하면 코로나19에 감염되지 않은 정상인 10명 중 6명이 코로나19 바이러스를 퇴치하는 중화(中和)항체를 생성하는 면역세포를 갖고 있다고 한다(메디게이트 2021. 2. 1). 이런 환자들은 감염 초기부터 항체를 만들 수 있으므로 코로나19에 감염되더라도 회복이 빠를 것으로 기대된다. 한편, 미확진 항체양성율이 국민건강영양조사에서 0.04퍼센트, 군 입영 장정에서 0.18퍼센트, 1차 유행지역에서 0.72퍼센트로 나타났는데 수치는 높지 않았지만 지역사회에 미확진 무증상 감염자가 실제로 존재한다는 것을 확인할 수 있었다. 특이한 점은 군 입영 장정의 미진단항체양성율이 국민건강영양조사보다 4배 이상 높았다는 것이다. 즉, 젊은 층은 감염이 되더라도 무증상 또는 경증이 많아서 진료나 검사를 받지 않은 상태로 활발하게 사회활동을 하므로 지역사회에 감염을 전파시킬 위험이 상당히 높다. 무증상 감염자도 바이러스 배출량과 감염력이 유증상 환자와 비슷하기 때문이다(COVID-19 진료권고안 ver 1.1. 중앙감염병위원회 2021. 1. 12). 그러므로 젊은 층에 대한 방역관리를 강화할 필요가 있다. 이런 점을 감안하여 증상이 없거나 신분 노출을 꺼리는 사람들이 자유롭게 무료로 검사를 받을 수 있도록 2020년 12월부터 수도권에 임시선별검사소를 설치하여 운영하고 있다.

다시 중앙임상위원회의 발표자료로 돌아가서, 중증도 및 사망관련 위험인자 중 가장 중요하고 현저한 위험인자는 연령이다. 18~29세 환자와 비교했을 때 65세 이상 확진자는 입원이 필요한 경우가 5~13배, 사망 확률은 90~630배 더 높았다. 이는 앞에서(통계로 본 코로나19의 위험성) 설명했듯이 나이가 들수록 기억 T세포의 숫자가 증가하므로 이들이 과도한 면역반응을 유발하여 자기파괴적인 결과를 초래할 수 있기 때문으로 생각된다. 기저질환이 있는 확진자는 입원률이 6배 더 높고, 사망률이 12배 더 높았다. 활동성 암이 있는 확진자는 중증으로 진행할 확률이 76퍼센트 더 높았다. 비만은 중증, 호흡부전, 사망률을 높이는 위험요인으로 나타났으며 중증 이상의 코로나19 환자는 일반 인구에 비해 비만 유병률이 1.35배 더 높았다. 또한, 흡연자는 비흡연자에 비해 중증으로 진행할 확률이 1.91배 더 높았다. 입원 당시 장기부전 평가(Sequential Organ Failure Assessment, SOFA) 점수가 높거나, 혈전 관련 질환을 시사하는 D-dimer 수치가 높은(>1μg/L) 경우는 사망률이 더 높았다. 반면에 임신한 코로나19 확진자의 임상양상과 임신을 하지 않은 가임기 여성 확진자의 임상양상은 큰 차이가 없었다. 이것은 다행스러운 일이다. 왜냐하면 일반적으로 여성이 임신을 하면 태아를 받아들이기 위해서 면역이 저하되는데 코로나19는 영향이 별로 없는 것으로 나타났기 때문이다. 방역 당국은 임산부를 고위험군으로 분류하고 있는데 아마도 국내 연구 결과보다는 일반적인 관점이나 해외 사례보고 등을 고려해서 그렇게 하는 것 같다.

코로나19 환자의 예후는 연령과 입원 당시의 중증도에 따라 달라졌다[Ho Kyung Sung et al. Clinical Course and Outcomes of 3,060 Patients with Coronavirus Disease 2019 in Korea, January-May 2020. J Korean Med Sci. 2020 Aug 3;35(30):e280]. 나이가 많을수록 입원 당시의 중증도가 높았고, 초기 중증도가 높을수록 예후가 나빴다. 입원 당시 인공호흡이 필요했던 환자 중 22.2퍼센트는 사망했고, 증상 발생 후 28일 시점에 19.5퍼센트만 회복되었다. 국내 50세 미만 코로나19 환자는 대부분 산소 투여 없이 회복되었고 사망자도 없었으나, 50세 이상은 13.2퍼센트가 산소치료 혹은 인공호흡 치료가 필요했으며 70대는 5.8퍼센트, 80대는 14퍼센트가 사망했다.

코로나19 확진자의 입·퇴원 기준

코로나19 유증상 환자에 대해 입원 여부를 결정할 때 아래 조건 중 하나 이상에 해당하는 경우는 고위험군 즉, 인공호흡기 치료가 필요한 중증환자로 진행할 확률이 10퍼센트 이상이므로 우선 입원 대상이다[그림 5].

1) 고도비만: 체질량지수(Body Mass Index, BMI) 30 이상

2) quick SOFA 점수 1점 이상: 분당 호흡 22회 이상, 수축기 혈압 100㎜Hg 이하, 의식저하

3) 기저질환: 당뇨병, 만성 신질환, 치매

4) 60세 이상 고령자

5) 영상검사에서 폐의 50퍼센트 이상을 차지하는 침윤

반면에, 유증상 환자인 경우라도 다음의 조건에 모두 해당하면 입원 대신 자택 격리 또는 생활치료센터에 입소한다.

1) 증상 발생 후 10일 이상 경과

2) 50세 미만의 성인

3) 고위험 인자가 없는 환자이면서 환자상태를 파악할 수 있는 보호자가 있는 경우

4) 의식상태가 명료한 경우

5) 확진 당시 호흡곤란이나 산소치료가 필요 없는 경우

6) 호흡수가 분당 22회 미만이고 수축기 혈압이 100mmHg 이상인 경우.

[그림 5] 코로나19 확진자의 입원 여부 결정 및 환자 분류(COVID-19 진료권고안 ver 1.1)

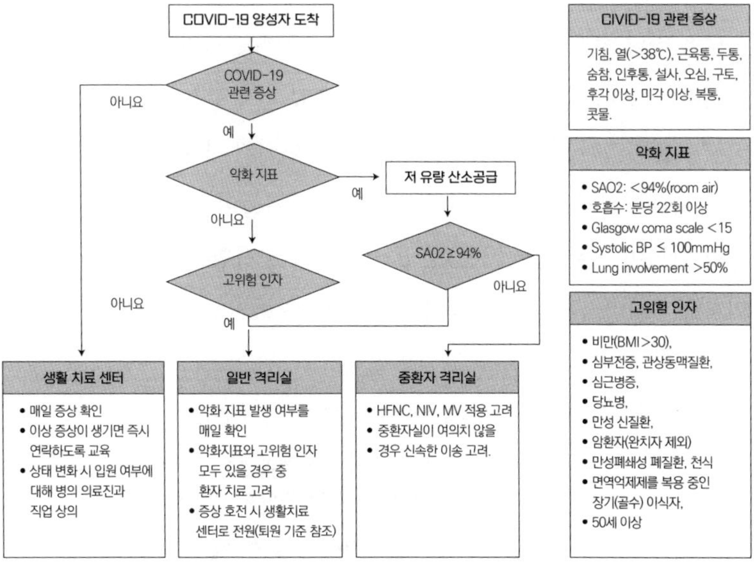

입원한 확진자의 퇴원 기준은 다음과 같다[그림 6].

1) 50세 미만이면서, 고위험 기저질환이 없고, 의식이 명료하며, 산소공급 없이 산소포화도 〉93퍼센트 유지되고, 분당 호흡수가 22회 미만이면서, 수축기 혈압 〉100 ㎜Hg인 경우

2) 증상이 발생하고 10일 이상 산소치료가 필요 없는 경우

3) 50세 미만의 환자 중 산소공급을 중단한지 3일 이상 경과한 경우

4) 24시간 간격으로 시행한 바이러스 PCR 검사 결과가 모두 음성인 경우. 그런데 방역 당국은 2020년 6월 25일 격리해제 기준을 변경했다(코로나바이러스감염증-19 대응 지침 제9판). 즉, 개정 전에는 24시간 이상 간격을 두고 시행한 RT-PCR 검사에서 연속 2회 음성 결과가 나와야 격리해제가 가능했으나, 개정 후에는 검사에서 양성으로 나오더라도 임상경과를 고려하여 격리해제가 가능해진 것이다. 이런 조치의 배경은 코로나19 발병 후 10일이 경과하면 전파력이 없는데도 PCR 검사에서는 계속 양성으로 나타날 수 있어서 임상증상이 호전된 후에도 격리가 장기화되기 때문이다. 그런데 발병 후 10일이 지나면 PCR 검사 양성이 감염력을 시사하지는 않는다는 것이 자칫하면 PCR 검사의 의미 자체를 부정하는 방향으로 확대해석될 수 있다. 이런 식으로 전문가들이 만든 '진료권고안'과 방역 당국이 만든 '대응지침'이 일치하지 않는 상황은 불필요한 혼란과 의혹을 유발한다는 점에서 절대적으로 바람직하지 않다고 생각한다.

[그림 6] 확진자의 입원 후 퇴원 기준(COVID-19 진료권고안 ver 1.1)

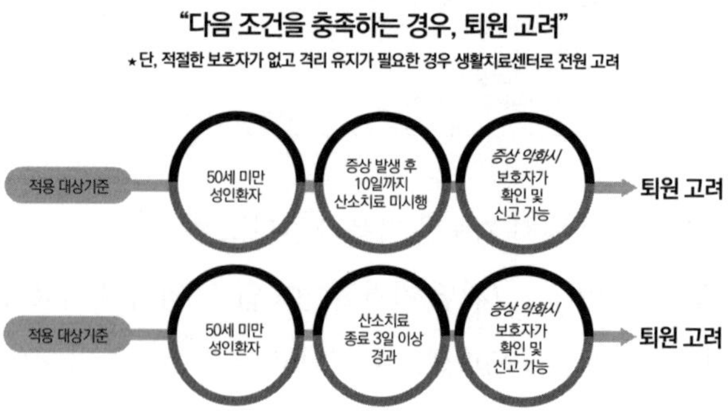

코로나19 격리해제자 중에서 RT-PCR 검사에서 양성으로 나오는 경우가 있다(약 2%). 2020년 4월 8일 이후 5월 15일까지 447명이 발생했는데 그 중 역학조사 및 접촉자 조사가 완료된 285명의 결과와 전문가 자문을 토대로 방역 당국은 재양성자가 감염력이 없다는 결론을 내렸다. 격리해제 이후 재양성까지 평균 13.5일(1일~35일)이 소요되었고 재양성자의 약 44퍼센트는 기침, 인후통 등의 증상이 있었다. 그러나 접촉자 중에 신규 감염자가 없었고, 바이러스 배양검사(108명)에서 모두 음성으로 나왔으며, 1·2차 혈청이 확보된 재양성자(23명)의 96퍼센트에서 중화항체가 검출되었고, 재양성 시기의 Ct값이 89.5퍼센트에서 30 이상이었다. 따라서 RT-PCR 검사 양성이(특히 Ct값이 높은 경우) 반드시 바이러스의 존재나 감염력을 의미하지는 않음을 알 수 있으며, 검사 양성의 의미는 Ct값의 추이와 임상증상의 경과를 고려하여 종합적으로 판단해야 한다.

코로나19의 합병증

코로나19의 합병증에는 급성 호흡곤란 증후군(Acute respiratory distress syndrome, ARDS), 심혈관계 합병증, 정맥 혈전 색전증, 급성 신손상, 사이토카인 방출 증후군, 신경계 합병증, 임신 관련 합병증 등이 있다.

급성 호흡곤란 증후군은 초기 해외 연구에 의하면 증상이 시작된 후 평균 8일째에 중증환자의 20퍼센트에서 발생하며, 12.3퍼센트가 인공호흡기 치료가 필요했다. 미국 연구에 의하면 입원 환자 중 12~24퍼센트에서 인공호흡기치료가 필요했다. 반면에, 국내 연구에 의하면 입원환자의 0.7퍼센트가 입원 당시 인공호흡기 치료가 필요했으며, 입원 후 14일째 3퍼센트, 28일째 2.5퍼센트에서 비침습적 인공호흡기 이상의 치료가 필요했다(위의 논문). 코로나 사망자의 부검연구 결과에 의하면 약 1/3에서 폐색전증이 직접 사인이라고 하는데[Dominic Wichmann et al. Autopsy findings and venous thromboembolism in patients with COVID-19: a prospective cohort study. Ann Intern Med. 2020 Aug 18;173(4):268-277] 우리나라는 코로나 환자의 부검이 금지되어 있고 CT촬영도 쉽지 않으므로 폐색전증 여부는 알기 어렵다.

심혈관계 합병증으로 급성 심근손상(5~31%), 부정맥, 심근염, 심부전, 급성 관상동맥 증후군 등이 발생했다. 정맥 혈전·색전증이 얼마나 발생하는지는 아직 불명확하나, 중환자실 환자에서 정맥 혈전·색전증 합병증 발생은 20~31퍼센트, 일부 연구에서는 46~85퍼센트까지 높게 보고되고 있다. 입원이 필요한 코로나19 환자의 0.5~23.0퍼센트에서 급성 신손상이 생길 수 있으며, 국내 보고에 의하면 입원 환자의 4.5퍼센트에서 급성 신손상이 발생했다. 급성 신손상은 매우 중요한 사망 위험인자다. 급성 신손상이 발생한 환자의 사망률은 급성 신손상이 발생하지 않은 환자보다 13배, 만성질환을 동반한 환자보다 5.3배 더 높다. 코로나19 환자 중 일부는 과도한 면역반응의 결과로 사이토카인방출 증후군(cytokine storm)이 발생하여 급성 호흡곤란 또는 다발성 장기부전을 일으켜 사망할 수 있다. 매우 드물지만 소아에서 다기관 염증 증후군이 보고되었다. 신경계 합병증은 중증환자의 36~57퍼센트에서 나타나는데 의식장애, 운동 실조증, 경련, 신경통, 골격근 손상, 피질 척수 징후, 수막염, 뇌염, 뇌막염이 발생하는 것으로 알려져 있다. 허혈성 뇌졸중은 응급실에 내원하거나 입원한 환자의 1.6퍼센트에서 발생한다는 사례보고가 있다. 임신 관련 합병증으로 태아곤란(fetal distress), 조산, 신생아의 호흡곤란, 간 기능 이상, 혈소판 감소증 등이 보고되었으나 코로나19 확진 산모에서 태어난 아기가 수직 감염된 사례는 아직 보고된 바 없다. 그 외에 파종성 혈관내응고, 패혈성 쇼크, 2차 세균감염(황색포도알균 등), 아스페르길루스증, 췌장손상, 급성 간 손상 등이 보고되어 있다.

2021년 1월 26일 방역 당국은 '코로나19 환자의 임상적 후유증 연구'의 중간 결과를 발표했다. 국립중앙의료원이 코로나19로 입원한 성인 환자 40명을 대상으로 3개월마다 검진 및 설문조사를 했고, 경북대병원이 대구지역의 확진자 965명을 대상으로 온라인 설문조사를 실시한 결과 코로나19 후유증은 경과 시간 및 중등도 등에 따라 다르게 나타났다. 환자들은 대부분 피로감(43%), 운동 시 호흡곤란(35%), 탈모(23%) 증상을 보였으며, 그 외에 가슴답답함(15%), 두통(10%), 기억력저하(8%), 후각상실(5%), 기침(5%) 등도 나타났다. 일부 환자는 폐기능 저하가 있었는데 시간이 지나면서 회복되었다. 젊은 연령층 또는 경증환자는 피로, 수면장애 등 일반적인 후유증이 많았던 반면 고령층 또는 중증환자는 호흡곤란, 폐섬유화(7명/40명, 18%) 등 조금 더 심각한 후유증이 발생했다. 정신과적 후유증으로는 우울감, 외상후 스트레스장애 등이 주로 나타났는데 시간 경과에 따라 우울감은 감소했으나 외상후 스트레스 장애는 증가하는 경향을 보였다. 중국, 영국, 이탈리아 등 국외 연구에서도 대부분의 환자가 하나 이상의 후유증을 호소했으며, 완치 6개월 후까지 증상이 지속되었다. 후유증 증상으로는 피로, 수면장애, 근육통, 탈모 등 국내와 비슷한 양상을 보였고, 중증 환자일수록 피로, 호흡곤란 등의 위험이 1.2~2배 증가했다(영국, '20. 7월). 중증환자에서 완치 6개월 후까지 폐기능 손상을 보였다는 연구결과도 있었다(중국). 모든 연령층에서 코로나19 완치 후 후유증이 발생할 수 있으므로 방역 수칙을 철저히 준수하여 감염을 피하는 것이 가장 바람직하다.

코로나19 치료원칙과 치료제의 선택

2020년 8월 6일 신종감염병 중앙임상위원회(위원장: 오명돈 서울대 감염내과 교수)는 COVID-19 진료권고안(ver 1.0)을 발표했다. 현재까지 발표된 학술자료, 언론보도, 위원회 회원들의 경험 등을 바탕으로 2020년 6월 21일 발표했던 '입원결정, 격리해제 결정, 퇴원결정' 권고안에 코로나19의 임상증상, 진단법, 항바이러스 치료제제 사용 기준 등을 추가한 것이다. 그 후 2020년 11월 8일 합병증, 진단법, 중환자 치료 권고 등 일부 내용을 개정하였고, 2021년 1월 12일 치료원칙과 치료제 관련 일부 내용을 추가 또는 삭제한 ver 1.1을 발표하였다.

코로나19에 대한 최적의 치료전략은 아직 정해진 것이 없다. 팬데믹 상황에서는 코로나19를 위한 맞춤형 치료제를 개발할 시간이 없으므로 '약물 재창출'이라는 방법을 사용한다. 즉, 이미 안전성이 확보된 기존 약물이 새로운 질병에 대해 치료효과가 있다는 것을 증명할 수 있으면 신약을 개발하는 것보다 임상시험 단계가 축소되므로 시간과 비용 측면에서 유리하다. 이것은 코로나 팬데믹 이전에도 자주 사용되었던 방법이며 가장 유명한 예는, 화이자가 협심증과 고혈압치료제로 개발 중이던 실데나필(비아그라)과 미녹시딜을 각각 발기부전치료제와 탈모치료제로 재탄생시킨 것이다. 따라서 코로나19 치료제로 언급되는 모든 약물들은 '약물 재창출' 치료제다.

치료제는 크게 항바이러스 제제, 면역조절제(immunomodulator), 항생제로 나눌 수 있다. 현재까지 발표된 자료를 종합할 때 효과를 인정할 만한 치료방법은 아래와 같다. 신종감염병 중앙임상위원회는 허가를 받아 임상시험 중인 것 이외의 방법을 코로나19 치료 목적으로 사용하지 못하게 하고 있다.

1) 렘데시비르(Remdesivir)의 조기 증상 호전 및 치료기간 단축 효과

2) 덱사메타손(Dexamethasone)의 사망률 감소 효과

3) 렘데시비르와 바리시티닙(Baricitinib)의 조기 증상 호전 및 중증 진행 억제 효과.

코로나19의 질병 경과를 보면 초기에는 바이러스가 증식하면서 증상이 나타나지만 발병 후 7~10일이 경과하면 면역반응에 의한 증상이 주로 나타난다[그림 7][Hasan K. Siddiqi et al. COVID-19 illness in native and immunosuppressed states: A clinical-therapeutic staging proposal. J Heart Lung Transplant. 2020 May;39(5):405-407]. 따라서 이론적으로 항바이러스 치료는 가급적 조기에 시작하는 것이 효과적이며, 발병 후 10일이 경과하면 항바이러스 치료는 효과가 없거나 매우 제한적일 것으로 추정된다. 반대로 발병 후 7일 이상이 지나서 임상적으로 악화되는 환자는 주로 면역반응에 의한 증상이므로 덱사메타손 같은 효과가 증명된 면역억제제 투여를 고려할 수 있다. 그런데 대부분의 호흡기 바이러스는 감기같은 상기도 감염이나 폐렴을 일으키는데 비해서 코로나19는 초기에는 이런 일반적인 양상을 보이지만 시간이 지나면 전신적인 면역반응과 염증반응이 강하게 나타나는데 이런 현상은 매우 특이하다. (그래서 코로나19가 자연발생적인 바이러스가 아닐 것이라는 의심이 드는 것이다) 이와 관련해서 현실적으로 중요한 것은, 사태 초기에는 이런 특징을 전혀 몰랐기 때문에 치명률이 높았지만 이제는 그간의 경험을 통해서 코로나19의 진행경과를 파악했기 때문에 초기에 적절하게 치료하면 위중증 및 사망을 줄일 수 있게 되었다는 점이다. 그런 의미에서 코로나 의심 증상이 있으면 괜히 미적대지 말고, 빨리 검사를 받고 빨리 치료를 받는 것이 바람직하다. 늦게 진단될수

록 치료시기를 놓쳐서 위중증으로 진행될 가능성이 높기 때문이다.

[그림 7] 코로나19의 질병상태와 치료목표

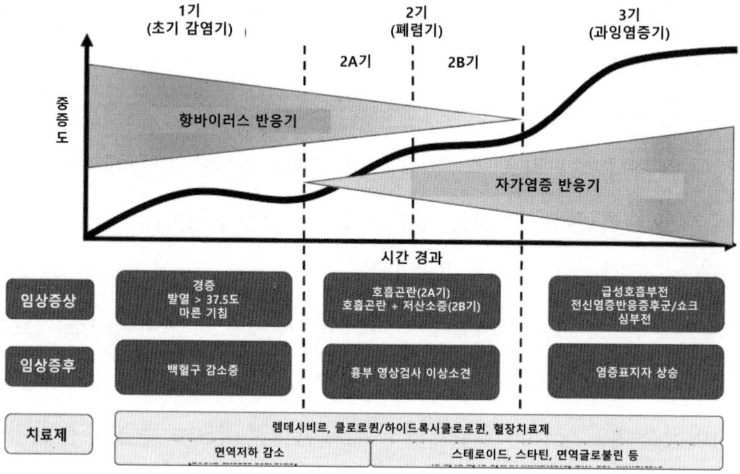

(Hasan K. Siddiqi et al. COVID-19 illness in native and immunosuppressed states: A clinical -therapeutic staging proposal. J Heart Lung Transplant. 2020 May;39(5):405-407)

중앙임상위원회는 클로로퀸/하이드록시클로로퀸[Chloroquine or Hydroxychloroquine (± 아지스로마이신Azithromycin), Lopinavir/ritonavir(칼레트라), Ribavirin, Interferon] 제제 등은 치료 효과가 없거나, 아직까지 효과가 증명되지 않았다고 발표했다. 그러므로 이들 약물은 임상시험 등의 제한적인목적으로 투여하는 경우를 제외하고는 추천하지 않고 있다. 그러나 해외에서는 클로로퀸/하이드록시클로로퀸을 치료제로 사용한다(위의 논문). 일부 연구에 의하면, 발병 초기의 입원이 필요하지 않은 고위험 환자에게 항체치료제를 투여했을 경우 입원 또는 응급실 방문을 줄일 수 있다. 항체치료제도 일종의 항바이러스 치료제이므로 투여가 필요하다면 가

급적 질병 초기에 주는 것이 좋다. 그러나 중앙임상위원회는 산소 투여가 필요한 중증환자에서 항체치료제가 도움이 된다는 증거가 없다고 판단했다.

나이가 젊고 기저질환이 없이 건강하고 증상이 비교적 경미하다면 특히, 발병 후 10일 이상이 지났다면 항바이러스 치료 없이 지켜볼 수 있다[그림 8]. 반면에 산소치료가 필요하거나, 산소공급 없이 측정한 산소포화도가 94퍼센트 이하인 환자는 렘데시비르 투여를 적극적으로 고려한다. 그러나 고유량 산소치료, 비침습적 또는 침습적 기계환기(인공호흡기) 치료, ECMO 치료 중인 환자에서는 렘데시비르의 효과가 증명되지 않았으므로 약제공급이 부족한 상황이라면 해당 환자들은 투여 우선순위에서 제외한다[그림 8]. 즉, 국내에서는 아직 렘데시비르가 시장에 정식으로 유통되지 않기 때문에 렘데시비르가 충분하지 않는 경우는 저유량 산소치료를 받는 환자에게 우선적으로 투여한다.

[그림 8] 코로나19 확진자의 상황별 치료 방침(COVID-19 진료권고안 ver 1.1)

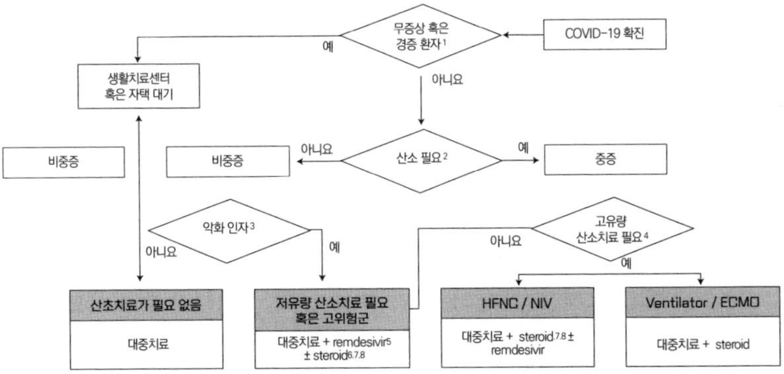

2020년 7월 1일부터 국내에 렘데시비르가 공급되기 시작했으며 폐

렴이 있고 산소치료가 필요한 중증환자에게 우선적으로 투약되었다. 투여기간은 총 5일이 기본이지만 환자상태에 따라 10일까지 연장할 수 있다. 2021년 2월 말 기준으로 확진자 90,029명 중 4,813명(5.3%)이 렘데시비르를 투여받았다[표 2].

[표 2] 렘데시비르 도입 및 누적 공급 상황

날짜	내용
'20. 05. 29.	중앙임상위원회 의견을 반영하여 식약처에 해외의약품 특례수입 신청 계획
'20. 06. 03.	특례수입 완료
'20. 07. 01.	코로나19 중증환자를 대상으로 의료기관에 무상공급 시작
'20. 07. 04.	4개 병원 19명에게 공급
'20. 08. 01.	32개 병원 106명에게 공급
'20. 09. 01.	36개 병원 155명에게 공급
'20. 10. 03.	60개 병원 529명에게 공급
'20. 11. 03.	65개 병원 729명에게 공급
'20. 12. 01.	72개 병원 1,059명에게 공급
'21. 01. 07.	105개 병원 3,108명에게 공급
'21. 02. 27.	122개 병원 4,813명에게 공급

렘데시비르 외의 항바이러스 치료제로 AIDS 치료제인 칼레트라(Lopinavir / Ritonavir)와 말라리아 치료제인 클로로퀸/하이드록시클로로퀸(Chloroquine/ Hydroxychloroquine)이 있다. 2020년 4월 2일 방역 당국은 밀접접촉자에서 하이드록시클로로퀸이 선제적 예방효과가 있다는 것과, 칼레트라와 하이드록시클로로퀸의 병합요법이 경증환자에서 바이러스 차단효과가 있다고 발표한 바 있다. 칼레트라는 HIV 단백분해효소 저해제(Protease inhibitors)인데 코로나19 바이러스가 HIV와 유사한 점이 있다는 것에 착안하여 국내에서도 초기에 항바이러스 치료제로 사용했었다[표 3].

그러나 중앙임상위원회는 2020년 8월 6일 발표한 COVID-19 진료 권고안(ver 1.0)에서 칼레트라를 포함한 HIV 단백분해효소억제제가 코로나19에 대해 효과가 없거나 있더라도 제한적일 것으로 판단하였다. 클로로퀸/하이드록시클로로퀸도 코로나19 치료에 효과가 없을 것으로 판단하였으며 일부 환자에서 부정맥과 같은 심각한 부작용을 유발할 수 있으므로 임상연구와 같은 특수한 상황이 아니면 치료제로 권고하지 않기로 결정했다. 또한, 2021년 1월 12일 발표한 COVID-19 진료권고안 개정안(ver 1.1)에서는 하이드록시클로로퀸과 아지스로마이신 병합요법도 효과가 없다고 판단하고 권고하지 않고 있다. 아지스로마이신은 매크로라이드(macrolide) 계열의 항생제로 비임균성 요도염 치료제다.

[표 3] 입원 당시 중증도에 따른 치료

변수	전체 환자수 (n=3,060)	입원 당시 중증도		
		1-2단계 (n=2,585)	3-4단계 (n=141)	5-7단계 (n=53)
항바이러스제 사용	1,471/3,060 (48.1)	1,211/2,585 (46.9)	125/141 (88.7)	49/53 (92.5)
로피나비르/리토나비르	1,108/3,060 (36.2)	891/2,585 (34.5)	104/141 (73.8)	40/53 (75.5)
하이드록시클로로퀸	652 (21.3)	530/2,585 (20.5)	58/141 (41.1)	32/53 (60.4)
스테로이드	71/3,060 (2.3)	13/2,585 (0.5)	22/141 (15.6)	29/53 (54.7)
신대체요법(투석)	20/1,290 (1.6)	6/1,027 (0.6)	7/97 (7.2)	6/44 (13.6)
비침습적(기도 삽관) 인공호흡기 치료	61/3,060 (2.0)	13/2,585 (0.5)	15/141 (11.4)	30/53 (56.6)
침습적(기관 절개) 인공호흡기 치료	60/3,060 (2.0)	6/2,585 (0.2)	12/141 (5.1)	33/53 (62.3)
체외막산소요법(에크모)	20/3,058 (0.7)	3/2,585 (0.1)	5/141 (3.6)	9/53 (17.0)
중환자실 입원	148/3,060 (4.8)	32/2,585 (1.2)	43/141 (30.5)	51/53 (96.2)
입원기간(일)	19 (12-32)	19 (12-31)	29 (17-64)	38 (23-74)

Treatments according to disease severity on admission (Ho Kyung Sung et al. Clinical Course and Outcomes of 3,060 Patients with Coronavirus Disease 2019 in Korea, January-May 2020. J Korean Med Sci. 2020 Aug 3;35(30):e280).

면역조절제로 대표적인 것은 스테로이드 제제인 덱사메타손이다. 덱사메타손의 면역 억제 작용과 항염증 작용으로 인해 산소치료가 필요한 중증환자나 인공호흡기 치료가 필요한 환자에서 사망률을 감소시킨다. 반면에 산소 투여가 필요하지 않은 코로나19 환자는 이득이 없었고 오히려 부작용으로 인한 사망률이 높았으므로 권고하지 않는다. 스테로이드는 고혈당, 세균감염, 정신과적 문제, 무혈성 골괴사 등의 부작용이 있으므로 최대 10일까지만 투여한다. 한편, 렘데시비르와 덱사메타손 병용 투여가 필요한 환자에서 덱사메타손을 포함한 스테로이드 제제를 투여할 수 없는 상황인 경우는 덱사메타손 대신 바리시티닙을 투여할 수 있다(렘데시비르와 바리시티닙 병용 요법). 그러나 바리시티닙은 2차 감염을 유발할 수 있으므로 주의해야 하며 활동성 결핵이 있는 경우는 사용하면 안 된다. 또한, 폐동맥 색전증과 정맥 혈전 등을 유발할 수 있으므로 혈전 예방 요법이 필요하다. 만성신질환이나 급성 신장 손상 환자에서도 사용하면 안 된다.

중증 코로나19 환자에서 2차 세균감염이나 패혈증의 징후가 동반되는 경우는 항생제를 투여할 수 있다. 그러나 모든 환자에게 광범위 항생제를 경험적으로(empirical) 투여하는 것은 권고하지 않는다.

중환자실의 환자는 움직일 수 없는 와병 상태이므로 심부 정맥 혈전증이 잘 생긴다. 이를 예방하기 위해서 미리 항응고제를 투여하지만 일반병실의 환자보다 혈전증이 더 흔하게 발생할 수 있다. 그러므로 코로나19로 입원한 환자는 중환자실이든 일반 격리병실이든 상관없이 혈전 예방을 위해 항응고제를 적극적으로 투여하는 좋다. D-dimer가 갑자기 증가하는 것은 다발성 장기 부전이나 파종성 혈관 내 응고증(Disseminated intravascular coagulation, DIC)의 전조 증상일 수 있고 높은 사망률과 장기 재원의 위험인자이다.

그 외에 항체치료제와 혈장치료제가 있으며 두 종류 모두 국내 개발이 완료되어 임상에서 사용 중이다[표 4]. 항체치료제는 코로나19 항체를 인공적으로 만든 것이고, 혈장치료제는 코로나19 환치자의 혈장에서 항체를 추출하여 상품화한 것이다.

[표 4] 국내 항체치료제와 혈장치료제 개발 현황(질병청)

날짜	항체치료제(셀트리온)	혈장치료제
'20. 05. 28		혈장(완치자 혈액) 모집 중
'20. 06. 02.	개발 중	개발 중
'20. 06. 09.		혈장공여 등록에 완치자 62명 참여
'20. 07. 09.		혈장공여 등록자 361명 중 158명 모집완료
'20. 07. 17.	국내 임상시험 승인	
'20. 07. 18.		생산 시작, 국내 임상 1상 돌입
'20. 07. 29.	영국 임상 1상 승인 ▸ 환자 모집 중	
'20. 08. 04.	국내 임상 1상 진행 중	
'20. 08. 20.		혈장공여 등록자 1,209명 중 893명 모집완료 국내 임상 2상 승인
'20. 08. 25.	경증 환자 대상 임상 1상	
'20. 09. 17.	경증과 중증 환자 대상 임상 2/3상	
'20. 10. 06.		혈장공여 등록자 2,770명 중 2,017명 모집완료
'20. 10. 08.	예방목적 임상 3상	
'20. 11. 17.	경증-중등증 환자 대상 임상 2/3상: 17개 의료기관에서 진행 중(131/300명 등록)	임상 2상: 12개 의료기관에서 13명 등록
'20. 12. 01.	경증-중등증 환자 대상 임상 2/3상: 18개 의료기관 327/300명 모집	임상 2상: 12개 의료기관에서 22명 등록 혈장공여 등록자 5,342명 중 3,455명 모집완료
'20. 12. 08.	경증환자 대상 임상 2/3상 모집완료	임상 2상: 12개 의료기관에서 28명 등록 혈장공여 등록자 6,491명 중 4,088명 모집완료
'20. 12. 29.	치료목적으로 사용 2건 KFDA 승인	임상 2상: 12개 의료기관에서 53명 등록 혈장공여 등록자 6,531명 중 4,114명 모집완료
'21. 01. 07.		임상 2상: 13개 의료기관에서 64명 등록 혈장공여 등록자 6,554명 중 4,139명 모집완료
'21. 01. 23	제약사 조건부 승인 신청	치료목적으로 32건 승인받아 사용 중
'21. 02. 04.	치료목적으로 사용 4건 KFDA 승인	치료목적으로 35건 승인받아 사용 중 혈장공여 등록자 6,598명 중 4,160명 모집완료
'21. 02. 11.	임상 3상 조건부 승인	치료목적으로 36건 승인받아 사용 중 혈장공여 등록자 6,598명 중 4,160명 모집완료
'21. 02. 15.	렉키로나주 공급 시작	
'21. 02. 27.	렉키로나주 28개 병원 169명에게 공급	치료목적으로 39건 승인 혈장공여 등록자 6,628명 중 4,181명 모집완료

결론적으로, 증상 발현 직전부터 증상 발현 초기인 5일 이내에 바이러스 배출이 가장 많고 전염력이 가장 높았다. 고령이거나 기저질환이 있으면 예후가 나쁘지만, 50대 미만이고 증상이 경미한 경우는 거의 대

부분 회복되었다. 젊은 층은 감염이 되더라도 무증상 또는 경증인 경우가 많았는데 무증상 감염자도 바이러스 배출량과 감염력이 유증상 환자와 비슷하기 때문에 이들이 검사를 받지 않은 상태로 활발하게 사회활동을 하면서 지역사회에 전파시킬 위험이 매우 높다. 국내 항체 양성률은 외국보다 낮았으며 이는 철저한 마스크 착용과 사회적 거리두기의 효과로 생각된다. 국내 코로나19 확진자의 약 90퍼센트 이상이 무증상 또는 경증이었으며 입원치료가 필요하지 않은 경우가 대부분이었다. 초기에는 바이러스에 대한 반응이 증상으로 발현되므로 산소치료와 함께 렘데시비르 같은 항바이러스제를 주로 사용한다. 그 후 면역반응이 주로 나타나는 시기에는 인공호흡기 치료와 함께 덱사메타손 같은 면역억제제를 주로 사용한다.

코로나19의 특효약은 아직 개발되지 않았지만 그간의 경험을 통해서 질병의 경과와 치료방침을 알게 되었으므로 과도하게 두려워할 필요는 없다. 그리고 병원치료도 중요하지만 우리에게는 백신보다 더 강력한 '자연 면역'이라는 강력한 무기가 있다. 항체를 만드는 B세포뿐만 아니라 T세포와 NK(natural killer)세포도 활발하게 활동하고 있다. 개인방역수칙을 철저하게 지켜서 감염되지 않는 것이 상책이지만 설령 감염되었다 하더라도 우리나라는 전세계에서 의료접근성이 가장 높고, 감염병에 대해서는 전액 무료로 치료해주고 있으므로 크게 걱정할 일은 아니다.

백신과 치료제 개발 개괄

정기석

백신과 치료제는 코로나19를 극복하기 위한 과학이다. 지금까지 1년여 동안 우리가 성공적으로 수행해 온 거리두기와 역학조사도 과학에 기반한 것이지만, 백신과 치료제라는 그와는 다른 차원의 과학적 역량이 없다면 일상으로의 복귀는 요원할 것이다.

그런데 우리나라의 의학 기술은 수준이 높지만, 코로나19 백신과 치료제 개발에 관해서는 우리의 경제력에 비해서 국제적인 경쟁력이 상대적으로 뒤처져 있다. 이미 늦기는 했지만 앞으로 '백신 주권' 확보를 위해 우리나라는 어떤 전략이 필요할까?

잘 알려진 바와 같이 백신 개발에는 오랜 시간과 막대한 비용이 든다. 백신 후보 물질을 발굴하고 개발하는 것은 성공 확률이 높지 않고, 설령 개발에 성공하더라도 국내 기업 중에 전 세계를 대상으로 임상시험을 3상까지 전문적으로 수행할 자본과 전문인력을 제대로 갖춘 곳은 거의 없다고 해도 과언이 아니다. 한편, 우리가 독자적으로 백신을 개발하고 생산하더라도 이번 코로나19의 경우처럼 전 세계 굴지의 제약기업들이 동시에 경쟁에 뛰어들게 되면 제품의 범람으로 판로가 제한되거나 경제성이 떨어져서 막대한 투자비용을 회수하기가 어려울 수도 있다. 따라서, 경제성을 고민하지 않고 과감하게 연구개발에 뛰어들기 위해서는 국가의 전폭적인 지원이 필요하다.

질병관리청 산하 국립보건연구원에 '공공백신 개발지원센터'가 있다. 센터의 설립 목적은 민간의 백신 개발 연구를 지원하고, 직접 연구도 시행하며, 백신 개발의 원료가 되는 각종 병원체 자원을 관리하고, 백신에 관한 임상연구를 지원하는 것이다. 필자가 질병관리본부장을 맡고 있던 때부터 이러한 목적 하에 계획을 세워 진행하고 있으나 아직 활동이 미흡한 실정이다.

우리나라는 불과 얼마 전인 2015년에 온 국민이 메르스의 쓰라린 경험을 겪었기에, 이를 극복한 이듬해인 2016년을 기점으로 새로 계획하고 실행한 감염병 관련 제도들이 많이 있다. 공공백신 백신지원센터도 그 일환이지만 그간 기대한 만큼의 활동을 하지 못했다. 그 요인으로는 상급 기관인 보건복지부의 관심 부족, 재정 당국의 소홀함, 그리고 당사자들의 결기 부족 등을 들 수 있다. 이번 코로나19 사태를 계기로 백신 개발이 얼마나 중요한지 알게 되었으니, 이를 전화위복의 계기로 삼아 우리가 백신을 자급하는 날까지 한 발 더 다가설 수 있기를 기대한다. 이번에는 모르고 당했지만, 무엇이 될지 모르는 다음 번 감염병 사태에서도 백신 개발에 뒤처진다면 이는 국가 운영 계획이 실패하는 것이기 때문이다.

우리나라에서 개발 중인 백신으로 DNA/RNA 백신, 합성단백질 백신(recombinant protein vaccine), 바이러스 전달체 백신(vectored vaccine) 등이 있으나 개발 진도가 매우 느리다. 특히 우리나라는 코로나19 확진자가 매우 많은 편이 아니어서 2, 3상 임상시험을 외국에서 수행해야 하는데 이때 필요한 국제적 네트워크와 비용, 전문인력 미비 등이 극복해야 할 과제다.

그럼에도 불구하고 백신 연구와 개발은 계속되어야 하고, 다음에 찾아올 감염병 사태에 대비해서라도 개발 동력을 약화시켜서는 절대 안된다. 미국처럼 민간이 개발하고 국가가 비용을 부담할 수도 있지만, 그러기에는 아직 우리나라는 민간의 연구개발 환경이 많이 빈약하다. 참고로 미국의 의약 관련 연구개발은 국립보건원(National Institutes for Health, NIH)이 주관하고 있고, 여기에서 나오는 연구비를 따기 위해서 전국의 생명과학자들이 전력을 다하고 있다. 전문성이 있는 국가기관이 연구 방향 설정과 연구비 배정을 주관함으로써 정말 필요한 곳에 필요한 연구비를 투입하는 시스템이다. 그런 점에서 우리도 과학기술부가 중심이되어 시행하는 연구개발 사업 중 감염병 관련 연구에 대해서만큼은 질병관리청과 국립보건연구원이 독자적으로 운영할 수 있도록 담당 분야를 분리·독립시키고 전권을 주어야 한다. 이에 따라 질병관리청은 감염병 예방과 퇴치에 필수적이지만 민간에서는 하지 않거나 할 수 없는 '연구 인프라 구축'을 방향으로 잡아야 한다. 또한, 국민의 실생활에 큰 도움이 되지 않는 소위 '연구를 위한 연구'에 과다한 예산이나 연구비를 책정하는 것을 자제해야 한다. 그렇게 해야 미래의 어느 시점에 새로운 감염병 사태가 발생했을 때 지금과 다른 경쟁력으로 우리가 세계 백신 시장을 선도해 나갈 수 있을 것이다.

우리나라는 이과계 최고의 수재들이 의과대학에 진학하고 있으므로 미국을 제외한 유럽·중국·일본 등에 비하면 인적 자원의 분포 면에서 상당히 유리한 입장이다. 즉, 많은 의사 과학자를 배출할 수 있는 여건을 이미 갖추고 있다. 따라서 의과대학과 대학병원이 좀 더 연구 중심적으로 전환한다면 그 어느 나라보다 경쟁력이 있다고 본다. 그런데 연구중심병원·기관이 유치할 수 있는 잠재적인 우수한 인력자원은 상대적으로 풍부하지만, 인적 여건에 비해서 물적 여건이 열악하다. 그러므로 국가가 나서서 물적 여건을 뒷받침해준다면 의학·바이오산업은 조선, 자동차, 반도체를 잇는 향후 대한민국의 먹거리 산업으로 성장할 수 있다.

치료제 개발은 백신 개발보다도 더 어렵다. 우선 국내 제약사들은 세계 최초의 신약을 개발하고, 임상시험 1~4상까지 모두 완수하고, 이를 세계시장에서 판매해 본 경험이 별로 없다. 비단 감염병뿐만 아니라 거의 모든 의약품 분야에서 그렇다. 이는 국내 제약사들의 영세성, 수입 의약품의 판매 대행에 머무는 안이함, 국내 의과학자들의 연구 여건 부족 등이 요인이다.

흔히 백신 개발에는 5년, 치료제는 10년이 걸린다고 한다. 치료제 개발은 백신 개발보다 더 긴 세월을 투자해야 하므로 선뜻 나서는 회사가 많지 않다. 하지만 생명과학이야 말로, 지하자원은 없고 인적자원만 있는 대한민국이 절대로 놓쳐서는 안 되는 분야다. 민·관이 힘을 모아 장애물을 헤쳐나가야 한다. 국내 제약사들 간의 과감한 M&A로 제약산업 자체의 덩치를 키울 필요가 있다. 우리도 언젠가는 다국적 제약기업을 한두 개 정도는 보유해야 하지 않겠는가? 과거의 반도체 빅딜이 순수하게 민간 주도였다면, 이와 달리 제약산업은 국제적 경쟁력을 높일 수 있도록 국가가 법과 제도를 정비하고 장기 계획을 세울 필요가 있다.

제약사들도 국내 시장에 안주하는 태도를 버려야 한다. 1상이 면제되는 자연물 신약 개발과 해외 의약품의 수입 판매만으로는 다음 세대를 먹여 살리기에 역부족이다. 영업에 의존하는 생존 전략도 중요하지만, 연구개발을 통해서 전 세계 소비자가 선택하지 않을 수 없는 획기적인 의약품을 개발하고 생산할 수 있도록 실력을 발휘해 주기를 기대한다.

2020년 신설된 국립감염병연구소의 신종바이러스 연구센터에 '치료 임상연구과'가 있다. 이 부서가 치료 임상에 대한 국제적 동향 공유, 임상 시험 네트워크 구성, 치료 연구 방향 설정 등에서 민간과 정부를 잇는 가교 역할을 제대로 할 수 있다면 치료제 개발에 한 걸음 더 나아갈 수 있을 것이다. 무엇보다, 정부 내 관련 부처의 실천 의지가 아쉽다.

백신과 치료제의 성공적 개발을 위한 열쇠는 기본적으로 전문인력의 역량에 있다. 그러므로 전문인력을 양성하고 이들이 지속적으로 연구에 전념할 수 있도록 체계적인 지원시스템을 도입하되, 동시에 해외 전문인력을 과감하게 영입하여 경쟁 분위기를 조성할 필요가 있다. 이를 위해서는 무엇보다도 전문인력을 존중하는 사회 분위기를 조성하는 일이 필수적인데 이를 위해서는 정부의 운영 철학과 역할이 중요하다.

앞에서 말했듯이 우리나라는 지나치면 지나쳤지 절대로 못하지 않을 수준의 우수 인력이 매년 의약계열로 유입되고 있다. 그러므로 임상 경험을 갖춘 우수 인력의 일부를 연구개발 분야로 전환할 수 있다면 세계적인 경쟁력을 가진 '의과학 입국'은 더 이상 꿈이 아니다. 정부는 방법도 이미 알고 있다. 이러한 정책을 채택할지 말지, 의지가 문제다.

코로나19 백신의 종류와 작용기전

신정임

2021년 2월 하순부터 국내에서 접종하고 있는 아스트라제네카 코로나19 바이러스 예방 백신은 접종 이후 많은 사람에게서 고열, 두통, 피로감 및 전신 통증을 유발한다는 보고 외에 몇몇 경우 혈전 또는 횡단성 척수염이 발생했다는 뉴스가 연이어 나왔다.

필자가 미국 펜실베이니아 대학교 바이러스 연구소에서 처음 연구를 수행할 당시, 바이러스 유전자 전달체로 사용되고 있던 변형된 백시니아 바이러스(modified vaccinia virus)에 대한 예방 차원의 면역 접종을 요구받은 적이 있다. 피부에 상처를 내고 백신 바이러스를 접종한 후 며칠 간 고열, 오한, 두통 및 무기력증 등을 경험해 보았기 때문에, 현재 접종 중인 백신의 예방효과와 함께 백신접종 이후 유발될 수 있는 부작용에 대해서도 큰 관심과 우려를 가지고 있다.

현재 전 세계에서 접종 중인 코로나19 바이러스 예방백신은 아데노바이러스 전달체를 이용한 타입(제조사: 아스트라제네카, 얀센, 가말레야 연구소)과, 지질전달체에 mRNA를 넣어서 만든 타입(제조사: 화이자, 모더나)으로 크게 나뉘어진다[그림 1 참고]. 그 밖에 노바백스에서 개발 중인 단백질 기반의 서브유닛(protein subunit) 타입의 백신도 현재 임상 허가를 신청한 상태다. 또한, 중국의 시노팜과 시노백 회사에서 개발한 불활성화 바이러스타입의 백신도 있다.

[그림 1] 코로나19 백신의 타입별 전달체 및 면역 유도 모식도

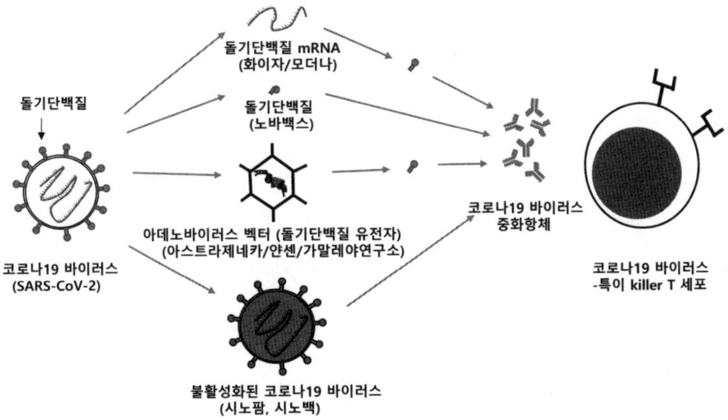

아스트라제네카, 얀센, 가말레야 연구소

먼저, 아스트라제네카 백신은 코로나19 바이러스의 특징인 돌기단백질을 발현하는 유전자를 아데노바이러스에 삽입한 것이다. 이때 전달체로 사용하는 아데노바이러스는 '인간' 아데노바이러스가 아니라, 변형된 '침팬지' 아데노바이러스(ChAdOx1)다. 이유는, '인간' 아데노바이러스는 흔한 감기 바이러스 중 하나이므로 이미 면역(항체)을 가진 사람들이 많이 있기 때문이다. 즉, 이전에 '인간' 아데노바이러스에 감염된 적이 있는 사람이 '인간' 아데노바이러스로 만든 백신을 맞으면, 우리 몸에 있던 항

체가 '인간' 아데노바이러스를 공격해서 파괴해버리기 때문에 코로나19 바이러스에 대한 항체가 제대로 생성될 기회가 없다. 한편, '침팬지' 아데노바이러스에 코로나19 바이러스의 돌기단백질 유전자를 삽입하면서 '침팬지' 아데노바이러스 유전자를 복제할 수 있는 요소들을 모두 제거해버리는 '변형' 과정을 거쳤기 때문에 이런 아데노바이러스는 인체 세포에 침입해서 자기 자신인 아데노바이러스는 증식하지 못하고 자기 안에 심어져 있던 코로나19 바이러스의 돌기단백질만 만들게 된다. 한마디로, '뻐꾸기 둥지에 알 까기'라 할 수 있다. 즉, 다른 새의 둥지에 자기 알을 까고, 원래 있던 새의 알을 밖으로 밀어내는 방식이다. 일반적으로 mRNA는 외부 환경에 민감하지만, 아스트라제네카 백신은 아데노바이러스 구조단백질 안에 돌기단백질 유전자가 들어 있기 때문에 외부 환경에 매우 안정화되어 있다. 따라서 이런 백신은 냉장 상태에서 배송 및 보관을 해도 백신의 질에 큰 문제가 없다.

아스트라제네카 백신이 체내에 주입되면 인체의 여러 세포와 접촉이 일어나며, 그 결과 바이러스가 인체 세포 안으로 이동하게 되고, 바이러스 구조단백질 안에 있던 DNA가 인체 세포의 핵(nucleus) 속으로 들어가게 된다. 그곳에서 유전자 받아쓰기 작업(전사, transcription)에 의해 돌기단백질의 mRNA가 만들어지며, 이들 mRNA가 세포질로 이동하면 리보솜(ribosome)에서 돌기단백질을 합성한다. 이렇게 만들어진 돌기단백질과 돌기단백질의 여러 파편들이 인체 세포의 표면 밖으로 돌출(발현)되며 체내 면역체계가 이것을 항원으로 인식하게 되는 것이다. 아스트라제네카 백신은 전달체로 사용한 아데노바이러스가 인체 세포 내에 존재하므로 면역반응이 더 활성화되기도 한다.

또한, 이들 돌기단백질을 발현하는 체내 세포들이 파괴되면 항원제시

세포(Antigen-Presenting Cell, APC)들이 돌기단백질들을 흡수하여 보조 T세포에게 항원으로 제시하면 이번에는 보조 T세포들이 활성화된다. 즉, 보조 T세포들이 사이토카인 등을 분비하여 면역작용을 더욱 활성화시키는 것이다. 돌기단백질을 인식할 수 있는 일련의 B세포들도 활성화되는데, B세포가 보조 T세포와 접촉하거나 보조 T세포에서 분비된 사이토카인의 자극을 받으면 형질세포(plasma cell)로 변형되어 항체를 만든다. 형질세포에서 생성, 분비된 항체들이 혈류를 타고 돌아다니다가 실제 코로나19 바이러스를 만나면 바이러스 표면의 돌기단백질에 붙어서 세포 감염을 억제한다. 즉, 돌기단백질이 인체 세포와 결합하는 부위에 항체가 달라붙기 때문에 돌기단백질이 인체 세포의 ACE-2 수용체와 결합하지 못하므로 코로나19 바이러스가 인체 세포 안으로 침투(감염)하지 못하는 것이다.

동시에, 항원제시세포는 일련의 킬러 T세포에게도 항원을 제시하여 이들을 활성화시키는데, 이렇게 활성화된 킬러 T세포는 코로나19 바이러스에 감염된 세포를 선택적으로 파괴한다. 이런 식으로 백신에 의해서 활성화(예습)된 면역세포들 중 일부 B 및 T세포는 돌기단백질을 인식하는 기억면역세포로 변환되어 체내에 수년 또는 수십 년간 머물면서 코로나19 바이러스에 대한 방어작용을 행사하게 된다.

아데노바이러스는 구조 중 헥손(hexon)과 화이버(fiber)단백질의 혈청학적 차이에 따라 여러 타입으로 분류한다. 아데노바이러스 전달체 백신들 간의 차이를 보면, 아스트라제네카 백신은 침팬지 아데노바이러스를 전달체로 사용하지만, 얀센(존슨앤존슨) 백신은 아데노바이러스 타입 26을 전달체로 사용한다. 반면에, 스푸트니크 V 백신(가말레야 연구소)은 1차 접종 때는 아데노바이러스 타입 26, 2차 접종 때는 아데노바이러스 타입 5를 전달체로 사용한다. 1차와 2차 접종 시 서로 다른 타입의 아데노바이러스를 사용하는 이유는, 1차 접종에서 아데노바이러스 자체에 대한 항체가 형성되었을 수 있으므로 2차 접종 시 이로 인한 불필요한 면역반응이 유도되는 것을 회피하기 위해서다. 또한, 이들 백신은 공통적으로 돌기단백질의 유전자가 아데노바이러스의 구조단백질 내에 들어있기 때문에 외부 환경에도 높은 안정성을 가지는 장점이 있다. 반면에, 아데노바이러스 자체가 체내로 주입되기 때문에 바이러스 자체에 대한 면역반응이 발생할 수 있으므로 부작용이 심하게 나타날 수 있다는 것이 단점이다.

아직 임상 3상을 수행하지 않은 스푸트니크 V 백신을 제외한 아데노바이러스 전달체 백신들의 임상 3상에서 나타난 코로나19 바이러스의 예방효과는 아스트라제네카 79퍼센트, 얀센 66.3퍼센트로 보고되었다.

화이자, 모더나, 노바백스

화이자 백신은 돌기단백질 합성정보를 암호화한 mRNA을 실험실 튜브 내에서 제조하여 oligo-dT 컬럼을 이용하여 순수 분리 정제한 것이다. 정제된 적정량의 mRNA를 지질체로 포장하여 면역주사로 주입하면 아스트라제네카 백신과 유사한 방식으로 면역반응이 유도된다. 즉, 백신물질이 체내에 들어오면 여러 인체 세포와 지질체 간에 접촉이 일어나고, 결과적으로 mRNA가 인체 세포 안으로 들어가서 리보솜에서 돌기단백질이 만들어지며, 이들 단백질이 세포 표면에 발현되거나 아니면 항원제시세포에 의해 흡수되고, 항원제시세포가 보조 T세포, 킬러 T세포 및 B세포에 항원을 제시한다. 이러한 과정을 거쳐서 돌기단백질을 항원으로 인식하는 B 및 킬러 T세포를 활성화하며, 결과적으로 항체와 기억

면역세포가 만들어진다.

발표된 임상 3상 연구결과를 보면, 화이자 및 모더나 백신은 모두 95퍼센트 이상의 코로나19 바이러스 감염 예방 효과가 있다고 한다. 한편 모더나 백신의 경우 배송 및 보관 온도가 대체로 영하 20℃인 데 비해 화이자 백신은 영하 70℃ 이하로 훨씬 낮은 온도가 필요하다. 이유는 화이자 백신이 사용하는 지질체의 구성 성분이 모더나의 그것보다 안정성이 상대적으로 낮기 때문이다[표 1 참고].

[표 1] 화이자 및 모더나 백신의 구성성분 비교

Ingredients* included in mRNA COVID-19 vaccines

Description	Pfizer-BioNTech	Moderna
mRNA	Nucleoside-modified mRNA encoding the viral spike (S) glycoprotein of SARS-CoV-2	Nucleoside-modified mRNA encoding the viral spike (S) glycoprotein of SARS-CoV-2
Lipids	2[(polyethylene glycol)-2000]-N,N-ditetradecylacetamide	Polyethylene glycol (PEG) 2000 dimyristoyl glycerol (DMG)
	1,2-distearoyl-sn-glycero-3-phosphocholine	1,2-distearoyl-sn-glycero-3-phosphocholine
	Cholesterol	Cholesterol
	(4-hydroxybutyl)azanediyl)bis(hexane-6,1-diyl)bis(2-hexyldecanoate)	SM-102
Salts, sugars, buffers	Potassium chloride	Tromethamine
	Monobasic potassium phosphate	Tromethamine hydrochloride
	Sodium chloride	Acetic acid
	Dibasic sodium phosphate dihydrate	Sodium acetate
	Sucrose	sucrose

(출처: 미국 질병통제센터)

노바백스 백신은 세포에서 생산, 분리, 정제된 돌기단백질에 면역증강제(adjuvant)를 섞어서 주사하는 서브유닛 타입인데 최근 종료된 임상 3상 연구에서 예방효과가 96.4퍼센트로 발표되었고 현재 임상 허가를 신청 중이다.

예방 효과와 부작용

현재 코로나19 예방 백신과 관련된 두 가지 주요 쟁점은 코로나 바이러스 변이주에 대한 예방 효과와 접종 관련 부작용이다.

먼저, 여러 코로나 바이러스 변이주들 중 남아프리카 변이주(S: E484K 및 기타 변이 포함)에 대해서는 현재 개발된 백신이 바이러스 억제 효과가 다소 떨어지지만 그 외 변이주에서는 바이러스 억제 효과가 그대로 높게 나타난다고 보고되고 있다(Muik, et al., 2021; Wu et al., 2021, Xie et al., 2021). 특히 남아프리카 변이주는 돌기단백질 내의 중요 부위에 변이가 발생한 것이어서 백신접종에 의해 만들어진 기존 항체는 결합성이 떨어지는 것으로 생각된다.

다음으로 혈전 형성과 관련해서는, 독일 및 프랑스를 포함한 다수의 유럽 국가에서 2021년 3월 한때 아스트라제네카 백신의 사용 중단을 권고한 바 있으나, 백신접종과 혈전 생성 간의 상관관계는 아직 명확하게 규명되고 있지 않다. 돌기단백질을 인식하는 항체가 대식세포를 과도하게 활성화시키고 그 여파로 혈전이 형성될 수 있다는 보고도 있지만(Hoepel et al., 2020), 더 많은 검증이 필요할 것 같다. 우리 정부는 백신접종으로 인한 손해보다 얻는 이익이 훨씬 더 크기 때문에 접종을 지속한다는 입장이다. 사실, 확보한 백신이 주로 아스트라제네카여서 다른 대안이 없기도 하다.

코로나19에 대한 예방효과는 더 높으면서 부작용은 없는 더 안전한 백신이 개발되고, 조기 접종을 통해 집단면역(herd immunity)을 달성하여 코로나19로부터 벗어나는 그 날이 빨리 오기를 기대해 본다.

[참고문헌]

Muik, et al., 2021. Neutralization of SARS-CoV-2 lineage B.1.1.7 pseudovirus by BNT162b2 vaccine-elicited human sera. BioRxiv. doi: https://doi org/10.1101/2021.01.18.426984

Wu et al., 2021. mRNA-1273 vaccine induces neutralizing antibodies against spike mutants from global SARS-CoV-2 variants. BioRxiv. doi: https://doi.org/10.1101/2021.01.25.427948

Xie et al., 2021. Neutralization of SARS-CoV-2 spike 69/70 deletion, E484K, and N501Y variants by BNT162b2 vaccine-elicited sera. BioRxiv. doi: https://doi.org/10.1101/2021.01.27.427998

Hoepel et al., 2020. Anti-SARS-CoV-2 IgG from severely ill COVID-19 patients promotes macrophage hyper-inflammatory responses. BioRxiv. doi: https://doi.org/10.1101/2020.07.13.190140

국내 최초 생활치료센터의 경험

이재태

대구, 2020년 봄

2020년 2월 18일 대구에서 31번 코로나19 확진자가 발생하고 다음 날부터 10명, 23명, 50명, 70명, 148명으로 확진자가 급증했다. 열흘 만인 2월 27일 누적 확진자 수가 1천 명을 넘었고, 2월 29일 일일 신규 확진자가 741명으로 정점에 도달했다. 확진자들이 방문했던 종합병원 등 여러 의료기관의 응급실이 폐쇄되고, 환자와 접촉했던 의료진들이 자가 격리되면서 입원 병동이 폐쇄되는 등 의료 체계가 무너질 조짐마저 보였다. 3월 1일에는 집에서 입원을 대기하던 환자가 연속으로 사망하기도 했다. 확진자의 폭발적인 증가로 이들을 입원시킬 수 있는 음압병실이 부족하여 거의 2천 명이 집에서 대기하는 중에 환자 상태가 갑자기 악화되면서 제대로 치료도 받아보지 못하고 사망하는 안타까운 일이 일어난 것이다.

2020년 1월 20일 국내에서 첫 코로나19 확진자가 보고된 이후 4주 동안은 확진자가 산발적으로 발생했고 역학적 고리도 확실했으나, 신천지대구교회를 중심으로 시작점을 찾기 어려운 지역사회 감염이 대규모로 확대되었다. 대구시는 공무원, 의사회, 감염병 전문가들로 구성된 '대구시 코로나19 비상대응본부'를 만들었다. 정부도 질병관리본부(현 질병관리청)의 즉각대응팀과 범정부 특별대책지원단을 대구에 파견했고, 2월 23일 위기 단계를 '심각'으로 격상하고, 우선적으로 지역 병원의 병상 확보와 함께 전국 병원들을 대상으로 격리치료병상을 확보하기 위해서 노력했다. 입원을 기다리며 자가 격리된 환자들을 위해서 대구시의사회 회원 170여 명이 자원봉사 전화상담으로 질병 중증도에 따라 확진자들을 분류하고, 위급 환자 발생에 대비했다.

감염력이 높은 환자들을 격리 치료하려면 충분한 의료 인력이 있어야 하고, 이들이 감염되지 않도록 보호하는 것이 매우 중요하다. 사태 초기에는 의료진들이 보호구 없이 확진자와 접촉하였기에 2주간 격리되는 상황이 자주 발생했고, 물품 부족으로 인해 일선 현장에 많은 어려움과 혼선이 있었다. 그러나 방역 지침이 변경되고, 정부 및 대구시가 나서서 의료용 마스크 등의 보호구와 필요한 물품 및 의료 장비를 충분하게 지원함에 따라 안전한 진료 환경이 마련되었다. 또한, 지역 의료진뿐만 아니라 전국에서 달려와 준 자원봉사 의료진과 공중보건의사, 군병원 및 공공병원 의료진의 노력에 힘입어 엄청난 속도로 증가하는 환자들의 진료와 검사를 제대로 시행할 수 있게 되었다.

이런 과정을 거쳐서 의료전달체계가 다시 안정화된 후에는, 감염 관리에서 특히 중요한 의심환자 및 접촉자들의 발견과 검사를 위해서 신천지교회 신도, 요양병원 및 정신병원 의료진과 환자·간병인, 사회복지생활시설 종사자 등 고위험 집단에 대한 전수검사를 추진했다. 또한, 기존의 검사 방법을 개선한 드라이브스루 검사를 세계 최초로 개발했다.

가파르게 상승하던 신규 확진자 수는 3월 12일 이후 하루 100명 아래로 감소했고, 완치 후 격리해제자가 신규 확진자보다 더 많은 '골든 크로스'가 나타났다. 51일째 되는 4월 8일부터는 신규 확진자 수가 한 자릿수를 유지했고, 5월 이후는 아예 없거나 하루 3명 이하로 눈에 띄게 줄어들었다. 6월 초 대구 지역의 누적 확진자 수는 6,880여 명이었으나, 도시는 다시 평온함을 되찾았다.

전 국민을 노심초사하게 만든 2020년 봄 대구·경북 지역의 코로나 확진자 폭증은 성공적으로 잘 관리되었고, 수도권을 포함한 우리나라 전역으로 대규모의 전파 확산을 막을 수 있었다. 이 기간 동안 대구 지역은 자발적 봉쇄로 인해 경제와 사회생활에 큰 피해를 입었지만, 결과적으로 '제2의 낙동강의 기적'을 만들어냄으로써 (당시에는) 대한민국이 방역 모범 국가라는 자부심을 가질 수 있게 되었다.

그러나 코로나19는 이미 전 세계적으로 팬데믹 국면에 접어든 상황이었다. 2020년 겨울 중국 우한을 시작으로 유럽 대부분의 나라와 미국, 일본, 중동, 인도, 아프리카, 남미 할 것 없이 전 세계의 누적 확진자 수는 2021년 3월 27일 현재 약 1억 2,613만 명, 사망자 276만 명(사망률 2.2%)을 넘어서고 있다. 이번 3차 대유행 상황에 즈음하여 경제 선진국들을 중심으로 코로나 예방 백신접종이 시작되며 증가세가 다소 완화되기 시작했으나, 아직도 전 세계가 팬데믹에 효율적으로 대응하지 못하고 있는 현실이다.

최초의 생활치료센터

2020년 2월 말 경증환자를 수용 치료하기 위한 '생활치료센터' 도입이 사상 처음으로 결정되었다. 생활치료센터 설치는 그해 봄 대구·경북 코로나 사태에서 매우 중요한 이정표가 되었다. 3월 2일부터 4월 말까지 16개의 생활치료센터가 설치되어 경증환자 또는 무증상 확진자 2,700명 이상이 치료와 돌봄을 받았다.

대구에서 확진자가 폭증하던 초기에, 방역 당국이 과거 메르스 유행 때의 경험을 바탕으로 만든 치료지침에 따라, 증상 여부나 경중에 상관없이 확진자들을 순서대로 음압격리병실에 입원시키고 있었다. 그러나 확진자가 급격하게 증가하면서 가용한 격리병상은 즉시 포화상태가 되었고, 결국 입원 대기 중에 사망하는 환자가 4명이나 발생하게 되었다. 이에 따른 공포가 확산되면서 도시 전체가 마비되어 버렸다. 정부 여당과, 이른바 유명인이라는 저질 인사들이 대구시장의 정치색을 지적질하면서 도시 봉쇄 같은 위협적인 언사를 쏟아내는 바람에 시민들의 심리적 고통이 가중되었다.

당시 세계 각지의 뉴스를 통해서, 건강한 성인은 코로나에 걸려도 증상이 심각하지 않고 일정 시간이 지나면 완쾌될 수 있지만, 고령이거나 당뇨·암 등의 기저질환을 앓는 환자들은 사망률이 높다는 것이 알려져 있었다. 이러한 사실을 바탕으로, 상대적으로 치명률이 높은 환자들을 치료하는데 의료 역량을 집중하는 쪽으로 대응 체계가 재편되어야 된다는 주장이 설득력을 얻었다. 이를 위해서 확진자를 분류하는 체계를 만들었다. 우선, 확진자들의 나이, 혈압과 체온, 그리고 임상 증상 등을 기준으로 최중증·중증·중등도·경증으로 분류했다. 그리고 65세 이상 노인과, 해열제를 복용해도 체온이 38도를 넘거나, 당뇨 등 만성 기저질환이 있는 경우는 입원시킨다는 기준을 세웠다. 이에 따라 경증환자는 생활치료센터로 이송하고, 나머지 세 단계의 환자들은 정도에 따라 기존처럼 음압병실 등에서 치료를 받는 체계가 만들어졌고, 약 한 달을 지나면서 확진자 분류 및 의뢰 체계가 완전히 정착되었다.

생활치료센터의 도입 배경은 경증으로 분류된 환자들을 수용할 수 있는 시설을 마련하는 것이었다. 생활치료센터는 코로나19 확진자 중 증상이 심하지 않은 경증환자를 격리시켜 전파를 차단함과 동시에 생활 및 의료 지원을 제공하는 시설이다. 국가시설이나 숙박시설을 활용하므로 병원은 아니지만, 전담 의료진이 배치되어 입소자의 건강 상태를 수시로 점검하고 의료진의 판단에 따라 입원 등 조치를 한다. 이미 병원에서 입원 치료를 받고 있는 환자가 증상이 호전되면 의료진 판단에 따라 퇴원 후에 생활치료센터에서 요양할 수 있다(물론, 집으로 가도 된다). 이 정책을 제안한 관련자들은 "많은 사람을 수용할 수 있는 연수원 등 대규모 시설에 의료진을 파견하는 방안을 생각했다"고 술회한다. 또한, "중증환자의 사망률을 줄이는 것이 가장 중요하다. 중증도가 높은 환자는 선별하여 상급병원 중환자실에 빨리 입원시킬 수 있도록 긴밀한 협조가 필요하다"는 인식이 있었다.

그러나, 생활치료센터는 이전에 없던 새로운 개념이어서 도입 과정이 순탄하지는 않았다. 의료기관이 아닌 곳에 환자들을 수용하여 의료행위를 하는 것에 대한 법규가 없었을 뿐더러, 만약 사고라도 일어날 경우 문제가 커질 수 있었기 때문에 정부와 지자체가 난색을 표했다. 실제로 생활치료센터가 운영되는 기간 동안 의료기관으로서의 지위에 대한 법률적 의문이 계속 있었다. 그래서 입소자들이 평소에 복용하던 약이 떨어지면 생활치료센터에 의사가 상주함에도 불구하고 자체적으로 처방을 할 수가 없었고, 인접한 보건소나 의료기관에서 약을 처방받은 후 퀵서비스로 약을 배달받아서 환자들에게 전달하는 식의 번거로움을 겪어야 했다.

사상 최초의 생활치료센터인 대구1센터가 2020년 3월 2일 대구 중앙교육연수원에서 개소되었다. 전날 정부가 생활치료센터 도입을 전격적으로 발표한 후, 단 하루 만에 준비를 끝내고 개소했으니 그야말로 '미션 임파서블'을 수행한 것이다. 당시는 격리 병실 부족으로 코로나 확진자 5,378명 중 약 42퍼센트인 2,252명의 자가격리 상태였고 이들을 격리할 시설 마련이 매우 절박한 상황이었으므로 대단위 숙박시설을 이용한 격리가 극도로 시급한 상황이었다. 개소 첫날, 예정된 100명의 경증환자가 119구급차로 속속 도착했다. 39명은 코로나19 지역거점병원인 대구동산병원에 입원 중이던 환자 중에서 증세가 가벼운 환자를 선별해서 보낸 것이고, 나머지 61명은 각 지역 보건소의 관리 하에 자가격리 중이던 사람들이었다.

생활치료센터에서는 전담병원의 의료진이 중심이 되어 입소자들을 돌보았다. 이를 위해 전담병원은 전문의와 간호사를 비롯한 의료지원단을 구성했고 공중보건의와 자원봉사 간호 인력과 함께 생활치료센터에서 상주했다. 각 센터에는 폐렴 검사를 위한 엑스레이 장비도 설치되었다. 환자들은 1인 1실을 배정받아 서로 격리된 상태로 지냈다. 입소 기간 동안 매일 2회 개별 지급된 체온기로 체온을 측정하여 보고한다. 체온 등을 쉽게 입력할 수 있도록 경북대병원 정보통신과에서 전용 앱을 개발하여 입소자들의 핸드폰에 설치했다. 이상 증세가 있으면 전화로 의료진에게 알리고, 전담 의료진은 방호복을 입고 대면 진료를 한 후 필요하면 대증요법으로 약을 처방했다. 만약 중간에 상태가 악화되면 거점병원 또는 대학병원으로 옮겨서 집중 치료를 받을 수 있도록 체계를 만들었다.

생활치료센터에 입소한 경증환자들은 발열 증상이 나타나지 않으면 1주 뒤 바이러스 검사를 하고, 24시간 간격으로 두 번 모두 결과가 음성으로 나오면 퇴소 결정이 내려졌다. 바이러스를 검출하는 RT-PCR 검사에서 애매한 결과가 나오면 이틀 후 재검사를 시행했다. 수용 인원이 한정된 시설인 만큼 대량의 확진자가 다시 발생하는 최악의 사태에 대비한다는 차원에서 검사에서 음성으로 나오면 가능한 빨리 집으로 돌려보냈다.

[표 1] 2020년 코로나19 1차 대유행 당시 대구·경북 지역 생활치료센터 현황

센터명	장소	의료진 파견 기관(단체)	수용인원	개원일
대구1	대구 중앙교육연수원	경북대병원	160	2020.3. 2
대구2	대구 병북대학교 기숙사	경북대병원, 대구 시의사회	490	3. 8
경북대구1	영덕 삼성인력개발원 영덕연수원	삼성의료원	210	3. 4
경북대구2	경주 농협교육원	고려대의료원	235	3. 3
경북대구3	문경 서울대병원 인재원	서울대병원	99	3. 5
경북대구4	칠곡 한티 피정의 집	서울성모병원	100	3. 5
경북대구5	칠곡 대구은행 연수원	평택 박애병원	67	3. 6
경북대구6	경주 켄싱턴 리조트	(취소)		
경북대구7	구미 LG디스플레이 기숙사	강원대병원, 칠곡경북대병원	383	3. 9
경북대구8	경주 현대자동차 경주연수원	서울아산병원	280	3. 10
경북1	경산 중소벤처기업진흥공단 대구경북연수원	경산시 보건소	61	3. 5
충남대구1	천안 우정공무원교육원	순천향의료원	600	3. 6
충북대구1	제천 건보공단 인재개발원	국민건강보험 일산병원	181	3. 9
충북대구2	제천 연금공단 청풍리조트	원주세브란스기독병원	156	3. 8
충북대구3	충주 기업은행 종합연수원	인천길병원	213	3. 12
충북대구4	보은 사회복무연수원	세브란스병원	247	3. 13
전북대구1	김제 삼성생명 전주연구소	한양대학의료원	169	3. 11

※ 입소 가능 인원이므로 실제 입소 인원과 차이가 있을 수 있음
출처:이은혜, 『공공의료라는 파랑새』(기파랑, 2021), 283쪽

한편, 대학이 밀집한 경산시에 설치하기로 예정됐던 생활치료센터는

지역 주민들의 반대로 취소되었고, 경주의 한 리조트를 이용하기로 했던 계획도 회원들의 반대로 성사되지 못했다. 지역 주민들과 리조트 회원들의 공포감은 사회에 대한 책임감이나 인도주의적인 배려를 뛰어넘는 것이었다. 대구 지역 내에 생활치료센터로 쓸 장소가 부족해서 공공기관은 교육시설을, 기업은 연수시설을 제공해 주었다. 특히 경북대학교는 학생 기숙사 365실을 제공하여 생활치료센터 부족을 해결하는 데 큰 도움을 주었다. 경북대 기숙사는 3월 8일 대구 제2생활치료센터로 지정되어, 확진자 373명이 입소하여 3월 28일까지 3주 동안 운영되었다. 해당 기간 동안 병원 이송 10명, 타 센터 이송 79명을 제외하고 76퍼센트(284명)가 짧은 기간 내 완치되어 퇴소하였다.

대구·경북 지역 코로나 1차 유행 당시 운영한 16개 생활치료센터의 현황은 [표 1]과 같다.

의사로서 소중한 체험이었던 생활치료센터 자원 근무

나는 2020년 3월 2일 우리나라 최초의 감염병 생활치료센터인 대구1 생활치료센터에서 자원 근무를 시작했다. 일주일 뒤인 3월 8일 경북대 기숙사에 대구2 생활치료센터가 개소되자 당일 이곳으로 옮겼다. 2센터는 300실을 넘는 규모여서 매우 혼잡했고, 학교 기숙사를 서둘러 개조하다 보니 여건도 열악해서 어떻게든 일손을 도와야겠다는 생각이었다. 2센터의 총괄 근무를 맡다가 3월 둘째 주부터는 경북대가 운영하는 1, 2센터의 일을 겸임했고 2센터가 운영을 종료함에 따라 총 4주간 근무를 마치고 병원으로 복귀했다.

당시 필자의 심경은, 엄중한 코로나19 상황에 대한 공포심은 있었지만 무엇이든 이웃에 도움이 되는 일을 해야겠다는 생각이 더 컸다. 대학병원에 근무하는 의사임에도 불구하고 일상이 위축된 이웃들에게 아무 도움이 되지 못한다는 무력감이나 자괴감에서 벗어나고 싶었다. 생활치료센터가 열리기 전에는 병원 내에서 코로나19 검체를 채취하는 업무에 자원하고 있었다. 모든 교수가 의무적으로 코로나19 검체를 채취하도록 당번제를 시행하고 있었는데 필자는 나이가 많은 편이어서 병원 당국이 의무 당번에서 면제해 주었지만, 검체 채취 일손이 달린다는 소식에 필자도 자원한 상태였다. 그러던 중 3월 2일 이른 아침 뉴스에서 대구에 생활치료센터가 생긴다는 소식을 접했다. 사회활동 경험이 있는 내가 이런 일을 조금 잘할 수 있을 것 같다는 생각을 하던 차에 마침 병원장의 부탁이 있어서 흔쾌히 자원했다. 첫 주는 대구1센터(중앙교육연수원)에서 일했고, 그 다음 주는 경북대 기숙사에 급히 설치된 대구2센터의 개소를 준비하는 것부터 시작해서 2센터가 폐소할 때까지 의료 지원을 총괄하는 임무를 맡았다. 강원대 병원이 맡았던 구미의 경북 7센터에서 강원대 의료진이 퇴거하면서 그것도 경북대 병원에 맡겨졌으므로 경북대병원이 관장한 3개 센터 모두에 필자가 관여한 셈이다.

직업이 교수인지라 경황이 없는 와중에도 대구1, 2 생활치료센터에 격리된 경증환자들의 상황을 정리해봤다. 필자가 분석한 자료에 의하면, 경증환자 613명의 평균 자가격리 기간은 7.8일이었다. 즉, 확진자로 판정받은 후 입원순서를 기다리며 일주일 이상 집에서 대기하다가 생활치료센터가 개소되자 바로 후송된 것이다. 남녀비는 32대68였고, 평균 연령은 40.6세였다. 경증환자라는 특성상 20대가 32.3퍼센트로 가장 많았고, 50대 18.7퍼센트, 60대 이상이 18.4퍼센트였는데 이는 당시 확진자가 상당수 발생했던 신천지 종교단체의 신도 구성비와 비슷한 분포였다.

고혈압·당뇨 등 기저질환이 동반된 경우는 17.7퍼센트였다.

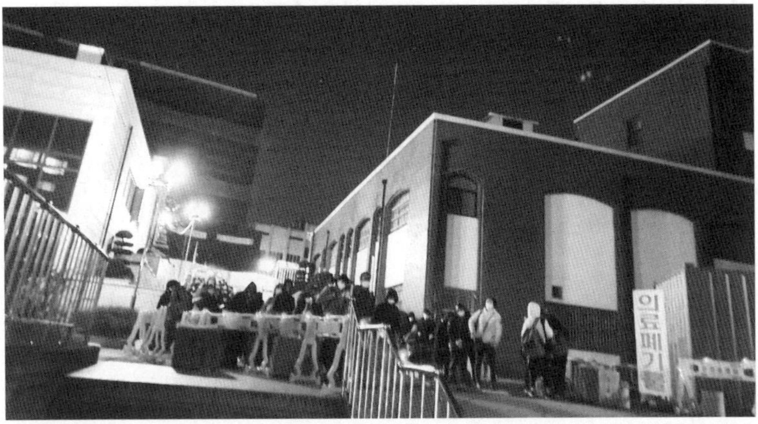

[사진 1] 2020년 3월 8일 밤. 바람이 불고 기온이 영하에 가까운데 대구2 생활치료센터(경북대 기숙사) 입소 예정자들이 확인과 준비를 위해 외부에서 대기 중.

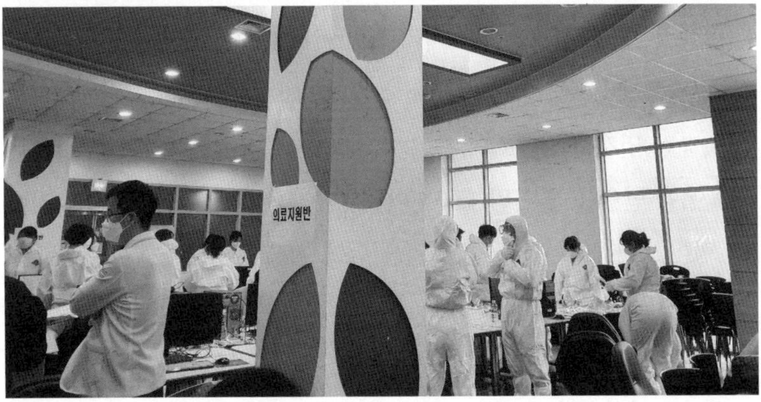

[사진 2] 대구2 생활치료센터 첫 날. 입소자, 의사, 자원봉사자, 지원 물품들이 동시에 몰려들어 분주한 상황.

생활치료센터 입소자 전체를 대상으로 했을 때 평균 입소 기간은 23일이었다. 검사에서 음성 결과가 나타날 때까지 소요된 기간은 평균 20.1일이었는데 경증환자는 무증상 확진자에 비해 음전(검사결과가 음성으로 나오는 것)에 2.7일이 더 소요되었다. 생활지료센터 입소자들의 주간 누적 음전율은 1주 25퍼센트, 2주 57퍼센트, 3주 77퍼센트, 4주 87퍼센트 5주 92퍼센트였다. 환자의 20퍼센트 정도는 입소한지 1개월이 넘어도 음전되지 않았다. 즉, 상태가 호전되어 증상이 없어졌는데도 검사결과가 계속 양성으로 나왔다. 그래서 전체 입소자 중 21퍼센트는 퇴소(음전)까지 1개월 이상이 소요되었다.

생활치료센터는 타지에서 온 의료지원 인력에게는 조금 낯선 환경이었으나 곧 적응하고 큰 불편함 없이 지냈던 것 같다. 대구시와 보건복지부 등 중앙부처의 공무원, 군인과 경찰 그리고 방역 관련 단체 등 여러 직종의 근무자들이 사명감을 가지고 유기적으로 협조하였다. 지자체나 공공기관은 물론 기업들까지 뜻을 같이하고 힘을 보태어 생활치료센터가 16개까지 운영될 수 있었다. 공공기관과 기업 연수원 등을 제공받아 최장 60일간 운영됐으며, 총 3,025명의 경증환자들이 입소하여 치료와 돌봄을 받았다. 연인원 1,611명이 센터에 근무했으며 그중 의료진은 701명이었고 중앙부처·군·경찰·소방 등에서 478명, 대구시 공무원 432명이 파견되어 근무했다.

4월 말까지 대구·경북과 인근 시도에 개소된 16개의 생활치료센터는 별다른 불상사나 사망환자 없이 성공적으로 임무를 완수하였다. 전국의 의료기관, 운영지원 및 자원봉사 의료진, 그리고 공공분야 의료진의 열정과 노고를 잊을 수 없다. 당시 생활치료센터에서 근무하던 의료진·자원봉사자·공무원들은 기숙사에서 공동생활을 했고, 혹시나 모를 감염에 대비하여 외부 출입은 물론 가족과의 면회도 금지된 상태였다. 그처럼 녹록하지 않은 상황에서도 완치되어 일상으로 돌아가는 사람들을 보면서 큰 보람을 느꼈고, 그들이 남긴 감사와 격려의 편지에 많은 위로를 받았다. "죽음이 엄습한 것 같은 공포에 던져진 우리를 구해 주어 고맙습니다", "70년 넘게 이 나라에 살면서 처음으로 내 주위에 이웃이 있고, 우리나라가 확실하게 나를 돌봐준다는 생각을 했다", "마침내 희망을 봤다"는 내용 외에, 센터가 개선해야 할 점을 지적하는 내용도 있었다. 이것은 필자도 인정하는 부분이다.

첫 번째, 격리 기간이 길어지면서 입소자들이 겪는 정서적, 심리적 고충을 적절히 해결해 줄 수 없었던 점이 가장 아쉽다. 집에 홀로 격리되어있으면서 공포감으로 죽을 것 같던 환자들이 생활치료센터에 왔을 때 처음에는 상당히 안도감을 느끼고 만족스러워했으나, 입소 기간이 길어지면서 가장 힘들어했던 것은 거처하는 공간(1인 1실) 밖으로 나가지 못하는 엄격한 격리였다. 입소 후 몇 주가 지나자 우울하고 자살 충동을 느낀다는 환자들이 속출했다. 그래서 어떤 퇴소자는, 공포감이 엄습하는 전염병 환자의 치료나 격리 시설에는 심리치료와 정신과 의사가 필요하다고 건의하기도 했다. 대구1 생활치료센터 입소자들의 평가에 의하면, 입소 기간 중 가장 행복했던 시간은 센터가 마련한 이른 아침의 집단체조 프로그램과 온라인 음악감상회였다. 이것은 매우 의미있는, 꼭 기억해 두어야 할 지적사항이다.

두 번째, 갑자기 만들어진 센터이다 보니 전체를 총괄하는 센터장이나 실무를 조정하는 코디네이터의 부재가 아쉬웠다. 근무 인원이나 시설·장비가 미비한 점도 있었다. 특수상황이기에 해야 할 일이 너무나 많은데 개소 직전까지도 같이 근무할 인원이 어디에서 몇 명이나 오는지 알 수 없어서 막막했던 점이 필자로서는 가장 어려운 일 가운데 하나였다. 특히 초창기에는 방역물품이 부족했고 감염에 대한 공포가 극심했기 때문에 의료인조차 코로나 환자들과 대면하거나 접촉하는 것을 극도로 꺼리는 경우가 있어서 센터를 운영하는데 어려움이 있었다. 또한, 명칭은 '센터'지만 전체를 총괄하는 부서나 담당자가 없어서 개소 시점부터 폐소 시점까지 모든 구성원들의 협의체 형식으로 운영할 수밖에 없었다. 그래서 의사결정이 필요하거나 할 때 아주 순탄하지는 않았지만 그럼에도 불구하고 전국에서 모여든 다양한 직종의 사람들-자원봉사 의료인, 공중보건의·군의관, 공무원·경찰·소방대원, 전산·행정지원 등-이 열정적으로, 헌신적으로 노력을 했기에 결론적으로는 매우 만족스러운 평가를 받았다. 필자의 견해로는, 생활치료센터가 의료기관은 아니지만 환자 진료와 후송 등 가장 중요한 결정을 내려야 하는 경우가 있으므로 환자상태를 파악하고 이해할 수 있는 의사가 센터를 총괄하고, 행정이 지원하는 체제가 바람직하다고 생각된다.

마지막으로, 국내 최초의 생활치료센터를 운영하면서 현실적으로 부딪친 시행착오 두 가지를 소개하고자 한다.

감염력이 강한 질병이다 보니 의료진 및 자원봉사자들이 환자들과, 또한 환자들끼리 서로 접촉할 기회를 최소한으로 줄여야 했다. 그래서 처음에는 환자들의 상태를 체크하거나 환자들로부터의 연락을 받을 때 직접 대면을 피할 수 있도록 서류를 마련하여 환자 방문 밖에 걸어 두고 환자가 스스로 표시하도록 했다. 그러나 서류를 통한 접촉과 오염된 폐기물 처리가 문제에 부딪혀 이 방법은 곧 포기했고 나중에는 주로 전화를 이용했다.

그리고 삼성의료원이 운영한 영덕센터는 해당 병원의 의공학과가 자체 개발한 앱을 환자들의 스마트폰에 깔아 환자상태를 파악하려고 했고, 일산병원이 운영한 제천센터(김형섭 선생이 개발), 서울대 분당병원이 운영한 문경센터 등 몇 군데도 그런 시도를 했다고 들었다. 앞에서 말했듯이 우리도 그런 시도를 했었고, 나중에는 보건복지부가 통일된 프로토콜을 앱으로 만들어서 보급한 것으로 알고 있다. 그런데 문제는, 환자의 상당 비중을 차지하는 노인들은 스마트폰 사용 자체가 익숙지 않아 앱의 활용도가 그다지 높지 않았다는 점이었다.

즉, 비대면으로 환자상태를 파악하기 위해서 종이서류를 만들거나 앱을 개발했지만 이러한 노력들은 시행착오에 그쳤다는 것을 향후 다른 지역이나 다른 질병의 생활치료센터를 운영할 때 참고하면 좋겠다.

대구의 교훈이 헛되지 않으려면

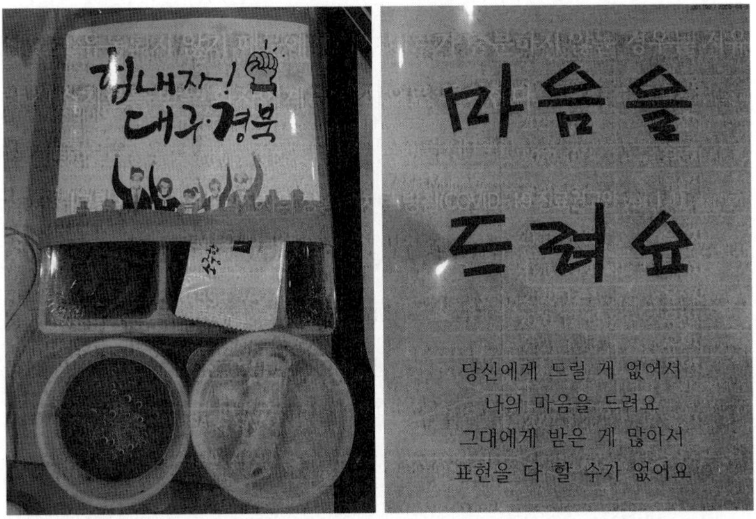

[사진 3] 대구에서 식당을 운영하는 분들이 식당 문을 닫는 상황에서도 생활치료센터 근무자들을 위해서 만들어 보내준 도시락(왼쪽)과 응원 카드(오른쪽). 대구뿐만 아니라 전국 각지에서 국민들의 성원이 끊이지 않았다.

2020년 봄 대구의 코로나 사태는 두 달도 채 안 되어 빠른 시간 내에 안정화되었다. 대구가 코로나 사태를 극복할 수 있었던 바탕에는 정부와 지자체의 인적, 물적 지원 외에도 민간 차원의 수많은 자원봉사자들의 수고와 국민들의 물적, 정신적 지원이 있었다. 또한, 드라이브스루 검사나 생활치료센터 같은 혁신적인 아이디어도 우리 국민의 저력을 보여준 자랑스러운 경험이었다.

그러나 거의 1년이 지난 지금 되돌아보면 모든 것이 잘 되기만 한 것은 아니었다. 게다가 획기적인 치료제나 감염을 예방할 수 있는 백신 개발이 확실하게 이루어진 것도 아니어서 아직도 여전히 위태롭고 불안한 상황이다.

경북의대 김건엽 교수는 2020년 2월에 시작된 대구에서의 1차 유행에 대한 대응을 복기하고 아래와 같이 정리했다.

첫째, 사태 초기에는 '코로나19가 감염력은 매우 높으나 치명률은 메르스에 비해 그다지 높지 않다'는 사실을 알기 어려웠으므로 2015년 메르스 사태를 기준으로 작성된 음압병실 및 격리지침을 따르다 보니, 증상이 없거나 가벼운 확진자들까지 순서대로 병실에 입원시키게 되었고 중증환자는 오히려 자택에서 대기해야 하는 경우가 발생했다. 또한, 확진자가 대량으로 발생하던 2월 중순 이후에 어려운 가운데서도 환자를 중증도별로 분류하기는 했으나 그와 연동된 병상 배정이 원활하지 못하고 비효율적이었다. 이런 문제들은 방역지침 개정과 생활치료센터 개설로 결국 해결은 되었으나, 그 과정에서 방역 당국 및 정부와 현장인 대구시 간의 조율이 순조롭지 않았다.

둘째, 초기부터 고위험군 집단인 요양병원·정신병원과 취약계층 보호에 적극적으로 나서서 이들을 예방, 보호하고 관리했어야 했다. 하루에도 엄청난 수의 확진자가 발생하는 재난적인 감염 상황에서 물론 쉽지 않은 일이지만, 만약 초기에 이렇게 대처했더라면 대구 지역의 확진자 수와 160명에 달하는 사망자 수를 상당히 줄일 수 있었을 가능성이 있다.

셋째, 방역의 주체는 방역 당국이 아니라, 시민들이 되어야 한다. 이번 사태 이후 대구시는 '시민 참여형 방역'으로 전환하고, 지역의 오피니언 리더가 참여하는 범시민대책위원회를 통해 '시민생활수칙'과 '생활방역 실천지침'을 시민운동으로 추진하고 있다. 궁극적으로는 행정과 전문가 중심이 아니라, 포스트 코로나 시대를 살아갈 현장 속의 시민들이 적극적으로 참여하고 주도하여야 한다.

마지막으로, 민간 의료기관이 자발적으로 병상을 내어주고 의료진을 파견하는 등 민간 의료자원의 '사회재'적 역할을 볼 수 있었다. 동시에, 감염병 관련 의료인력이나 공공의료기관 등 인프라의 추가적인 확보도 중요한 숙제임을 확인했다.

2020년 봄 대구의 경험은 많은 교훈을 남겼다. 무엇보다 생활치료센터라는 특수시설이 없었더라면 훨씬 더 참담한 현실에 직면했을 것이다. 우스개로, 사태 극복에는 "신천지 종교집단과 공중보건의·군의관 등 의무 복무 중인 의료진의 역할이 중요했다"는 말을 하기도 한다. 한편으로는 의료 시스템의 붕괴까지도 야기할 수 있을 만큼 폭발적으로 환자가 발생했으나, 이후의 수도권 이태원 발 확산과 2차 유행, 3차 유행 같은 지역사회 '깜깜이 감염'이 아니라, 대부분 젊은 연령의 신천지 신도들 중심으로 발생했기에 역학 관리가 비교적 쉬웠다. 또한, 대구동산병원이 새로 건축한 병원으로 이전한 후 건물이 비어 있었기에 타 공공병원과 함께 코로나19 전담 입원 의료기관으로 즉시 전환되어 입원 환자 진료를 잘 수행할 수 있었다. 의료 인력은 대학 및 종합병원 인력의 집중 지원 외에, 선진국에서는 드문 형태인 의무 복무를 통해서 공공의료의 한 축을 담당하던 공보의·군의관들이 집중적으로 투입되어 진료와 검체 채취 업무를 맡아 준 것이 상당한 비중을 차지했다. 실제로 대구 코로나 사태가 안정된 후 관심을 표명한 일본 전문가들 및 언론과 가졌던 온라인 좌담에서 일본의 언론인과 의사들이 "어떻게 이 많은 의사와 간호사들이 자원하여 곧바로 현장으로 올 수 있었는가?"하는 질문과 함께, "의무 복무 중인 의사 인력이 많아서 현장에 빠르게 투입한 것이 신기하다"고 말하기도 했다.

이번 코로나19를 지나며 느낀 것은, 평소에 준비가 된 강한 나라만이 국민들을 지켜 낼 수 있고 스스로 발전할 수 있다는 것이다. 폭발적인 감염병의 발생에 대하여 과도한 공포심이나 유언비어에 휩쓸리지 말고, 정부와 민간이 단결하여 의료 체계를 유지하고, 고령자와 사회적 취약자를 보호해야 한다. 국가 역량을 총동원하여 환자를 치료하고 감염의 전파를 막고 사회를 안정시켜야 하지만 이는 의료인과 방역 당국에게만 맡겨서는 해결할 수 없고 국민들이 적극 참여해야 한다. 세계적 감염병 유행사태는 앞으로도 얼마든지 반복될 수 있으므로 감염원의 차단과 방역을 위한 국제적인 협력과 공조도 필수적일 것이다. 무엇보다 의료인들은 재난 상황에서 국민의 생명을 구해야 할 책임자라는 마음가짐을 다지는 계기가 되었으면 한다.

1차 유행 극복에서 대구시의사회의 역할

김대현

2020년 봄, 대구·경북 지역의 첫 환자가 발생하자 대구광역시의사회(이하, 대구시의사회)는 대구시청에 코로나대책본부를 설치하고 의료자원을 효율적으로 조정함으로써 1차 유행을 극복하는데 크게 기여했다. 대구 지역은 물론 전국으로부터 의료인과 국민의 협조와 격려를 이끌어 냈고, 의료 붕괴를 막아 희생자를 최소화했으며, 국민 여론을 단합시켜 우리나라에서 처음으로 코로나19 방역에 성공한 전례를 남겼다.

2020년 2월 18일 국내 31번째 확진자가 나오면서 코로나19 1차 유행이 시작되었다. 종교단체 모임에서 감염된 것으로 추정되는 이 환자는 병원에 입원한 상태에서 친지의 결혼식 피로연과 예배에 참석하여 많은 2차 감염자를 만든 것으로 알려졌다.

대구시의사회는 앞서 2015년 메르스 유행 당시 대구시와 공동으로 대책본부를 설치하고 운영한 경험을 바탕으로, 지역 최초 확진자의 발생과 동시에 대구시청 내에 대책본부를 설치한 후 곧바로 본격적인 활동을 시작했다.

2월 21일 대구지역 종합병원장 회의에서 두 곳의 코로나 전담병원(대구의료원, 대구동산병원)을 지정하여 다수의 환자들이 입원할 수 있는 격리병실(453병상)을 확보했다.

2월 23일 칠곡경북대병원이 검사 대상자와 의료진의 접촉을 최소화하여 감염을 막기 위해 드라이브스루 선별진료소를 처음으로 선보였는데 세계 최초의 이 드라이브스루 선별진료소는 초기 방역 단계의 획기적인 아이디어로 지금도 회자되고 있다.

2월 23일 최초 확진자 발생 후 닷새째인 이날 하루에 148명이 확진되었고, 첫 사망 환자가 나오면서 시민들의 불안이 증가하기 시작했다. 환자가 늘어나서 병원들이 확진자를 모두 수용할 수 없게 되었고, 응급실이 확진자에게 노출되면서 병원과 의료진이 격리되는 바람에 코로나가 아닌 다른 환자들의 치료에 차질이 빚어지는 '의료 시스템 붕괴'의 위험마저 생기기 시작했다.

임산부 코로나 환자를 위한 전담병원(파티마병원·대구동산병원, 2월 24일), 소아 환자 전담병원(대구의료원, 25일), 신장투석 환자 전담병원(파티마병원·경북대병원, 26일)을 순차적으로 지정하여 취약 환자들의 병원 감염을 예방하고 효율적인 진료가 될 수 있도록 조정했다.

2월 25일 확진자가 폭발적으로 증가함에 따라 자원봉사 의료인을 모집하기 시작했다. 대구시의사회에서 임원들을 비롯하여 회원 500여 명이 자원봉사에 나섰고, 전국에서 200여 명의 의사들이 자원봉사에 참여했다. 대구시의사회장의 애타는 호소문은 공동체를 생각하는 국민의 이타심을 촉발했고 그 결과, 전국 각지로부터 성금과 기부물품이 대구시의사회관으로 쏟아졌다.

[그림 1] 1차 유행 기간 동안 대구시의사회의 활동

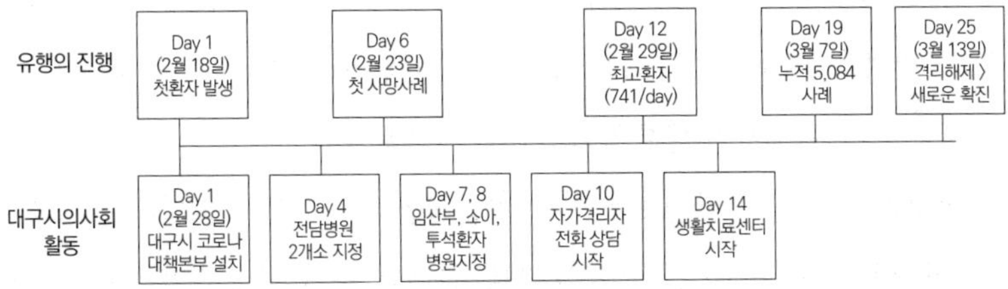

2월 26일부터 집단감염의 발원지가 된 종교단체의 신도들을 대상으로 전수검사(rRT-PCR)가 시작되면서 매일 수백 명의 확진자가 발생하기 시작했다. 2월 27일에는 누적 환자가 1천 명을 넘어섰고, 2월 29일 신규 확진자 741명을 정점으로 3월 9일까지 매일 수백 명씩 확진자들이 쏟아졌다.

3월 2일 전국 최초로 생활치료센터를 개소했다. 이것은 폭발적으로 늘어나는 확진자들을 위하여 경증 또는 무증상 환자를 격리하여 간단한 치료와 검사, 그리고 돌봄을 제공하는 시설이다. 경증이나 무증상 환자(약 80%)는 생활치료센터로 옮겨 격리 치료를 제공하기 위하여 공중보건의와 자원봉사 의사를 배치했다. 중등도 이상의 환자(약 15%)가 입원할 수 있는 전담병원이 9개로 늘어나고, 중환자(5%)는 음압 중환자 병실이 있는 상급종합병원으로 후송하는 체계가 확립되면서 환자 치료도 안정을 찾아 갔다.

3월 4일부터는 자원봉사 의사들에게 휴대폰을 지급하여, 자가격리중인 확진자들을 대상으로 전화상담을 시작했다. 전화상담을 통해서 시설 입소가 어려운 자가격리자 5,318명(3월 31일 기준)의 상태를 평가했고 이를 통해서 증상의 경중에 따라 생활치료센터나 전담병원으로 입원시키는 환자분류체계가 자리를 잡으면서 비로소 대구지역의 의료체계가 효율적으로 작동하기 시작했다.

[그림 2] 코로나19 환자 분류 체계

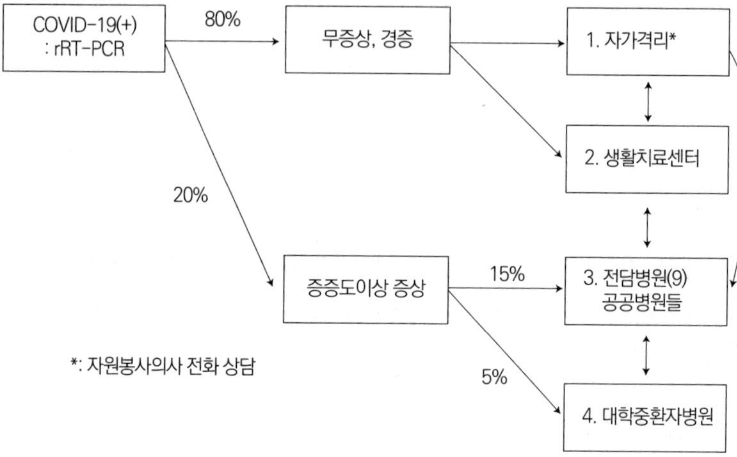

중증도가 높은 노인들이 모여 있는 요양병원이나 요양원의 집단발병에 대비하여 환자 및 입소자와 종사자를 대상으로 전수조사를 실시했고 발열이나 기침 등이 있는 종사자는 업무에서 배제했고, 면회객 제한을 시행했다. 3월 9일에는 자원한 군의관 후보생 96명을 요양병원 등에 배치하여 코로나 대응 업무를 맡겼다.

3월 10일(신규 확진자 92명)부터 일일 신규 확진자 수가 100명 이하로 감소하기 시작했다. 3월 13일에는 격리해제자가 신규 확진자보다 많아지면서 유행이 진정되는 기미를 보이기 시작했다.

갑작스러운 확진자 급증 상황에서 대구·경북지역이 의료 시스템의 붕괴를 막고 희생자를 최소화할 수 있었던 요인은 세 가지로 요약할 수 있다.

첫째, 대구시의사회가 발 빠르게 나서서 지방자치단체와 협력함으로써 지역 내의 의료자원을 신속하게 재배치하여 효율성을 높였다. 과거 메르스 유행 때의 경험과 의료산업도시(Medi-City Daegu) 사업을 통해 의사회와 지방자치단체 간에 축적된 협력 경험 덕분에 의료자원을 효율적으로 활용할 수 있었다.

둘째, 호의적 여론과 국민 단합이라는 든든한 배경이 있었다. 갑작스러운 확진자 증가로 인한 의료자원 부족을 언론에 호소하자 전국의 보건의료종사자들과 국민들이 전폭적인 지지와 후원을 보내주었다. 특히, 전국에서 몰려든 자원봉사 의료인들의 수고에 힘입어 의료 붕괴를 막을 수 있었다. 또한, 대구·경북지역 주민들의 자발적 봉쇄와 빛나는 시민정신도 큰 도움이 되었다. 미국이나 유럽 등 선진국에서는 유언비어, 폭동, 사재기 등 사회적인 혼란이 발생했으나 대구·경북지역에서는 그런 일이 일어나지 않았다.

셋째, 증상에 따라 확진자를 네 가지 유형으로 분류함으로써 효율적인 대처가 가능했다. (가) 자가격리 확진자는 자원봉사 의사가 전화상담, (나) 입원이 불필요한 경증환자는 생활치료센터, (다) 중등도 이상인 환자는 전담병원, (라) 중증환자들은 상급종합병원 중환자실. 이런 식으로 분류하여 돌봄과 치료를 제공했기 때문에 의료시스템의 붕괴없이 수많은 확진자들의 필요를 충족시킴과 동시에 코로나가 아닌 일반환자들도 평소와 거의 비슷하게 진료를 받을 수 있었다.

2020년 대구·경북 지역에서 있었던 1차 유행의 전말과 평가, 경험담 등과 관련해서 다음의 책과 논문이 나와 있다.

• 대구광역시의사회, 『2020 코로나19 백서: 대구광역시의사회의 기록』(2021).
• 김대현·민복기, "코로나바이러스감염증-19 감염병 관리에 있어서 대구광역시의사회의 역할", 『대한의사협회지』 63(5): 298~302 (2020).
• 이은혜, "대구는 어떻게 코로나19를 이겼나", 『공공의료라는 파랑새: 의료사회주의 비판』(기파랑, 2021), 277~290쪽.
• 이재태 엮음. 『그곳에 희망을 심었네: 코로나19 대구 의료진의 기록』(학이사, 2020).

IV

달라진 일상생활

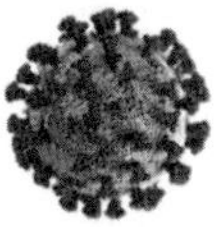

올바른 마스크 사용법과 손위생

박재영

마스크의 용도와 종류

보호의 목적이라면 의료용 마스크에 표기된 숫자를 살펴봐야 한다. 예를 들어 'KF80'에서 KF는 Korea Filter, 80은 미세입자(평균 입자 크기 0.6μm)를 80퍼센트 이상 차단한다는 의미이다. 'N95'의 N은 미국 NIOSH(The National Institute for Occupational Safety and Health, 국립산업안전보건연구원)의 분류 기준에 따른 것으로, 역시 숫자가 차단율을 나타낸다. 인플루엔자 대유행시처럼 감염자가 많아지면 일반 환경에서도 감염 위험이 높은 경우(노인이나 소아, 혼잡한 대중교통 등) 차단 효과가 더 높은 수술용 마스크를 권고한다.

기침을 하는 순간 나오는 비말의 외부 배출을 막는 기능은 의료용 마스크나 천 마스크 모두에 다 있다. 이때 마스크 내부에 비말이 묻게 되므로, 배출물이 손에 닿지 않게 버린 후 손씻기를 시행한다.

(http://www.nifds.go.kr/brd/m_11/down.do?brd_id=231&seq=3110&data_tp=A&file_seq=1)

WHO 가이드라인

마스크는 감염을 억제하고 생명을 구하기 위한 종합적인 조치 전략의 일부로 사용되어야 한다. 마스크의 사용만으로는 코로나 바이러스에 대한 적절한 수준의 보호를 제공하기에 충분하지 않다. 만약 지역사회에 코로나19 바이러스가 만연하다면 거리두기, 마스크 착용, 실내 환기를 잘 유지하고, 사람이 모이는 곳을 피하고, 손위생을 철저히 하고, 기침할 때 팔 안쪽이나 휴지 등으로 입을 가리는 등의 간단한 예방 조치로 안전을 유지해야 한다. 특히 자신이 거주하거나 일하는 지역 자치체의 권고 사항을 반드시 지켜야 한다. 다른 사람과 함께 있을 때는 항상 마스크를 착용해야 한다. 마스크를 최대한 효과적으로 사용하기 위해서는 마스크의 적절한 사용, 보관 및 세척 또는 폐기가 필수적이다.

마스크를 착용하는 방법은 [그림 1, 2]와 같다.

1) 마스크를 착용하기 전, 벗기 전, 그리고 만진 후에는 손을 깨끗이 닦는다.

2) 코, 입, 턱을 모두 덮는다.

3) 마스크를 일시 벗었을 때는 깨끗한 비닐봉지에 보관한다. 천 마스크는 매일 세척하고, 의료용 마스크는 하루 사용 후 휴지통에 버린다.

4) 밸브가 있는 마스크를 사용하지 않는다.

(https://www.who.int/emergencies/diseases/novel-coronavirus-2019/advicefor-public/when-and-how-to-use-masks)

[그림 1] 비 의료용 천 마스크 착용 방법

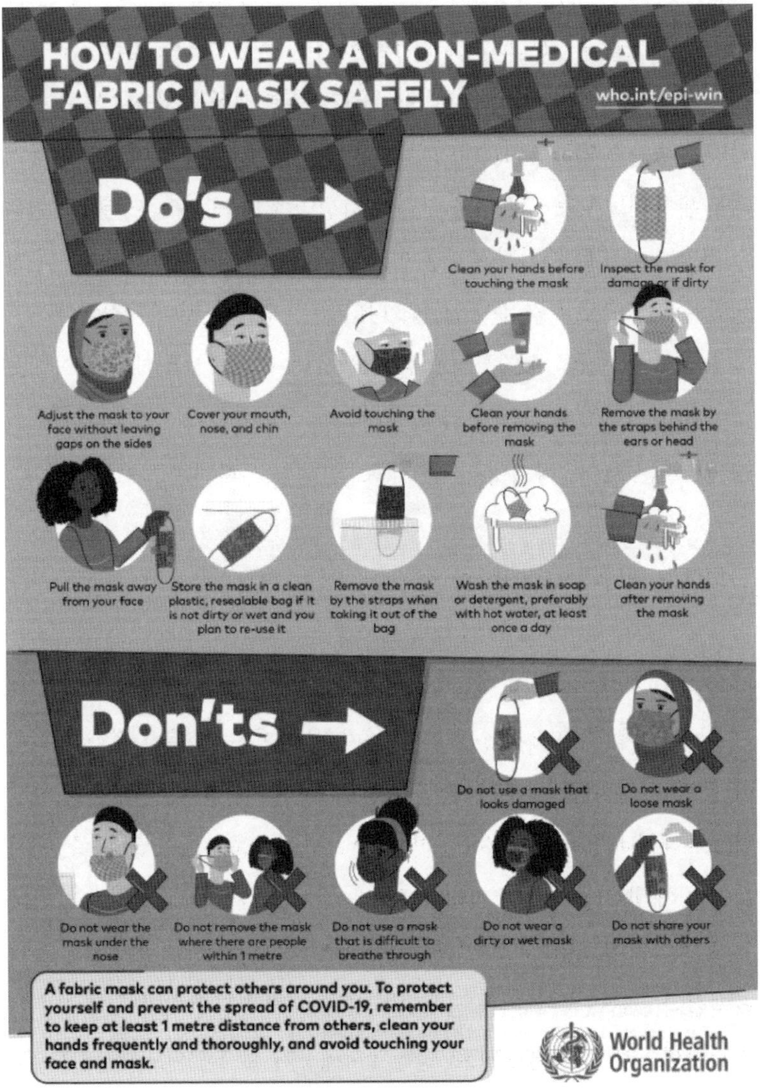

[그림 2] 의료용 마스크 착용 방법

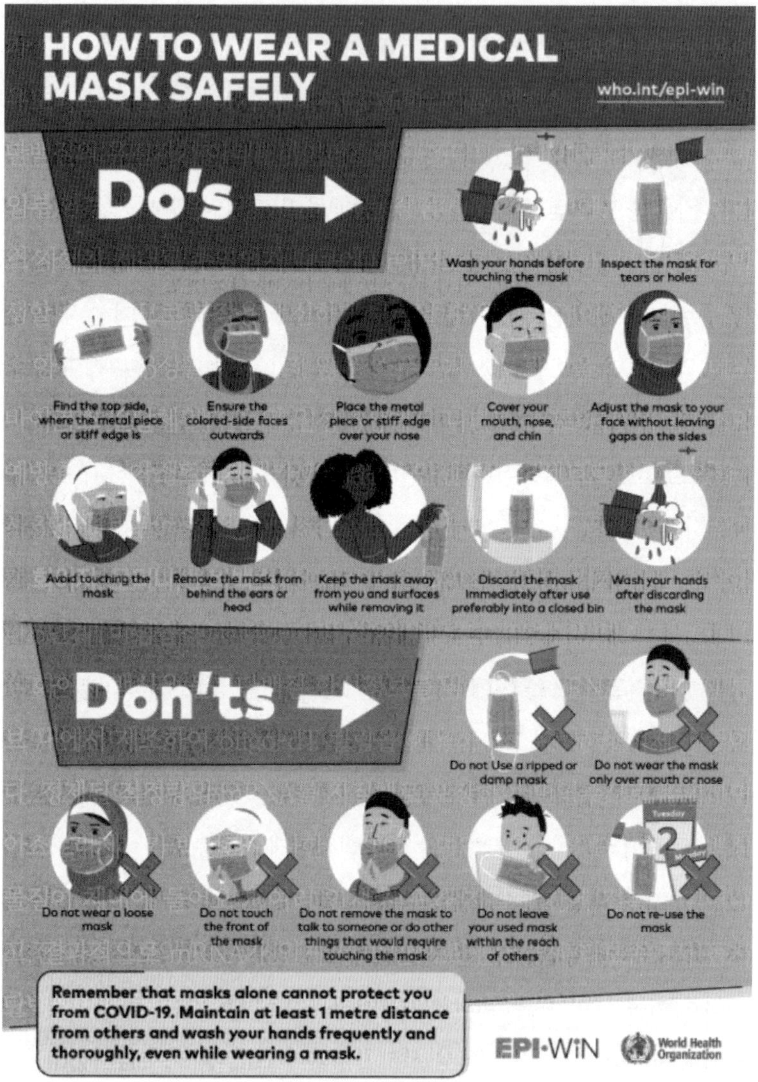

국내 권고사항

생활 속 거리 두기 실천지침: 마스크 착용

1 마스크 착용 일반 원칙

- 마스크 착용, 손 씻기, 사람 간의 거리 두기 등이 코로나19 감염 예방에 효과적이며 중요합니다.
- 마스크는 침방울을 통한 감염 전파를 차단하는 효과가 있습니다.
- 마스크는 식품의약품안전처에서 허가된 '의약외품' 마스크 착용을 적극 권고합니다.
  - 기침, 목 아픔 등 호흡기 증상이 있는 경우, 건강취약계층, 기저질환자는 KF80 이상의 보건용 마스크 착용을 우선 권장 합니다.
  - '의약외품 마스크'가 없을 경우 면(천) 마스크, 일회용 마스크 착용도 도움이 될 수 있습니다.

* 건강취약계층 : 65세 이상 어르신, 어린이, 임산부, 만성질환자 등

* 기저질환자 : 만성 폐질환, 당뇨, 만성 신질환, 만성 간질환, 만성 심혈관질환, 혈액암, 항암치료 암환자, 면역억제제 복용 중인 환자 등

2 올바른 마스크 착용 방법

- 개인의 얼굴 크기에 맞는 적당한 마스크를 선택하여 호흡기인 입과 코를 완전히 덮도록 얼굴에 잘 밀착해 착용합니다.
- 마스크 내부에 휴지나 수건을 덧대면 공기가 새거나 밀착력이 떨어져 차단 효과가 낮아지므로 주의해야 합니다.
- 마스크 자체가 오염되지 않도록 마스크를 만지기 전에 손을 깨끗이 씻습니다.
- 마스크 착용 시에는 손을 통한 오염을 방지하기 위하여 마스크를 최대한 만지지 않습니다. 만졌다면, 30초 이상 비누로 손을 씻거나 손 소독제로 손을 깨끗이 해야 합니다.
- 마스크를 잠시 벗어야 하면 오염되지 않도록 깨끗한 봉투에 보관하고, 마스크를 줄에 걸어 목걸이로 사용할 경우 마스크 안쪽 면이 오염될 우려가 있으므로 안쪽 면이 외부로 노출되지 않도록 주의해야 합니다.
- 환기가 어렵고 사람이 많아 비말감염의 우려가 있는 밀폐·밀집·밀접(3밀) 시설에서 사용한 마스크는 교체하는 것을 권고합니다.
  - 땀이나 물에 젖은 마스크는 세균번식의 우려가 있으므로 새 마스크로 교체하는 것이 좋습니다.
  - 오염 우려가 적은 곳에서 일시적으로 사용한 경우 동일인에 한하여 다시 사용할 수 있습니다.
- 마스크 착용으로 호흡곤란, 어지러움, 두통 등의 증상이 있는 경우 즉시 개별 공간 또는 다른 사람과 거리 두기가 가능한 야외 공간에서 마스크를 벗고 휴식을 취한 후 증상이 완화되면 다시 착용합니다.
- 마스크 사용 후에는 마스크 앞면에 손을 대지 않고 귀에 거는 끈만 이용해 벗은 후 바깥면을 안쪽으로 접어 끈으로 감고 소독제를 뿌려 종량제 봉투에 버립니다. 소독제가 없는 경우 비닐봉지에 넣어 쓰레기봉투 밖으로 나오지 않도록 합니다. 마스크를 버린 후에는 손을 씻습니다.면(천) 마스크의 경우 제품 특성에 맞는 방법으로 자주 세탁합니다.

3 마스크 착용 권고 상황 및 상황별 권고 마스크

마스크 착용 권고 상황

- 모든 실내에서는 마스크를 상시 착용합니다.
- 실외에서는 ① 집회 · 공연 · 행사 등 다중이 모이는 경우(거리두기에 관계없이 마스크 착용)
  ② 다른 사람과 2m 이상 거리두기가 어려운 경우 마스크를 상시 착용합니다.

상황별 권고 마스크

상황		보건용 마스크		수술용 마스크	비말차단용 마스크
		KF 94	KF 80		
의료 관련 상황	· 코로나19 환자를 돌보는 경우	필수	-	-	-
	· 호흡기 증상이 있는 경우 · 건강취약계층, 기저질환자	(우선) 권장		권장	
생활 방역 상황	· 타인 접촉이 잦은 직업군 · 실내 다중이용시설을 이용하는 경우 · 실외에서 2m 거리 유지가 어려운 경우	권장 *밀폐, 밀집, 많은 대화로 비말생성 우려가 높은 경우 보건용마스크 우선 권장			

4 마스크 착용 예외 가능 상황

- 집·개인 사무실 등 분할된 공간에 혼자 있거나, 외부인 없이 가족 등 동거인과 함께 있을 때
  ※ 가정에서 65세 이상 어르신, 기저질환자, 임신부 등 고위험군과 함께 생활하거나, 고위험군이 있는 가정을 방문하는 경우 가족이라고 하더라도 마스크 착용 권고
- 실외에서 다른 사람과 2m 이상 거리 두기가 가능할 때
- 음식 섭취, 수영·목욕, 세수·양치, 검진 등 마스크를 착용한 상태로 하기 어려운 활동을 하는 경우
  ※ 자세한 내용은 다음의 "마스크 의무화 관련 주요 내용"중"예외 상황" 참고

5 마스크 착용을 권하지 않는 상황

① 24개월 미만의 영·유아

② 주변의 도움 없이 스스로 마스크를 착용하거나 벗기 어려운 사람

③ 마스크 착용 시 호흡이 어려운 사람

※ 단, 아동 간 발달 정도를 고려하여, 24개월 이상이라도 부모·보호자의 세심한 관찰·감독이 필요

일회용 마스크의 재사용은 원칙적으로 권장하지 않는다. 일회용 마스크 제조회사에서는 열내구성이나 재사용에 대한 질의 자체에 응답하지 않고 있다.

마스크 필터는 폴리프로필렌 성분으로 130~171도로 가열하더라도 그 기능을 잃지 않아 열내구성이 상당히 높은 것으로 알려져 있지만, 정교모 보건의료분과에서 자체 실험한 결과 100도 수증기로 10분간 열처리를 했을 때는 마스크 외관에 아무 문제가 없었으나 마스크가 열판에 접촉했을 때는 녹아내렸다.

(http://ncov.mohw.go.kr/guidelineView.do?brdId=7&brdGubun=71&dataGubun=&ncvContSeq=4052&contSeq=4052&board_id=&gubun=)

의료기관에서의 손위생 지침

깨끗한 흐르는 물에 손을 적신 후, 비누칠을 충분히 한다. 뜨거운 물을 사용하면 피부염 발생 위험이 증가하므로 미지근한 물을 사용한다.

손의 모든 표면에 비누액이 접촉하도록 15초 이상 문지른다. 특히 손가락 끝과 엄지손가락 및 손가락 사이사이를 꼼꼼히 닦아 낸다. 미국 질병예방통제센터는 20초가량 손을 문지르며 구석구석 씻을 것을 권장하고 있다. 비누칠을 하고 15~30초 정도 씻는 것만으로도 비교적 만족스러운 세정 효과를 기대할 수 있다. 비누를 사용하여 흐르는 물로 20초 이상 씻었을 때 99.8퍼센트의 세균 제거 효과가 보고된 바 있다.

물로 헹군 후 손이 재오염되지 않도록 일회용 타월로 잘 닦는다. 수도꼭지가 감염되지 않도록, 맨손 대신 사용한 타월로 감싸고 잠근다. 타월은 반복 사용하지 않으며 여러 사람이 공용하지 않는다[그림 3].

(http://www.koshic.org/related/%EC%9D%98%EB%A3%8C%EA%B8%B0%EA%B4%80%EC%9D%98%EC%86%90%EC%9C%84%EC%83%9D%EC%A7%80%EC%B9%A8.pdf

[그림 3] 물과 비누를 이용한 손씻기 방법

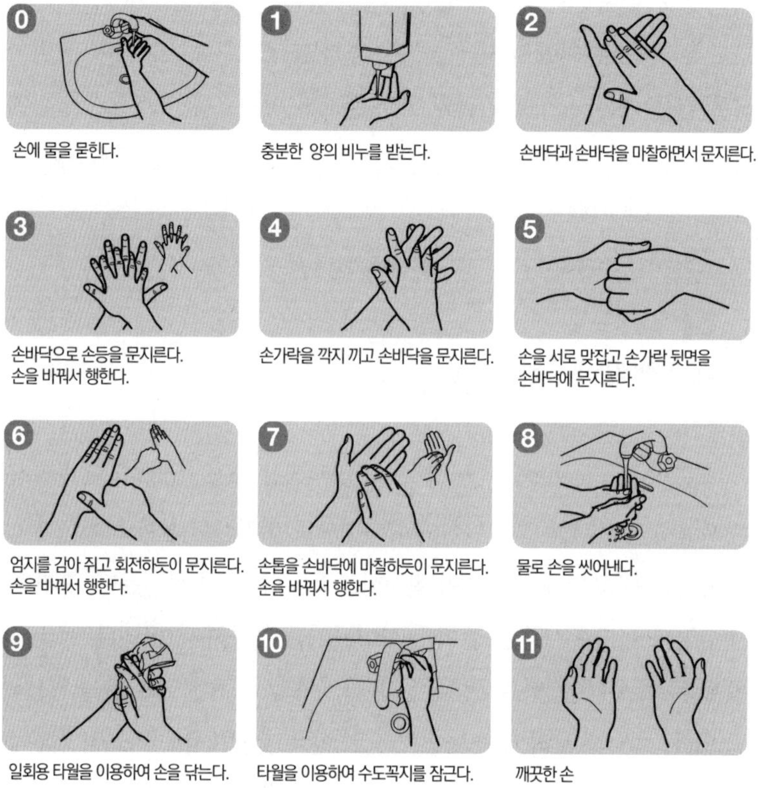

고위험군에 대한 권고사항

이은소

코로나19가 전 세계로 퍼진 지 1년 이상 지난 지금도 코로나19에 대한 정보는 계속 변화하고 있다. 현재까지 확실한 것은 SARS-CoV-2 코로나바이러스과(Coronaviridae)에 속하는 RNA 바이러스가 원인으로 비말(침방울) 접촉을 통해 전파되고, 잠복기는 1~14일(평균 4~7일)이라는 것이다. 2021년 2월 28일 시점에서 전 세계 치명률은 약 2.2퍼센트(WHO 기준)이지만 국내는 1.79퍼센트 정도인데, 고령, 면역기능이 저하된 환자, 기저질환을 가진 환자가 주로 중증을 앓고 심하면 사망까지 이른다.

하지만 고령, 면역기능이 저하된 환자, 기저질환을 가진 환자들이 어떻게 대처해야 할지에 대해서 방역 당국은 확실한 정보를 제공하지 않고 있다. 사회적 거리두기를 강조하다 보니 이런 환자들은 병원에 가는 것조차 위험하다고 생각하여 제 때에 치료를 받지 못하는 등 기저질환으로 인해 고통을 받거나 초과사망률이 증가하기까지 하는 실정이다. 우리 정부가 코로나19에 대한 정보를 제공하는 홈페이지(http://ncov.mohw.go.kr/)는 내용이 매우 부실하며 미국(https://www.coronavirus.gov/)이나 영국(https://www.gov.uk/coronavirus) 정부가 제공하는 사이트와 큰 대조를 보인다.

따라서 이 글에서는 이른바 고위험군으로 분류되는 고령, 기저질환 등을 가진 환자들이 코로나에 어떻게 대응해야 하는지 미국 질병통제센터(https://www.cdc.gov/coronavirus/2019-ncov/need-extra-precautions/index.html), EU 산하 유럽질병예방통제센터(European Centre for Disease Prevention and Control, ECDC, https://www.ecdc.europa.eu/en/covid-19/latest-evidence/epidemiology) 및 영국(https://www.gov.uk/government/publications/guidanceon-shielding-and-protecting-extremely-vulnerable-persons-from-covid-19/guidance-on-shield ing-and-protecting-extremely-vulnerable-persons-from-covid-19#cev) 자료를 기본으로 하여 간략하게 소개하고자 한다.

고령자

연령이 증가함에 따라 확진자 대비 사망자는 급격히 늘어난다. 2021년 2월 28일 국내 통계를 보면 코로나19 치명률이 30대 0.05퍼센트, 40대 0.11퍼센트, 50대 0.32퍼센트이지만 60대부터 증가하기 시작해서(1.31퍼센트), 70대 6.46퍼센트, 80대 이상은 무려 20.68퍼센트에 이른다. 우리나라는 코로나로 인한 입원율을 제시하지 않고 있으나 미국의 경우 18~29세 인구에 비해 65~74세의 입원율은 5배 이상, 75~84세는 8배 이상, 85세 이상은 13배 이상 높다고 알려져 있다.

특히, 대부분의 고령자는 기저질환이 있으므로 기저질환 치료를 잘 하는 것이 중요하다. 그러므로 의사와 상의 없이 약 복용을 끊거나 변경하지 말고 기존의 치료를 잘 유지해야 한다. 최소한 30일분 정도의 여유분의 약을 가지고 있는 것이 좋으며, 코로나를 이유로 응급 상황에서 응급실 방문을 미루는 것은 좋지 않다. 물론 코로나 예방 수칙인 마스크 쓰기, 사람 많은 곳 방문 자제하기 등은 꼭 실천해야 한다. 그럼에도 불구하고 일상생활에서 건강하게 지내기 위해서는 독감이나 폐렴 예방주사를 맞는 것이 필요하고, 스트레스를 이겨 내기 위해 적당한 운동을 해야 하며, 만약 두려움과 불안이 있다면 꼭 도움을 받도록 한다.

기저 질환이 있는 경우

미국 질병통제예방센터(CDC)에서는 연령층에 상관없이 코로나19 증상이 심각해질 위험이 있는 것으로 현재까지 알려진 질환들을 다음과 같이 규정하고 있다.

암·만성신장질환·만성폐색성 폐질환·다운증후군·심장질환(심부전, 관상동맥질환, 심근병증)·장기 이식으로 인한 면역 저하 상태·비만, 초고도비만·임신·낫적혈구병(sickle cell disease)·제2형 당뇨병, 이 외에 최근 위험이 있을 것으로 알려진 질환들은 다음과 같다.

-중증도 이상 천식

-뇌혈관질환·낭성섬유증(cystic fibrosis)

-고혈압

-골수 이식이나 장기간 스테로이드 또는 면역억제제 사용으로 인한 면역 저하 상태

-치매 등 신경계 질환

-간질환

-과체중(BMI 25~30kg/m² 미만)

-폐섬유증

-지중해성 빈혈(thalassemia)

-제1형 당뇨병

하지만 류마티스질환, 염증성 장질환, 건선, 아토피 피부염 등의 염증성 질환에서 사용하는 생물학적 제제의 경우 특별히 코로나19의 위험이 증가된다는 증거는 없다.

어린이의 경우 비만, 심각한 유전이나 신경계 질환, 대사성 질환, 낫적혈구병, 선천성 심장질환, 당뇨병, 만성신장질환, 천식과 기타 폐질환, 암이나 면역억제제 사용으로 면역 저하가 있는 경우 위험이 증가한다고 알려져 있다. 하지만 어린이에서 코로나19의 심각한 합병증으로 알려져 있는 다기관 염증성 질환(multisystem inflammatory syndrome in children)의 위험 인자가 무엇인지는 아직 밝혀진 것이 없다.

이와 같은 질환이 있는 경우 더 강력한 예방조치가 이루어져야 하며, 흡연은 반드시 중단해야 한다. 또한 기저질환이 있는 고령자는 현재의 치료를 계속 유지하고, 이상이 있으면 지체없이 주치의에게 알려서 빨리 치료할 수 있도록 해야 한다.

이미 알려져 있는 것처럼, 코로나 바이러스가 인체에 들어오기 위해서는 표적 세포 표면에 있는 '안지오텐신 전환효소 수용체'를 이용한다는 점 때문에 심장질환이나 고혈압으로 안지오텐신 전환효소 억제제(angiotensin converting enzyme inhibitors, ACE-I)나 안지오텐신 2 수용체 억제제(angiotensin-II receptor blockers, ARB)를 중단해야 하는지, 계속 사용해도 되는지에 대한 궁금증이 많았다. 더 많은 연구결과가 나와야 하지만, 현재까지 코로나19 환자들을 대상으로 약물을 계속 사용하거나 중단하는 것을 비교한 무작위 연구결과, 두 집단 사이에 차이가 없음이 확인되었다. 따라서 심장 관련 학회는 환자들에게 약 복용을 유지하기를 권고하고 있다.

영국은 "임상적으로 매우 취약한 그룹(clinically extremely vulnerable groups)"을 매우 구체적으로 규정하고 있다. 이에 속하는 상태는 다음과 같다.

-장기 이식 환자·특정 암환자

-현재 항암 치료 중인 환자·적극적인 방사선 치료 중인 폐암 환자

-혈액암 환자

-면역 요법을 받고 있는 암환자

-면역계에 영향을 주는 표적항암제(protein kinase inhibitors or PARP inhibitors)로 치료 중인 암환자

-최근 6개월 이내 골수 이식을 받고 면역억제제 치료를 받고 있는 환자

-매우 심각한 폐질환이 있는 환자

-감염 가능성이 많은 환자(severe combined immunodeficiency [SCID], homozygous sickle cell disease)

-감염 가능성이 증가될 수 있는 면역억제제 치료 중인 환자

-비장적출술을 받았거나 비장이 문제가 있는 경우

-다운증후군이 있는 성인

-투석을 받고 있거나 만성 신장질환이 있는 성인

-심각한 심장질환이 있는 임신부

-그 밖에 의사가 규정하는 경우

이 그룹에 속하는 사람은 현재 영국에서 시행하고 있는 국가봉쇄(national lockdown)를 철저히 지켜야 하며 백신을 우선적으로 투여받도록 되어 있다.

대한류마티스학회는 자가면역성 류마티스질환 환자들을 위한 코로

나19 예방접종 지침을 발표했다. 이전에 코로나19 백신 또는 그 성분에 대한 과민반응의 과거력이 없다면, 백신을 투여받을 것을 권고하며, 생물학적 제재를 포함하여 면역억제제를 투여받는 환자의 경우, 약제를 중단하지 말고, 백신을 투여할 것을 권고하였다. 그러나 메토트렉세이트, 아바타셉트, 리툭시맙 등을 사용하는 경우는 투약 일정을 조정하고, 스테로이드제제는 기저질환을 악화시키지 않는 범위 내에서 최대한 낮은 용량을 유지하면서 백신을 투약할 것을 권고했다.

대한종양내과학회는 암환자의 코로나19 백신에 대한 권고안을 발표했는데, 현재 암 치료를 시행 중이거나, 치료 종료 후 정기적 추적 관찰 중이거나, 완치된 장기 생존자의 경우에도 동일하게 백신을 우선적 접종을 권고하였다. 단, 심한 골수 저하를 유발하는 세포독성 항암제를 사용하는 경우 호중구 감소가 심한 시기를 가능하면 피하여 접종을 고려해 볼 수 있고, 혈액암 환자들에서 동종 혹은 자가조혈모세포 이식 혹은 CAR-T 등의 세포치료를 시행받은 환자의 경우 치료 종결 최소 3개월이후 백신을 권고했다.

임신, 수유, 신생아

임신한 경우 코로나19로 인한 심각한 질병과 사망에 이를 수 있어 더 위험한 것으로 현재까지 알려져 있다. 또한 임신 중에 코로나19에 걸리면 조산과 같은 합병증의 위험이 증가할 수도 있다. 따라서 예방 조치를 엄격하게 지켜야 하며 산전 관리는 정해진 계획대로 받아야 한다. 임신 중에 권유하는 백신은 모두 맞는 것이 좋으며 코로나 백신의 경우는 의료진과 상의해서 접종 여부를 결정하면 된다.

임신 중에 코로나19에 걸렸더라도 태어난 신생아에서 코로나19는 드물다. 간혹 출생 직후 검사에 양성을 보이는 신생아가 있을 수 있으나 언제 감염되었는지 알 수는 없다. 양성 반응을 보인 대부분의 신생아는 증상이 매우 미약하거나 무증상으로 완쾌된다.

현재까지 알려진 바로는 수유를 통해 아기에서 바이러스가 전파되지는 않는 것 같다. 하지만 수유 전에 반드시 20초간 손을 비누로 잘 씻어야 하며 만약 비누로 손을 씻을 수 없는 환경에서는 최하 60퍼센트의 알콜이 포함된 손세정제를 사용하면 된다.

위험군의 백신접종

코로나19 예방접종이 2021년 2월 26일 오전 9시부터 전국에서 동시에 시작되었다. 전 국민 대상으로 코로나19 백신접종을 순차적으로 진행할 예정이지만, 만 18세 미만 소아청소년과 임신부의 경우 현재까지 안전성 및 효능에 대한 근거가 없어서 관련 임상시험 결과가 나올 때까지접종 대상에서 제외되었다.

백신이 순차적으로 들어옴에 따라 해당 백신접종 대상군이 정해지고 대상군별로 해당 백신을 접종받을 수 있다. 현재는 요양병원·요양시설의 입원·입소자 및 종사자, 코로나19 환자 및 유증상자와 접촉 또는 진료할 가능성이 높은 고위험 의료기관 종사자에게는 아스트라제네카 백신이, 코로나19 치료병원 종사자에게는 국제백신공급기구(COVAX)를 통해 도입된 화이자 백신이 제공되고 있다.

코로나 백신에 대한 정부의 공식 자료(http://ncv.kdca.go.kr/)는 기저질환이나 고령자에 대해 아주 간단하게 문답 형식으로 정보를 제공하고 있다.

문) 만성·기저질환이 있는 사람이 예방접종을 맞아도 괜찮은가요(고혈압, 당뇨 등 일반적 성인병 포함)?

답) 만성질환자는 중증으로 이환될 가능성이 높기 때문에 제때 맞는 것이 필요합니다.

문) 임신 중일 때 코로나19 예방접종을 맞을 수 있나요?

답) 아니오. 임신부의 경우 아직 임상시험 결과가 충분하지 않습니다. 따라서 안전성 및 효과에 대한 임상시험 결과가 나올 때까지 임신부는 접종 대상에서 제외됩니다.

문) 면역저하자는 코로나19 예방접종을 할 수 있나요?

답) 예. 아직 면역저하자에 대한 코로나19 백신 안전성과 효능에 대한 자료가 없습니다. 화이자, 모더나, 아스트라제네카 백신은 생백신이 아니므로 접종 대상자일 경우 코로나19 예방접종을 권고합니다. 다만, 면역저하자의 경우 코로나19 백신의 면역반응이 감소하고 효능에도 영향을 미칠 수 있습니다.

미국 질병통제센터는 고위험군에 대한 mRNA 백신 권고사항을 아래와 같이 소개하고 있다(https://www.cdc.gov/coronavirus/2019-ncov/vaccines/recommendations/underlying-onditions.html).

-코로나19에 위험이 큰 기저질환을 가진 성인은 과거 다른 예방접종을 받았을 때 심각하거나 즉각적인 알레르기 반응이 없었다면 mRNA 백신을 투여받을 수 있다.

-면역 저하 상태인 경우 백신을 맞을 수는 있으나 안정성 데이터가 충분하지 않고, 특히 화이자나 모더나의 mRNA 백신의 경우는 면역 저하자에 대한 안정성 정보가 없다. 또한 이런 사람들은 백신을 맞아도 면

역반응이 낮게 나올 수 있다.

-자가면역질환이 있는 사람들도 mRNA 백신을 맞을 수 있지만, 이런 환자들을 대상으로 임상시험이 이루어지지 않았으므로 안정성 데이터는 없다.

-과거에 기옝바레증후군(Guillain-Barre syndrome)에 걸렸던 사람들도 mRNA 백신을 맞을 수 있다.

-아직까지 백신 임상시험 참여자 중에서 기옝바레증후군을 보인 증례는 없다.

-mRNA 코로나19 백신 임상시험 참여자에서 안면신경마비(Bell's palsy)를 보인 증례가 있다. 그러나 미국 식품의약국(FDA)에서는 일반 인구에서 이 증세가 있는 확률보다 높지 않았으므로 백신 때문이 아니라고 결론을 내렸다. 따라서 과거 안면신경마비를 경험한 사람도 mRNA 백신을 맞을 수 있다.

한편, mRNA 코로나19 백신 투여 후에 주사 맞은 팔 쪽의 겨드랑이 임파절이 붓는 경우가 많은데 이 시기에 유방암 검진을 하게 되면 유방암의 전이에 의한 소견인지 혼동이 올 수 있다. 따라서 대한영상의학회, 대한유방영상의학회, 미국유방영상의학회 등은 유방암 검진목적으로 영상검사를 시행하는 경우 가급적 코로나19 백신 1차 접종 전에 시행하거나, 최종 접종 후 4~6주 후에 검사를 시행하도록 권장한다. 암환자 또는 암의심 환자에서 백신접종은 병이 없는 쪽 팔에 시행하며, 1, 2차 접종을 동일한 쪽에 시행하도록 한다

영국은 위험군에 대한 백신 권고사항을 질환별로 각 학회에서 올린 웹페이지 링크를 통해 정보를 제공하고 있다. 그 질환들은 다음과 같다.

-관절염

-천식

-혈액암

-고형암

-당뇨

-뇌전증

-심장질환

-후천적 면역 결핍증(AIDS)

-신장질환

-학습장애

-간질환

-폐질환

-루푸스

-정신질환

-다발성 경화증

-낫적혈구증

-줄기세포 이식

-뇌졸중

아스트라제네카 백신 권고사항

아스트라제네카 백신의 권고사항은 EU에서 제공하는 아스트라제네카 백신 제품설명서의 정보를 정리하여 소개한다.

-급성 열성 질환이나 감염이 있을 때 백신 투여는 연기되어야 하나, 경한 감염 또는 열이 심하지 않은 경우는 굳이 연기하지 않아도 된다. 혈

소판감소증과 혈액응고질환인 경우 다른 근육주사와 마찬가지로 특별히 주의해야 한다.

-면역억제제 치료 중에는 면역반응이 저하될 수 있지만 이런 경우에도 백신을 투여하는 것이 매우 중요하다. 다른 백신과 동시에 백신을 투여할 수 있는지에 대한 많은 정보가 많지는 않지만 이상반응을 적게 하기 위해 최소 7일 정도의 간격을 두고 투여받는 것을 권고하고 있다.

임신 중에 아스트라제네카 백신을 사용한 경험은 매우 제한적이나, 엄마와 태아에게 위험보다 현저한 이득이 있을 때만 백신을 투여해야 한다. 아스트라제네카 백신이 모유를 통해 전달되는지는 알려진 바 없고, 생식능력에 대해서도 동물 실험에서는 유해한 결과가 발견되지는 않았다.

백신접종 후 가장 흔한 부작용은 주사 부위의 압통(63.7%), 통증(54.2%), 두통(52.6%), 피로감(53.1%), 근육통(44.0%), 권태감(44.2%), 발열(열감(33.6%))과 열(38°C 이상, 7.9%), 오한(31.9%), 관절통(26.4%)과 오심(21.9%)이다. 대부분은 경미하거나 중등도로 백신 투여 수일 내로 소실되며, 첫 번째보다 두 번째 투여할 때는 정도가 낮아지는 것으로 나타났다. 또한 65세 이상의 경우 이런 증상이 훨씬 경미했거나 덜 나타났다.

그러나 현재 국내 상황을 보면 아스트라제네카사가 임상 연구를 통해 얻은 결과보다 더 많은 사람들이 부작용을 경험하고 있어서, 인종 간 차이에 의한 것인지 제조 방법의 차이인지 철저한 조사가 필요하다.

포스트 코로나

이은혜

아직은 끝이 보이지 않지만 언젠가는 코로나19 상황이 진정될 것이다. 그 방식은 두 가지가 있을 텐데 하나는 메르스 사태처럼 방역 당국이 공식적으로 '종식 선언'을 하는 것이다. 또는 '종식'을 포기하고 코로나19를 약간 독특한 형태의 감기-중증 독감-로 받아들이고, 코로나19와 같이 살아가자는 '공존 선언'을 하게 될 수도 있다. 필자는 개인적으로 후자가 더 합리적인 선택이라고 생각하지만, 둘 중 어떤 형태가 되든지 상관없이 우리를 포함해서 전 인류는 아마 코로나 이전 상태로 돌아가지 못할 것이다. 그렇다면 포스트 코로나 시대에 우리 생활은 어떻게 달라질까? 또한 대한민국 의료제도는 어떻게 달라져야할까?

'위기는 곧 기회'라는 말이 있다. 대한민국 건강보험제도는 '가성비'라는 큰 장점이 있지만 그 장점을 압도할 정도로 문제점이 많아서 지속 가능성이 위협받고 있다. 따라서 필자는 코로나19 사태를 계기로 건강보험제도를 건강하게, 지속 가능하게 리모델링하는 기회로 삼아야 한다고 생각한다. 이를 위해서 개인, 집단(사회), 제도, 국가라는 네 가지 차원으로 나누어 설명해보겠다.

개인 차원

겨울철에는 인플루엔자 바이러스 감염이 유행하여 독감 환자가 증가하는 것이 일반적이다. 그래서 매년 가을에 소아와 고령층 등 고위험군을 중심으로 독감 예방주사를 접종한다. 2020년 방역 당국은 코로나19와 인플루엔자가 동시에 유행할 것으로 예측했었고, 따라서 (매년 하던 거였지만) 국가 독감백신 접종사업을 확대 시행했고, 백신의 종류도 기존 3가 백신에서 4가 백신으로 변경했다.

2020년 접종 대상자는 19,578,00명이었는데 그중 13,056,065명이 국가예방접종사업을 통해서 무료로 백신을 맞았고, 나머지 730,307명은 개인 차원에서 유로로 백신을 맞았다(질병청. 2020. 11. 19). 그런데 특이하게도 코로나19 사태가 진행 중이던 2020~2021년에는 인플루엔자가 유행하지 않았다. 이를 두고 일부 유튜버들은 인플루엔자를 모두 코로나19로 둔갑시킨 것이 아니냐며 RT-PCR검사를 의심했다. 그러나 그러한 의혹은 사실이 아니다. RT-PCR검사가 엉터리여서 인플루엔자를 코로나19로 위양성(false positive) 결과를 만들었다든지 방역 당국이 의도를 가지고 인플루엔자를 코로나19로 둔갑시킨 것이 아니라, 실제로 인플루엔자 환자가 현저히 감소했다[그림 1].

질병관리청은 매년 전국의 의원급 의료기관(내과, 가정의학과, 소아청소년과) 199개소에서 인플루엔자 의사환자(38.0℃ 이상의 갑작스러운 발열, 기침 또는 인후통이 있는 자)에 대한 발생 자료를 취합하여 주간 단위로 보고한다. [그림 1]에서 예년과 비교해서 2020년에는 인플루엔자 환자가 거의 발생하지 않은 것을 볼 수 있다. 유행주의보 발령 기준은 외래환자 1,000명당 5.8명인데 2020~2021년 절기의 인플루엔자 의사환자 분율은 외래환자 1,000명당 1~2명대에 불과하였고 유행기준(5.8명) 미만으로 계속 유지하고 있다. 그리고 인플루엔자 치료제인 오셀타미비르(항바이러스제)의 처방 건수도 전년에 비해 감소했다.

[그림 1] 최근 3년간 인플루엔자 의사환자 감시 현황(질병관리청 2021. 3. 29)

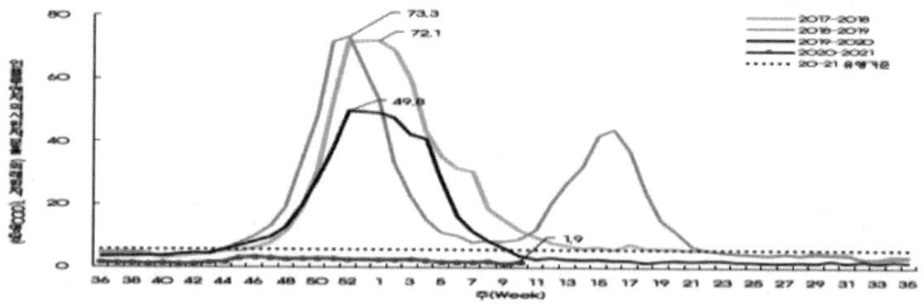

그런데 재미있는 것은 인플루엔자만 감소한 것이 아니라는 점이다. 코로나19와 전파경로가 비슷한 다른 질환들도 전년보다 적게 발생했다. 예를 들어 수두, 유행성 이하선염, 성홍열은 기침이나 재채기를 할 때 발생하는 비말(침방울)과 직접 접촉에 의해서 주로 전파되는데 전년 대비 수두는 62퍼센트, 유행성 이하선염은 37퍼센트, 성홍열은 69퍼센트가 발생이 감소했다. 심지어, 직접 접촉과 환경 접촉을 통해 감염되는 유행성 결막염도 감소했다. 유행성 결막염은 보통 여름철에 수영장 등에서 유행하지만 2020년 여름에는 유행하지 않았다. 2019년 최고치가 외래환자 1,000명당 23.1명이었으나 2020년 여름에는 최고치가 10.3명에 불과했다.

왜 이런 현상이 발생했을까?

코로나19를 제외한 다른 감염병의 발생이 감소한 이유는 마스크 착용과 손위생 등 개인위생을 강화한 것과 사회적 거리두기의 영향 때문이다. 다르게 말하면, 호흡기 증상이 있는 경우에 타인을 위해서 마스크 착용을 철저하게 하고, 모든 사람이 평소에 손위생을 철저하게 한다면 다양한 종류의 감염병을 예방할 수 있다는 뜻이다. 좀 더 적극적인 차원에서 본다면, 겨울철에 밀폐된 실내에 다수가 모이는 장소나 행사에 참여하는 경우는 본인이 증상이 없더라도 예방적 차원에서 마스크를 착용한다면 타인에 대한 배려심이 부족한 '불친절한 감염자'로부터 스스로를 보호할 수 있다.

비말이나 접촉을 통한 감염병은 우리를 불편하고 성가시게 만들지만 거의 대부분 경증질환이다. 그런데 경증 감염병이 적게 발생하면 이로 인한 의료기관 이용이 감소되므로 건강보험 재정이 절약되는 효과가 있다. 우리가 내는 건강보험료는 매년 오르지만, 건강보험 재정은 늘 제한되어 있다. 따라서 경증 의료비를 줄일 수 있다면 중증환자에게 더 많은 건강보험 재정을 사용할 수 있으므로 보험료를 인상하지 않고도 건강보험의 혜택을 실질적으로 늘리는 효과가 있다.

모든 감염병은 비말이든, 혈액이든, 배설물이든, 직접 접촉이든 다양한 경로의 '접촉'을 통해서 전파된다. 그런 점에서 '술잔 돌리지 않기' 캠페인처럼 '건강한 성생활' 캠페인도 필요하다. 동성애자의 '인권'은 당연히 보장되어야 하지만, 동성 간의 '성행위'는 의학적인 차원에서 바람직하지 않다는 것을 대중들에게 알려야 하고, 알릴 수 있어야 한다. 동성간의 성행위가 바람직하지 않다고 말하는 것은 동성애자를 차별하는 것이 아니라, 비동성애자인 절대다수의 국민을 보호하는 것이다.

전 세계적인 예방 홍보 활동에 힘입어 에이즈(AIDS, 후천성 면역결핍증) 감염자가 감소 추세이지만 유독 우리나라만 증가하고 있다. 질병관리본부에 의하면, 2019년에 1,222명이 신규 에이즈환자로 신고되었는데 내국인 1,005명, 외국인 217명이었고 남녀 성비는 10:1이었다(2019 HIV/AIDS 신고 현황 연보. 질병관리본부. 2020). 내국인은 남자가 94.7퍼센트(952명)이었고 20대가 36.3퍼센트(365명)로 가장 많았으며, 외국인은 남자가 73.3퍼센트(159명)였고 30대가 38.2퍼센트(83명)로 가장 많았다. 전체 감염자의 80.3퍼센트가 20~40대였다. 신규 환자 1,005명의 설문 자료에 의하면 감염경로는 성접촉이 821명으로 가장 많았고, 마약주사기 공동사용 2명, 무응답 182명이었다. 혈액제제에 의한 감염은 1995년, 수혈로 인한 감염은 2006년 이후 보고 사례가 없다.

한국 에이즈 코호트 연구(전국 21개 대학병원에서 감염자 1,442명을 반복 면접 조사) 결과에 따르면, 국내 에이즈 감염경로는 동성 간 성접촉이 60퍼센트였는데 젊은 층으로 갈수록 동성 간 성접촉에 의한 감염이 증가하고(70퍼센트 이상), 특히 10대는 90퍼센트를 넘는 것으로 파악되었다(세계일보. 2019. 12. 17). 이성간 1회 성접촉을 통해 에이즈에 감염될 확률은 0.04~0.08퍼센트이지만 동성 간 1회 성접촉에 의한 감염률은 1.38퍼센트까지 증가한다. 이처럼 동성 간 성행위로 인한 에이즈 감염률이 이성간 성행위보다 무려 17~34배나 높은데도 불구하고 10~20대가 에이즈에 대한 경각심이 없어서 자신도 모르게 신규 감염자가 되고 있다. 동성애와 에이즈의 관계는 건강보험 재정이라는 측면에서도 중요하다. 2019년 현재 에이즈에 감염된 내국인은 13,857명(사망자 제외)으로 남자 93.3퍼센트(12,926명), 여자 6.7퍼센트(931명)인데 이들에게 한 달에 약 600만 원의 약값을 무상으로 지원하고 있다. 그러므로 젊은 신규 감염자가 증가하면 에이즈에 시달리는 생존 기간이 길어진다는 점에서 개인 차원에서도 문제지만, 국민의 의료비 부담도 증가한다. 예전에는 에이즈 치료제가 없어서 감염되면 대부분 사망했다. 몇 년 전 우리나라에서 크게 흥행했던 영화 '보헤미안 랩소디'의 주인공 프레디 머큐리는 에이즈 치료제가 없어서 아까운 재능이 일찍 사장된 실례다. 그러나 (백신 개발은 실패했지만) 치료제인 칼레트라가 개발된 후에는 약만 꼬박꼬박 챙겨 먹으면 사망률이 현저히 감소한다. 즉, 처음에는 치명적인 감염병이던 것이 이제는 만성질환으로 변했고, 이로 인해 생존기간이 늘어나면서 치료비 부담도 계속 증가하고 있다.

에이즈 환자들은 약값뿐만 아니라 진찰료, 입원비 등 치료비 전액이 무료다. 본인부담금도 없다. 게다가 에이즈 환자는 다른 질병에 걸려도 치료비가 전액 무료다. 모든 치료비는 우리가 낸 건강보험료(90%)와 세금(10%, 국세와 지방세)에서 나온다. 국민들이 낸 돈으로 에이즈 환자들을 치료하고 있는데도 국가가 에이즈 예방사업을 외면하고 있으니까 동성애가 에이즈의 주요 감염경로라는 것을 알리겠다는 국민들이 나왔는데 이들을 처벌하겠다며 더불어민주당과 정의당이 '차별금지법'을 만들었다. 이것은 소수의 표를 매수하기 위해서 절대다수를 '차별'하는 악법이자, 전 국민이 사용하는 건강보험의 재정건전성을 고려하지 않는 무책임한 행위다. 에이즈 치료비가 아까운 것이 아니라, 10~20대 청년들이 동성애의 위험성을 몰라서 에이즈에 감염되는 것이 너무나 안타깝다. 옛말에, 때리는 시어머니보다 말리는 시누이가 더 밉다는 말이 있다. 동성애의 위험성을 은폐하는 것과 알리는 것, 둘 중에 어느 것이 금쪽같은 내 자식을 보호하는 것인가? 동성애의 위험성을 알리는 것이 과연 '법으로 처벌'받아야 하는 일인가? 그러면서 건강보험료를 올린다면 밑 빠진 독에 물 붓기이자 파렴치하기 그지없는 짓이다.

집단(사회) 차원

건강보험은 의료보장을 달성하기 위한 사회보험의 한 형태로서, '건강'을 매개로 사회적 연대를 이루는 제도다(의료보장이 공공의료다. 공공의료라는 파랑새. 이은혜. 기파랑. 2021년) 즉, 모든 구성원이 보험료를 내지만 아픈 사람만 혜택(저렴한 의료비)을 받는다. 그렇다면 건강한 사람은 보험료만 내는 호구인가? 그렇지 않다. 건강한 사람도 언젠가 병이 생겨서 아프게 되면 그때는 다른 사람이 낸 보험료로 저렴한 의료비의 혜택을 누릴 수 있기 때문이다.

그러므로 의료서비스가 필요한 사람에게 의료비를 확실하게 보장해 주기 위해서는 아프지 않은 사람이 쓸데없이 건강보험 서비스를 이용하거나, 경증환자가 불필요하게 여러 의료기관을 전전(닥터 쇼핑)하면 안된다. 이런 것을 도덕적 해이라고 한다. 도덕적 해이가 있다고 해서 '불법'으로 처벌을 받는 것은 아니지만, 사회의 구성원으로서 '비양심적'인 행위라 할 수 있다. 도덕적 해이는 의료이용자뿐만 아니라 공급자에서도 발생할 수 있다. 예를 들어, 건강보험이 적용되지 않던 비급여 행위가 급여로 인정되면 의료이용자의 비용부담이 감소되는 것을 노려서 의학적으로 반드시 필요하지 않은 진료나 검사 등을 권유하거나, 또는 횟수를 늘리는 것이다.

코로나19의 치명률을 높이는 고위험 인자 중에는 당뇨, 고혈압, 심혈관계 질환 등의 만성질환뿐만 아니라 비만과 흡연도 있다(COVID-19 진료권고안 ver 1.1. 중앙감염병위원회 2021. 1. 12). 당뇨나 고혈압을 완치하는 것은 거의 불가능하지만, 체중 감량이나 금연은 마음먹고 노력하면 충분히 성공할 수 있다. 그런 점에서 방역 당국은 마스크 착용을 강조하는 만큼 비만과 흡연이 코로나19 사망률을 높인다는 사실을 각종 언론 매체와 지하철 방송으로 열심히 알렸어야 했다. 혹시 이 책을 읽는 독자들 중에 비만이나 흡연자가 있다면 코로나19에 감염되었을 때 사망 가능성을 낮출 수 있도록 체중 감량과 금연을 권고한다. (특히, 흡연 행위는 본인은 즐거울지 몰라도 타인에게 피해를 준다는 점에서 'sin tax' 도입이 필요하다) 코로나19가 아니더라도 비만은 고혈압이나 당뇨와 연관성이 매우 높고, 고혈압과 당뇨는 심혈관질환과 뇌혈관질환의 중요한 위험인자다. 그리고 흡연은 폐암뿐만 아니라 각종 암의 위험요인이며, 만성 호흡기질환을 유발한다.

이것을 다르게 말하면, 코로나19를 계기로 전 국민이 만성질환이나 기저질환에 대한 경각심을 가져야 하고, 이를 예방하기 위해 건강 관리·유지·증진 활동을 열심히 해야 한다는 것이다. 흡연, 음주, 비만 이 세 가지를 해결하면 만성질환의 발생이 감소하고 의료이용도 감소한다. 수명이 길어지면서 노인인구가 계속 증가하고 있는데 이에 따라 만성질환 관련 의료비가 기하급수적으로 증가하고 있다. 따라서 건강증진활동으로 민성질환의 발생이 감소한다면 건강한 노년을 누릴 수 있고, 건강보험 재정에도 큰 도움이 된다. 앞에서 말한 것과 같이, 건강보험 재정을 중증환자 위주로 사용하면 보험료를 급격하게 인상하지 않더라도 건강보험의 혜택이 늘어나는 효과가 있다.

그런데 소위, '문재인 케어'는 건강보험 보장성을 강화하기는커녕 건강보험 이용자와 공급자의 도덕적 해이를 조장하는 정책이어서 오히려 건강보험의 지속가능성을 심각하게 위협하고 있다. 그런데 절대다수의 국민들은 사회보험의 본질을 이해하지 못하여 '문재인 케어'라는 꿀 발린 독을 먹고 자기 자신뿐만 아니라 자식 세대마저 서서히 죽어가고 있는데도 이를 전혀 인식하지 못하고 있으니 매우 안타깝다. 코로나19 사태 이전에는 '여행의 자유'가 얼마나 소중한 것인지 몰랐던 것처럼, 건강보험이 붕괴되고 나서야 국민들은 비로소 문재인 케어의 해악을 깨닫게 될 것이다. 만약 그때에도 문케어의 문제점을 깨닫지 못하고 여전히 보장률 수치에만 집착한다면 건강보험의 미래는 없다.

전 국민이 평소에 건강 관리·유지·증진 활동을 열심히 함으로써 의료이용량을 줄인다면 아픈 사람(특히, 중증환자)들이 의료비 부담을 크게 느끼지 않고 치료를 받을 수 있다. 치료비 때문에 가산을 탕진하는 것이 아니라(재난적 의료비), 큰 부담 없이 치료를 받고 건강을 회복하여 다시 경제활동을 하고 이를 통해서 건강보험료를 냄으로써 다른 아픈 사람을 도울 수 있게 되는 것, 이것이야 말로 '건강'을 매개로 하여 진정한 '사회적 연대'를 이루는 것이다. 그러므로 전 국민이 건강한 생활을 하고 건강증진활동을 하는 것은 '대한민국이라는 사회'의 구성원으로서 사회보험(건강보험)이 지속 가능할 수 있도록 도덕적 의무를 다하는 것이다. 대한민국 국민이라면 마땅히 이렇게 해야 하지 않을까? 병역의 의무는 젊은 남자에게만 있지만 건강보험을 지속하는 것은 남녀노소를 불문하고 전 국민이 지켜야 하는 도덕적 의무라 할 수 있다.

제도 차원

병이 생겨서 치료비로 건강보험 재정을 소모하는 것보다, 건강 관리·유지·증진 활동에 예산을 투입하고 국민을 건강하게 만들어 의료이용을 줄이는 것이 훨씬 더 비용효과성이 높다는 것은 보건학의 상식이다. 그런데도 보건복지부는 '의료 행위'에만 관심이 있고 건강증진사업이나 예방보건활동에 대한 관심은 매우 부족하다. 이것은 '공공보건의료에 관한 법률'이라는 요상한 법률 때문이다(의료보장이 공공의료다. 공공의료라는 파랑새. 이은혜. 기파랑. 2021년).

'공공보건의료'라는 용어가 겉으로는 '공공의료'와 '공중보건'을 모두 포괄하는 것처럼 근사하게 보이지만 실제로는 주로 의료적인 측면만 다루고 있기 때문에 이 법이 제정된 2000년부터 우리나라의 공중보건사업은 그야말로 공중에 붕 뜨게 되었다. 대표적인 것이 보건소다. 공중보건사업의 주체가 보건소인데 '공공보건의료'라는 용어를 만들어서 보건소의 주요 업무를 '공중보건사업'에서 '의료(진료)'로 바꾸어 버린 것이다. 그 결과 신종플루, 메르스, 코로나19 등 감염병이 유행할 때마다 전국의 보건소는 멘붕(멘탈 붕괴)을 반복하고 있다. 또한, 보건소가 공중보건사업을 제대로 하고 질병관리청이 감염병을 비롯한 질병관리 업무를 제대로 하려면 보건소가 질병관리청 산하기관이어야 한다. 그런데 현실에서는 보건소가 지방자치단제 소속이어서 지자체장들이 선거 때마다 선심 쓰듯이 보건소의 무료 진료를 확대하고 있다.

질병관리본부가 질병관리청으로 승격되는 것은 바람직한 일이지만, 이름이나 바꾸고 책상머리 공무원만 늘려서는 안 된다. 실질적인 승격이 되려면 acting을 할 수 있는 하부구조(지방식약청-서울, 부산, 경인, 대구, 광주, 대전)가 필요한데 질병관리청의 지역(권역)별 하부조직은 검역소가 유일하다. 식약처는 권역별 하부구조가 있는데 질병청은 그런 하부구조가 없는 것이다. 그런 점에서 질병청 승격은 껍데기를 바꾸고 몸집만 불렸을뿐 기능적으로는 질병관리본부 시절과 별로 달라진 게 없다. 몸집은 커졌지만 근육이 아니라 지방만 늘어난 셈이다. 이런 식으로 하면 제2, 제3의 코로나가 발생할 때도 질병청은 여전히 일선 의료기관의 현장상황을 제대로 파악하지 못한 채 현실과 동떨어진 지침만 만들어 낼 것이다. 실질적인 하부구조 없이 책상머리 공무원만 늘려서는 국민들의 질병문제에 제대로 접근할 수도, 해결할 수도 없다. 문제는, 질병관리청장이 정례브리핑이나 열심히 할뿐 큰 그림을 그릴 줄 모른다는 것이다. 대한민국의 방역을 책임지는 자리에 있으면서 코로나19 사태 초기에 중국발 유입을 막아야 한다는 직언도 제대로 못 했는데 과연 승진 자격이 있는가?

게다가 보건복지부 장관은 큰 그림이 필요하다는 것조차 파악하지 못하고 있으니 참으로 '웃픈' 일이다.

개인이 흡연·음주·비만 문제를 해결하기 위해 노력할 때 만약 옆에서 주치의가 그 필요성을 알려주고 관련된 건강상담을 해준다면 더욱 효과적일 것이다. 코로나19 백신의 부작용에 대해서 전 국민이 불안해 하고 있는 상황이므로 나 자신이나 부모님이 백신을 맞는 것이 좋을지 맞지 않는 것이 더 좋을지, 백신을 맞는다면 어떤 유익이 있고 맞지 않는다면 어떤 불리한 점이 있는지 주치의의 의견을 듣고 상의할 수 있다면 접종 여부를 결정하는데 매우 도움이 될 것이다. 즉, 화이자나 모더나는 임상연구를 제3상까지 마쳐서 미국 식품의약국으로부터 긴급사용승인을 받았지만 아직 임상연구가 종료된 것이 아니다. 현재는 4상(시판 후 연구)이 진행 중이고 안전성에 대한 추가 자료를 수집하고 있다. 그러므로 안전성이 완전히 확보되지 않은 상황에서 전 국민 강제접종을 서두를 일이 아니라, 백신접종의 이익과 위해를 따져서 자발적 동의자를 대상으로 접종하는 것이 합리적이다. 이런 설명을 하고 동의 절차를 거치려면 주치의가 필요한 것이다(백신확보와 강제접종은 별개의 문제다).

그러나 현실에서는 개인이 평소에 건강증진활동을 하기보다는 무절제한 생활을 하다가 아프면 무조건 병원에 가서 약으로 해결하려고 한다. 의사도 약이나 검사에만 관심이 있지 주치의 역할이나 건강상담에는 관심이 없다. 그래서 국민들은 코로나 백신을 맞을지 말지를 유튜브를 보고 결정하거나, 방역 당국의 앵무새 방송이나 정치의사의 편향된 의견에 맹종할 수밖에 없다.

왜 이런 상황이 되었을까?

답은 우리나라에 1차의료(primary care)가 거의 전무하고, 건강보험 수가체계가 유물론적이기 때문이다. 1차의료는 단순하게 개원의가 제공하는 의료서비스를 말하는 것이 아니라 주치의 제도 즉, 환자의뢰체계(의료전달체계)의 문지기 기능(gate keeper)을 의미한다. 건강보험제도는 의료보장의 한 형태임에도 불구하고 의료보장제도를 갖춘 국가 중에 주치의제도와 실질적인 환자의뢰체계가 모두 없는 국가는 한국이 거의 유일하다. 이유는 1977년 건강보험(의료보험)제도가 처음 시작된 당시에 국민 1인당 연간 GDP가 겨우 1,000달러에 불과할 정도로 경제 수준이 낮았고, 일본의 제도를 베껴서 시작했는데 그 당시 일본에는 공식적인 환자의뢰체계가 없었기 때문이다.

당시의 경제적 여건이 그 이전보다 좋아지기는 했지만 아직 열악한 상황이었는데 무리하게 건강보험을 도입하다 보니 '의료보장'이라는 정상적인 관점이 아니라 '시혜적 차원'에서 접근했다. 또한, '저부담-저수가-저보장' 방식으로 시작하다 보니 약값, 재료비, 검사비(장비) 등 물질 위주로 수가를 책정했고(그마저도 저수가), 진찰료나 상담료 등 인간적인 치료에는 수가를 거의 책정하지 않았다. 즉, 의사의 경험이나 지식, 환자에 대한 따뜻한 마음은 보상하지 않고 치료, 투약, 검사 등의 '행위' 위주로 보상을 하다 보니 의료행위를 많이 할 수 있는 전문의가 주로 배출되었고, 1차진료를 할 수 있는 일반의(우리나라로 치면 가정의학과 전문의)는 별로 인기가 없었다. 우리나라도 가정의학과 전문의 숫자 자체는 적지 않지만 그들도 진찰이나 예방활동, 건강상담보다는 치료, 투약, 검사 등에 치중하고 있기 때문에 기능적으로는 1차의료를 제공한다고 보기 어렵다. 이처럼 의원이든, 병원이든, 상급종합병원이든 상관없이 모든 의료기관에서 '행위' 위주로 진료를 하다 보니 환자들은 일상생활의 다양한 문제에 대해서 의학적인 상담을 받을 기회가 없고, 그러다 보니 겨우 2~3분 만나는 의사보다 자주 보는 옆집 아줌마를 더 신뢰하는 상황이 되어 버렸다. 요즘은 여기에 일부 유튜버까지 가세한 상황이다.

1차의료를 제대로 제공하기 위해서는 기존에 개원하고 있는 전문의를 1차의료 개원의와 전문과목 개원의로 분리하는 리모델링이 필요하다. 1차의료를 희망하는 개원의는 관련 교육을 추가로 필수적으로 받은 후 일정 규모의 인구를 등록제로 관리한다. 기본적인 최소한의 진료행위에 대하여 행위별 수가제를 유지하면서 추가로 인두제 개념을 도입하여 기본 수입을 보장하고, 등록된 인구의 건강수준 향상과 그에 따른 의료이용량 감소를 고려하여 인센티브를 지급한다면 1차의료 의사는 주치의로서 담당 환자들의 건강수준을 향상시키기 위해서 최선을 다해서 노력할 것이다. 그리고 상담료를 신설하되 검사나 전문적인 치료에 대한 자가의뢰(self-referral)를 금지한다. 즉, 전문적인 치료나 검사가 필요한 환자는 본인이 직접 시행하는 것이 아니라 전문과목 개원의에게 의뢰해야 한다.

의료이용자는 등록한 주치의와 일정 기간(최소 1년) 관계를 유지해야 하지만 마음에 안 들면 일정 기간 후에 주치의를 바꿀 수 있다. 담당 환자들의 건강증진에 관심이 많고 건강수준을 향상시켜주는 1차진료 의사는 인센티브로 보상을 받으므로 더욱 열심히 할 것이고, 등록을 원하는 환자도 증가할 것이다. 반면에, 등록된 환자들의 건강증진에 관심이 없고 나태한 의사는 환자들로부터 외면을 받을(=수입이 감소) 것이다. 한편, 기존대로 전문과목 진료를 계속하기를 희망하는 전문의는 현행 행위별수가제를 유지한다.

이런 식으로 1차의료→전문의진료→상급의료기관 진료의 순서로 실질적인 환자의뢰체계가 확립된다면 건강보험 재정을 효율적으로 사용하면서 국민들의 건강수준이 지금보다 향상될 것이고, 국민들은 의료기관에서 좀 더 인간적인 대우를 받을 수 있게 될 것이다. 이를 위해서는 반드시 의료이용량을 적정 수준으로 줄여야 한다. 그렇게 하지 않으면 의료비 증가를 피할 수 없고, 감염관리와 환자안전을 포함한 의료의 질은 그림의 떡이 될 것이다.

코로나19 사태를 겪으면서 의료이용이 전반적으로 감소하는 경향을 보였는데 이런 현상은 개원의에서 현저하게 나타났고 따라서 의원급 의료기관의 경영난이 심화되었다. 평소에는 감기나 독감 환자들에게 건강보험 급여진료를 하면서 원가 이하의 급여수가를 보전하기 위해서 비타민 C나 영양제 주사 같은 비급여진료를 추가해서 수지를 유지해왔는데 코로나19로 인해 의료기관을 방문하는 환자 수 자체가 감소하다 보니 비급여진료를 통한 만회가 어렵게 된 것이다.

보건경제 분야에서 유명한 공식 중 하나가 "의료비(C)=수가(P)×이용량(Q)'이다(우리나라 의료보장의 문제점. 위의 책). 수가가 동일할 때 환자가 의료기관을 방문하지 않으면 (=의료이용이 감소하면) 의료비 총액이 감소한다. 공급자 입장에서 보면 수입이 감소하는 것이다. 그러나 환자가 줄었더라도 임대료, 인건비, 재료비, 각종 세금 등은 평소와 동일하게 지출해야 한다. 그런 면에서 개원의는 자영업자다.

우리나라는 건강보험 수가가 낮기 때문에 그동안 박리다매 형태로 수지를 유지해왔다. 수가가 낮으니 이용량을 의도적으로 늘린 것이다. 이것은 의료공급자와 이용자의 이해를 모두 만족시켰다. 그 결과 우리나라 국민의 의료이용도는 전 세계에서 가장 높다. 연간 1인당 외래 방문 건수는 16.6회로 OECD 평균인 7.1회의 두 배가 넘고 OECD국가 중 가장 많다 (의사 수는 적당한가. 위의 책). 사실 우리나라 국민들은 그동안 필요 이상으로 과도하게 의료기관을 이용해왔으므로 코로나 사태를 계기로 감소된 의료이용량을 유지할뿐만 아니라, 현재보다 더 낮은 수준으로 줄여야 한다. 그래야 의료의 질이 보장되고, 대학병원에서 3분 진료가 아니라 교수 얼굴을 쳐다보면서 인간적인 진료를 받을 수 있다.

한편, 공급자 입장에서는 진료량(=의료이용량)이 감소해도 의료기관을 유지할 수 있도록 수가가 현실화 되어야 한다. 환자 수가 줄었는데 수가를 현실화해주지 않으면 의료기관들은 현상유지를 위해서 비급여진료를 늘리거나 새로 만들게 된다. 오락실에서 하는 두더지 게임과 마찬가지다. 그렇게 되면 문재인 케어에 아무리 돈을 들이붓더라도 건강보험의 보장성 강화는 물 건너가는 것이다. 의료이용량 감소와 동시에 수가 현실화가 이루어져야 의료기관 운영에 필요한 모든 경비를 감당하면서 의료의 질을 유지할 수 있다.

2020년 말~2021년 초에 있었던 3차 유행 당시 코로나19 사망자가 폭증했다. 2020년 11월 말까지 500명 수준이던 사망자가 12월과 1월 두 달만에 거의 두 배가 늘어난 것이다. 그런데 2020년 4~5월을 기점으로 코로나19 바이러스의 주된 유형이 S형과 V형에서 G형(GH, GR 등)으로 변하면서 전 세계적으로 코로나19의 전파력은 증가했지만 치명률은 오히려 감소하는 추세를 보이고 있다. 우리나라도 11월까지는 이런 경향을 보였으나 3차 유행에서 갑자기 치명률이 증가했는데 주로 요양병원이나 시설에서 사망자가 발생했다.

우리나라 코로나19 '사망자'의 가장 흔한 감염경로는 요양병원·시설이나 의료기관이다. 특히 요양병원에서 사망자가 많이 발생한 이유는 간호인력 부족과 간병인(거의 대부분 외국 출신) 자질과 연관있다고 생각한다. 솔직하게 말해서, 우리나라의 요양병원은 '의료기관'으로 분류되어 있지만 실제로는 수용시설에 가깝다. 간병이나 돌봄은커녕, 제 때에 식사를 제공하고 대소변을 해결해 주는 것도 쉽지 않다. 물론 모든 요양병원이 그렇지는 않을 것이다. 와병이나 치매 환자를 성심성의껏 돌보는 곳도 있겠지만, 대부분은 간호 및 간병 인력의 숫자와 질이 절대적으로 부족한 실정이어서 감염관리를 제대로 하는 것은 거의 불가능하다. 그렇다면 이 문제를 개선하기 위해서는 어떻게 해야 할까?

2015년 메르스 사태를 복기해보자. 그 당시 중동국가를 제외하고 가장 많은 환자가 발생한 것이 한국이었는데 그 원인은 가족 간병, 병문안 문화, 좁은 병상간격 등이었다. 그래서 메르스 사태가 종식된 후에 이런 문제점들을 개선하기 위해서 입원환자 면회시간을 제한했으며, 기본병실을 6인실에서 4인실로 변경하여 병상간격을 늘렸다. 최근에는 간호간병통합병동을 본격적으로 운영하기 시작했는데 그러다 보니 사각지대가 생겼다.

간호간병통합병동은 일반병동보다 간호사와 보조인력이 많이 배정되기 때문에 상대적으로 업무가 수월하다. 따라서 간호간병통합병동의 비중이 높은 수도권 병원으로 간호사들의 취업이 집중되면서 지방병원(특히 요양병원)은 블랙홀 현상이 생겼고 간호사 구인난이 심화되었다. 그 전부터 간병을 제공하는 주체가 가족에서 간병인으로 대체되고 있었는데, 요양보호사제도가 시행되면서 경험이 많은 간병인들이 자격증을 따서 상대적으로 여건이 나은 요양원이나 방문요양으로 옮겨갔고, 인건비가 상대적으로 저렴한 외국 출신 간병인들이 그 공백을 대부분 메꾸게 되었다. 이러한 간병인 문제는 애시 당초 가족 간병이 존재하지 않는 요양병원에서 극명하게 나타났다.

공식적인 실태조사는 없지만 국내에 약 4만 명의 간병인이 있고, 그 중 약 41퍼센트가 외국 출신이라고 알려져 있는데 이들은 간병 경험도 없고, 이에 대한 교육을 제대로 받지도 않은 데다, 기본적인 위생관념 자체가 기존의 한국인 요양보호사와는 수준이 다르다. 요양원은 환자 1인당 2.5명의 요양보호사를 의무적으로 채용하도록되어 있기는 하지만 눈 가리고 아웅하는 식이고 요양병원은 그런 규정마저 없다. 그런 점에서 요양병원이나 요양원을 통해서 돌봄을 공공의 영역으로 끌어들인 정책은 어쩌면 정부가 노인 학대를 자초한 것이 아닐까 싶다.

필자의 생각에는 제2, 제3의 코로나 사태를 대비하여 요양병원의 감염관리를 강화하고, 감염병 사망자 수를 감소시키기 위해서는 간호간병통합서비스를 요양병원으로 확대해야 한다. 그런데 건강보험과 장기요양보험의 재정은 제한되어 있는데 노인 인구 대비 요양관련 병상 수는 전 세계에서 가장 많다. OECD 평균의 약 20배에 달한다(인구 천 명당 36.92개 vs. 2.39개). 따라서 간호간병통합서비스를 요양병원으로 확대하려면 요양병원 등 '시설 요양'의 비중을 낮추고 '자택 요양'으로 전환해야 한다. 이것은 유럽의 복지국가들이 의료개혁 차원에서 이미 오래 전부터 진행하고 있는 사업이다.

자택 요양을 정착시키기 위해서는 인센티브가 필요하다. 요양병원이나 시설에 입원(입소)하면 보호자가 내는 비용 외에 건강보험이나 장기요양보험에서 지급하는 비용이 있다. 만약 환자 한 명당 간병할 가족을 한 명 지정하고(직업이 있거나 다른 생계활동을 하면 안됨) 일정교육을 거쳐 요양보호사 자격을 발급받고 가정에서 직접 간병을 하는 경우 매달 일정액(예를 들어, 요양병원이나 시설에 입원할 경우에 보호자가 내는 비용)을 보험공단이 지급한다면 자택 간병의 인센티브가 될 수 있다. 이는 요양병원 및 병상 수 감소로 연결될 것이고, 병원이나 시설에서 채용해야 하는 필요 인력의 규모가 감소하므로 구인 부담도 상대적으로 감소할 것이고 간호간병통합제도를 시행하는 것이 좀 더 수월해질 것으로 생각된다. 물론, 동일한 간호간병통합제도라도 일반병원과 요양병원은 인력기준을 다르게 적용해야 한다.

자택 간병이 확대되면 건강보험이나 장기요양보험이 요양기관이나 시설에 지급하는 비용도 감소한다. 또한, 가족이 자택 요양에 참여하는 경우 그에 따른 보상이 (충분하지는 않더라도) 주어진다면 시설에서 타인이 돌보는 것보다는 대부분 좀 더 인간적일 것이다. 일부 국민은 자택 요양에서 가족에 의한 노인학대가 발생할 가능성을 염려할 수도 있는데 시설 요양이 거의 '수용'에 가까운 경우가 대부분이라는 점에서 역시 '학대'의 가능성에서 완전히 자유롭지는 않다고 생각한다.

자택 요양이 활성화되려면 방문 간호사 제도가 도입되어야 한다. 집에서 돌보는 가족이나 방문 요양보호사가 제대로 하고 있는지, 환자 상태는 어떤지, 진료가 필요한 상황은 아닌지 의료인이 주기적으로 확인해야 하는데 의사가 일일이 왕진을 가는 것은 현실적으로 불가능하기 때문이다. 방문 간호사 제도를 제대로 운영하기 위해서는 1차의료 의사를 중심으로 커뮤니티 케어가 확립되어야 하며, 이를 위해서는 비대면 원격진료가 필요하다. 원격진료는 의사와 환자 간에 이루어지는 'B to C(business to customer)' 서비스가 아니라, 의사와 방문 간호사 간에 이루어지는 B to B((business to business) 서비스다. 또한, 커뮤니티 케어는 대학병원이나 상급의료기관에서 주도할 수 있는 제도가 아니다. 대학병원이나 상급의료기관은 3차의료를 담당해야 하므로 1차의료에 해당하는 커뮤니티 케어는 절대로 하면 안 된다.

커뮤니티 케어의 본질은 장기간의 돌봄이 필요한 환자나 노인들을 가급적 시설이 아닌 자택에서 안정적으로, 인간적인 돌봄을 제공하면서 동시에 의료비 증가를 억제함으로써 지속가능한 의료보장제도를 다음 세대에게 물려주는 것이다. 그리고 커뮤니티 케어를 운영하는 핵심은 1차의료 의사이므로 (물론 방문간호사의 역할도 절대적으로 필요하다) 지금과 같은 전문진료과목 중심의 개원의 제도로는 커뮤니티 케어를 제대로 할 수가 없다.

그런데 불행하게도 모든 보건복지부 공무원과 대부분의 의사들이 커뮤니티 케어와 원격진료를 오해하고 있어서 배가 산으로 가고 있다. 보건복지부 공무원들은 커뮤니티 케어의 의료적 본질을 이해하지 못하고 복지 차원에서만 접근하다 보니 오히려 비용이 눈덩이처럼 불어나는 제도로 만들고 있다. 또한, 개원의들은 본인들이 커뮤니티 케어와 원격의료의 핵심이라는 사실을 인지하지 못하고 오로지 반 대기업(대형병원) 정서에 사로잡혀 국민건강과 의료비 절감이라는 중차대한 문제에 제대로 접근하지 못하고 있다.

부수적으로, 방문간호사 제도를 신설하고 간병 제공자를 가족이나 한국인 간병인으로 정하는 것은 고용확대 효과가 있다. 특히, 방문간호사 제도는 결혼이나 육아 등으로 인해 경력이 단절된 간호사를 다시 환자를 돌보는 현장으로 복귀시키는 기회가 될 수 있으며, 방문시간을 각자의 여건에 맞추어 비교적 자유롭게 정할 수 있으므로 근무 유연성을 높일 수 있다.

마지막으로, 코로나 사태를 계기로 우리나라의 건강보험이 외면하고 있는 의료보장의 원칙들을 재정립해야 한다. 예를 들어, 보험료 부과체계의 이원화 문제를 해결해야 한다. 사회적 거리두기로 인해 자영업자들의 수입이 급감했는데 지역가입자의 건강보험료는 수입이 아니라 재산을 기준으로 책정하므로 당면한 현실과의 괴리가 더욱 심해졌다. 게다가 집값이 무차별적으로 오르면서 건강보험료 인상효과가 발생할 것이다. 그러므로 건강보험료 부과체제를 단일 기준(소득)으로 개편해야 한다. 이런 것이 바로 대한민국의 공공의료인 건강보험이 갖추어야 하는 원칙 중 하나다(의료보장의 원칙들, 위의 책).

국가 차원

방역을 핑계로 전 국민을 대상으로 전자감시체계를 만드는 것은 자유민주주의국가의 정부라면 결코 해서는 안되는 일이다. 코로나 신규 확진자를 0명으로 만드는 것도 중요하지만 국민의 개인정보와 사생활을 보호하는 것도 그에 못지않게 중요하기 때문이다. 국민의 기본권을 보호하는 것은 더욱 중요하다. 심각한 감염병에 대응하기 위해서 '국가통치행위'라는 차원에서 개인정보와 사생활을 어느 정도 침해할 수도 있고, 기본권을 제한할 수도 있다. 그러나 정부의 그런 행위가 정당화되려면 방역정책을 원칙에 맞게 일관성 있게 시행해야 하고, 모든 정보를 투명하게 공개해야 한다. 해외유입 감염병에 대한 방역정책의 알파와 오메가가 바로 해외유입 차단임에도 불구하고 집권 세력이 중국 공산당의 눈치를 보느라 중국발 입국을 차단하지 않았으면서 국민들에는 일방적으로 사회적 거리두기를 강요하고 개인정보와 사생활과 기본권을 무시하는 것은 정당화될 수 없다. 게다가 방역정책을 집행하면서 국민들을 편 가르고 차별하는 짓은 절대로 용납되어서는 안 된다.

방역은 과학이므로 정치논리가 개입해서는 안 된다. 감염병 재난사태는 정치인이나 행정직 공무원이 나서지 말고, 전적으로 전문가의 의견을 따라야 한다. 정부 조직 내에 관련 전문가가 없다면 권위 있는 전문가를 외부에서 섭외하여 전적으로 그 의견을 따라야 한다. 반면에, 외부에서 참여하는 전문가는 본인의 정치적 이념이나 종교적 신념 등을 배제하고 순전하게 과학적인 지식으로 접근해야 한다. 따라서 전문가로서의 직업윤리가 필요하다. 전문가 한두 명이 아니라 전문가 집단으로 위원회를 구성할 수도 있다. 그러나 위원회는 자칫 얼굴마담으로 소모되거나, 형식적으로 보좌하고 내용적으로 지도하는 대상이 되어버릴 수도 있다는 점에서 항상 바람직한 것은 아니다. 즉, 정치인이나 행정직 공무원들이 자기들이 하고 싶은 것을 위원회의 이름으로 대리 집행하면서 만약의 사태가 발생할 경우 책임을 회피하는 것이다.

마지막으로, 재난지원금을 지급하는 것이 필요할 수는 있지만 전 국민에게 일률적으로 지급할 것이 아니라, 필요한 사람을 발굴하여 집중적으로 실질적으로 지원해야 한다. 기계적 평등에 집착하지 말고, 실질적인 형평을 실현해야 한다. 필자 같은 사람에게 재난지원금 10만 원을 주는 것보다, 코로나 때문에 갑자기 생계가 어려워진 가구에게 200만 원,

300만 원을 지급하는 것이 더 '공정'한 것이다. 이때, 지원금의 규모는 평소의 소득신고액을 반드시 반영해야 한다. 이것이야말로 조세 정의를 실천하는 것이고, 성실한 납세자를 보호하는 방법이다. 재난지원금을 지급하는 것보다 더 바람직한 것은 사태를 조기에 종식하여 재난지원금이 필요한 상황을 만들지 않는 것이다.

그런 점에서 문재인 정권이 사태 초기에 중국발 유입을 차단하지 않아 국가적 재난 사태를 만들고 이제는 재난지원금을 지급하느라 추경예산을 편성하고 국가 채무를 늘리고 있는데 이런 행위는 의도적으로 국민들에게 병 주고 약 주는 행위라 할 수 있다.

결론적으로, 코로나 사태를 계기로 바꾸어야 할 것이 많다. 평소에 손위생이나 마스크 착용 등 개인위생을 강화하면 매년 백신을 안 맞아도 독감을 예방할 수 있고, 각종 감염성 질환도 감소하게 된다. 의료비 절감은 덤이다. 또한, 당뇨병이나 고혈압, 비만 등 전 국민이 만성질환에 대한 경각심을 가져야 하고, 이를 예방하기 위해 건강 관리·유지·증진 활동을 열심히 해야 한다. 소 잃고 외양간 고치지 말고 평소에 국민을 교육하고 홍보하여 건강한 생활습관을 정착시키고 의료이용을 줄여야 한다. 이것이 병이 생겨서 치료비로 건강보험 재정을 소모하는 것보다 훨씬 더 비용효과적이다.

1차의료와 주치의 제도를 통한 환자의뢰체계 정립이 필요하며 이를 위해서는 개원 형태의 리모델링이 필요하다. 의료이용량 감소와 수가 현실화가 동시에 이루어져야 비급여 신설 및 의료비 증가를 억제할 수 있다. 감염관리가 어렵고 비인간적인 시설 요양을 자택 요양으로 전환하기 위해서는 방문 간호사 제도를 신설하고 요양보호사 제도를 개선하여 커뮤니티 케어를 도입해야 하고, 요양병원에 간호간병통합서비스를 도입해야 한다.

V

의사도 코로나는 처음인데요

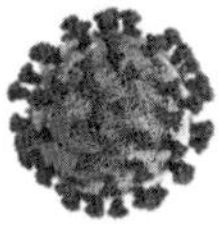

전공의가 코로나에 걸렸어요

권오대

2020년 2월과 3월은 내가 근무하는 대구가톨릭대학교병원 신경과에게는 힘들고 잔인한 시기였다.

2020년 2월 19일 대구에서 코로나19 환자가 폭발적으로 늘어나서 응급실로 쏟아져 들어왔다. 대구시내 대부분의 대학병원 응급실이 코로나 환자가 들어옴으로 해서 폐쇄가 되었고 유일하게 남은 대형병원인 대구파티마병원은 중환자가 차고 넘쳐서 응급실의 의료진들이 모두 심폐소생술을 하고 있었다. 그럼에도 불구하고 구급차를 타고 파티마병원 응급실로 밀어닥치는 환자를 다 감당하지 못하여 더 이상 응급실로 환자를 보내지 말아 달라고 각 대학병원으로 비상전화를 걸었다. 대구광역시의 하늘에는 거대하고도 음산한 질병의 그림자, 죽음의 사자가 드리운 것 같았다.

우리 병원 응급실도 그날은 예외가 아니었다. 코로나19 의심환자 3명이 고열과 폐렴 증상으로 응급실에 들어왔다. 감염관리실에서 이를 확인하고 진료 방침에 따라서 응급실을 폐쇄하였다. 당시 응급실에서 급성뇌졸중 환자를 진료하고 있던 전공의 3년차 박○○ 선생과 신경과에 지원한 인턴 김○○ 선생이 코로나 검사를 받고 결과가 나올 때까지 격리가 되었다. 다행히 밤 10시경 두 명의 전공의는 음성 판정을 받고 격리 해제가 되었다.

그러나 문제의 씨앗은 여기에서 시작되었는데, 응급실에서 진료를 받았던 뇌졸중 환자가 열이 나고 있었고 우리 신경과 병동으로 입원을 하게 된 것이다. 전공의들이 이 환자에 대하여 코로나 검사를 요청하였으나 감염관리실에서는 코로나 환자와 접촉이 없었고 동선이 겹치지 않기 때문에 방역 수칙에 따라 검사할 필요가 없다고 하여 검사가 되지 않았다. 전공의들은 의사로서 동물적인 감각으로 검사를 요청하였던 것인데, 찜찜한 마음이 들었지만 어쩔 수 없이 검사 없이 환자를 입원시켰다. 입원 중에 환자는 폐렴이 악화되어 전공의들이 수시로 가서 가래를 뽑아내고 인공호흡기까지 달아서 치료하는 상황에 이르렀다. 입원 중에도 발열과 폐렴 때문에 코로나 검사를 요청하였으나 검사가 엄격히 제한되는 관계로 문제가 터질 때까지 검사를 받지 못하였다. 나는 신경과장으로서 사회적 거리두기를 철저히 유지하여, 과원들에게 무슨 문제가 생기면 내가 그 자리를 메꾸어야 된다는 책임감에 동선을 최소화하며 과원들과도 접촉을 최소화하였다.

감염병이 창궐하는 어려운 시기에 우리 신경과는 발전을 위하여 새로운 준비를 하던 중이었다. 간호간병 통합서비스를 우리 신경과 병동이 신청을 하여 병동을 리모델링하게 되었는데, 하필 그 시기가 2월 13일부터 27일까지 2주간이었다. 우리 병동인 11층 병동을 완전히 비우고 다른 두 개의 병동에 세를 들어 이사가게 되었다. 전공의들도 동선이 길어져서 업무량이 증가되고 힘든 상황이었다.

드디어 일이 터졌다. 밤낮없이 중환자를 돌보던 1년차 배○○ 선생이

2년차 승급을 2일 앞둔 2월 27일 37.5도의 열이 나게 된 것이다. 즉시 의국실에 격리를 하도록 지시하였고 감염관리실에 의뢰하여 접촉자들에 대한 코로나 검사를 시행하였다. 아니나 다를까, 응급실에서 뇌졸중으로 입원하여 현재 인공호흡기 치료를 받고 있는 환자에게서 코로나19 양성 반응이 나왔다. 안타깝게도 주치의로 수고한 배 선생도 코로나19 양성으로 판정되어 자가격리를 하게 되었다. 소식을 듣고 눈앞이 캄캄해졌다. 게다가 전공의 2년차가 끝나 가는 이○○ 선생과 1년차로 들어올 김○○ 선생이 확진자의 접촉자로 분류되어 2주간 자가격리를 하게 되었다. 이로써 신경과 의국 전공의 4명 중 3명이 자가격리를 함으로써, 4년차가 될 박○○ 선생만 병원에 남아서 환자를 돌보게 되었다.

박 선생 혼자서 병동 환자들과 응급실 환자들을 돌보면서 외래진료까지 할 수는 없는 상황이었다. 과의 교수들도 각자가 맡은 외래환자와 병동 환자들이 있고 검사실 판독과 의과대학 강의, 연구까지 해야 하므로 업무량이 많았다. 그렇지만 전공의 혼자서 주치의 일을 하게 둘 수는 없었다. 만에 하나 혼자 남은 박 선생마저 쓰러진다면 그 이후는 더욱 일이 커질 것이기 때문이다.

어느 정도까지 일을 맡아줄 수 있는지 박 선생과 상의하였다. 박 선생은 예상외로 담담하게, "할 수 있는 데까지 주치의 역할과 응급실 진료를 담당해 보겠다"고 하였다. 고마운 마음이 들었지만 모든 일을 박 선생에게 다 맡겨 놓을 수는 없었다. 과 교수들도 적극 협조하여 당직근무를 교수들이 돌아가면서 이틀에 한 번 서기로 하였다. 낮시간에 응급실에 오는 신경과 환자는 교수들의 전문분야별로 직접 연락을 받고 조치하기로 하였다. 과의 창설자이자 원로교수인 이○○ 교수는 본인의 건강도 좋은 편이 아니었지만 당직교수들의 외래진료 시간을 대신 진료해 주기로 하였다.

10여 개가 있는 신경과 검사실에도 비상이 걸렸다. 안○○ 팀장을 중심으로 긴급회의를 거쳐서 방역 수칙을 철저히 지키기로 하였고, 감염의 위험을 최소화하기 위하여 검사실 의료기사들이 모두 도시락을 싸 와서 검사실에서 각자 혼자 식사를 하기로 하였다. 덕분에 상황이 종료될 때까지 검사실에서는 아무런 감염자가 나오지 않았다.

문제는 여기서 그치지 않았다. 코로나19로 확진된 뇌졸중 환자와 같은 병실을 쓰던 모든 신경과 환자에 대해 코로나 검사를 하게 되었는데, 병원에서 이를 검사해 줄 인력이 없었다. 어쩔 수 없이 과장인 내가 그일을 하게 되었다. 레벨 D 방호복을 갑옷처럼 착용하고 검사를 시행하게 되었다. 신경과 병동 수간호사가 옆에서 능숙하게 도와주었다. 방호복으로 빈틈없이 몸을 가렸지만 한 사람의 검체를 채취한 다음에는 즉시 외부 가운을 벗고 새 가운으로 갈아입었다. 모든 환자에 대한 검사를 마치고 나니 긴장과 더위로 땀이 비 오듯이 흘러내렸다. 감사하게도 다른 환자들은 모두 음성으로 판정이 되었다. 환자들은 모두 신경외과 병동으로 자리를 옮겨 14일간 코호트 격리를 하게 되었다.

병원의 모든 과가 비상 상황이었지만 우리 과는 더욱 그러하였다. 그 와중에 병원의 발열진료소의 인력이 지쳐서 대체 인력을 모집하고 있었다. 우리 과에도 한 명의 인력이 발열진료소에 가야 했다. 모두들 지쳐가는 상황에서 과장인 내가 자원해서 발열진료소에서 주 1회씩 근무를 하게 되었다. 직장 동료가 확진되어서, 가족이 확진되어서 발열진료소로 오는 환자들은 모두 근심스러운 표정으로 방문하였다. 발열진료소에서는 N95 마스크를 쓰고 안면보호구를 덮어쓰고 진료를 하니 말소리도 전달이 잘되지 않을 뿐 아니라, 오전 내내 그러고 있으면 산소 공급이 잘되지 않아서 숨이 차고 두통까지 생겼다. 그나마 공중보건의사가 파견되어 와서 업무를 나누니 조금은 부담이 덜어졌다. 방호복으로 갈아입는 공간은 마치 우주복을 입는 듯한 분위기였고, 완벽한 무균 상태로 옷을 입고 벗어야 하기 때문에 긴장이 넘치는 공간이었다. 이후에 도○○ 교수가 발열진료소 근무를 자원해 주어서 나는 비교적 짧은 기간에 발열진료소 근무를 마치게 되었다.

확진자로서 집에서 자가격리 중인 배○○ 선생이 걱정이었다. 과장으로서 매일 집에 전화해서 상태를 확인하고 격려하였다. 병동과 응급실에서 친절하기로 소문난 배 선생은 "저의 잘못으로 감염이 되었고 의국 동료들까지 자가격리가 되었다"면서 책임감과 두려움으로 울먹였다. 나는 "최선을 다하여 환자를 진료하다가 감염된 배 선생과 자가격리된 의국원은 아무 잘못도 없고, 진료 공백은 4년차와 교수들이 모두 메꾸고 있으니 건강 회복에만 신경을 쓰라"고 위로해 주었다.

집에서 자가격리를 하던 배 선생은 안타깝게도 지속적으로 열이 나며 내리지 않았다. 기침까지 합병되어 격리 6일째인 3월 4일 12층 코로나 병동으로 입원하게 되었다. 100여 명의 코로나 환자가 이미 병원에 입원해 있었는데 배 선생도 그중 한 명이 되었다. 기침과 미열, 전신쇠약은 큰 변화가 없었지만 흉부 엑스레이 사진에 나타난 폐에는 점점 폐렴 증세가 나타나고 있었다. 국내외 신문에는 코로나19에 감염된 환자는 폐 기능이 완전히 망가져서 회복되지 않고 영구적인 손상을 일으킨다는 보도가 계속되고 있었다. 폐렴 증상이 나타나자 책임의사인 호흡기내과 정○○ 교수의 지시로 폐 컴퓨터단층촬영(CT)이 시행되었다. 두렵고 놀랍게도 폐의 하부에는 전형적인 코로나19 폐렴의 소견이 뚜렷하게 보였다. 혈중의 산소포화도도 떨어져서 산소치료를 시작하게 되었다. 병동의 폐렴 환자들에게 시행하던 산소치료를 주치의이던 배 선생이 받게 된것이다.

코로나19 폐렴이 무서운 것은, 폐로 산소공급이 잘되지 않아도 겉으로 느끼는 증상이 비교적 가벼워서 잘 지내는 듯하다가 갑자기 산소공급이 추락하면서 의식을 잃고 사망할 수 있기 때문이다. 통계적으로 20대는 사망률이 낮다는 보도는 병을 앓고 입원 중인 배 선생에게 아무런 의미 없는 숫자놀음으로 느껴졌다. 이미 코로나 중환자실을 책임지고 있던 신경과 병동의 안○○ 수간호사도 배 선생에게 계속 격려의 연락을 하고 있었다.

뜻밖에도 배 선생은 코로나19에 걸린 전공의로 병원 밖으로 소문이 나고 있었다. 게다가 배 선생의 폐 사진이 병원 외부로 유출되어 의사들 사이에 공포를 조성하고 있다는 좋지 않은 소식도 들려왔다.

3월 7일 토요일 오후, 만약의 상황에 대비해서 연구실에 머물러 있는데 코로나 병동 담당교수인 정○○ 교수로부터 전화가 왔다. 가슴이 철렁 내려앉았다. 신경과 전공의인 배○○ 선생의 상태가 악화되고 있어 과장인 나에게 연락을 했다는 것이다. 현재 코를 통한 산소치료와 약물치료가 효과가 없이 산소포화도가 계속 낮아지면 오늘 밤 코로나 중환자실로 옮겨서 인공호흡기 치료를 고려하겠다는 것이었다. 눈앞이 캄캄해졌다. '이럴 수는 없는데…. 안 돼!!!' 하고 속으로 외치면서도, 정 교수에게는 최선을 다해 달라는 부탁만 하고 전화를 끊을 수밖에 없었다. 배 선생의 집으로 전화를 걸었다. 부친이 전화를 받았고, 현재 상황에 대해서 설명을 드렸더니 담담하게 듣고 있던 부친은 차분한 목소리로 "의료진과 병원을 믿겠으니 최선을 다해 달라"고 부탁을 하였다. 그 차분한 당부가 화를 내거나 큰소리를 내는 것보다 더 무겁게 마음에 다가 왔다.

신경과 수간호사는 배 선생의 상태가 악화되었다는 소식을 듣고 바로 입원실로 찾아갔다. 하루에도 몇 번이나 방호복을 갈아입고 감염의 위험을 줄이기 위해 중환자실에서 장갑을 네 겹이나 끼고 물도 마시지 않으면서 근무를 하고 있던 수간호사였기에 코로나 중환자실의 환자들이 어떻게 되는지 잘 알고 있었다. 수간호사는 안타까운 심정으로 배 선생에게 찾아가서 "코로나 중환자실은 한번 들어가면 다시 나오기 어렵다. 용기를 가지고 정신을 바짝 차려서 회복해야 한다"고 사랑과 격려의 메시지를 전달하였다.

나는 과장이고 의사이지만 직접 할 수 있는 일이 아무것도 없었다. 아내와 주변 친지들에게 배 선생 상황을 이야기해 주고 기도를 부탁하였다. 질병 앞에서 인간의 나약함을 실감하는 순간이었다.

이날 저녁은 거의 잠을 이루지 못하였다. 악몽을 꾸기도 하였다. 물론 코로나 중환자실은 우리 병원에서 가장 환자를 사랑하고 잘 돌보는 김○○ 교수가 책임을 지고 있었다. 김 교수는 집에도 가지 않고 24시간 코로나 중환자실의 환자를 돌보고 있었다. 본인이 감염의 위험에 노출되어 있다는 것을 알고 있는 김 교수는 식당에서 식사를 할 때도 혼자 멀리 떨어져서 하고 동료 교수나 직원들과도 접촉을 피하면서 밤낮없이 환자를 보고 있었다. 그가 코로나 중환자실에서 하는 이야기는 오직 한 가지였다.

"한 명도 놓치면 안 됩니다! 우리 중환자실의 모든 환자를 살려서 퇴원시켜야 합니다!"

김○○ 교수는 약 100일 동안 대구가톨릭대학교병원 코로나중환자실의 수호천사였다.

감사하게도 배 선생은 토요일 저녁의 고비를 넘기고 서서히 회복되었다. 의료진의 노력과 기도의 힘이었을 것이라 생각한다. 환자를 진료하고 있는 신경과의 교수진과 4년차 전공의도 몸은 피곤하지만 희망을 가지고 진료실을 향하게 되었다.

마침내 3월 12일, 격리 중이던 전공의 3년차와 1년차가 된 이○○, 김○○ 선생이 복귀하였다. 3월 13일에는 신경과에서 수련하고 전문의로 활동하고 있는 신경과 동문회에서 배○○ 선생의 진료비 전액을 지원하겠다는 고마운 소식을 전해왔다. 동문의 끈끈한 정을 느낄 수 있어서 감사의 인사를 전하였다.

젊은 사람이니만큼 배 선생의 회복은 빨랐다. 산소치료를 하지 않아도 호흡곤란이 더 이상 없었다. 그렇지만 코로나 검사 음성이 연속으로 나와야 되는데 이는 시간이 걸렸다. 코로나 바이러스는 정말 끈질긴 것 같았다. 한번 집을 지은 사람의 몸에서 정말로 나가기 싫어하는 것 같았다.

3월 27일, 배 선생은 드디어 한 달 가까운 코로나 병동 입원을 마치고 퇴원하여 집으로 가서 1주일간 자가격리를 하게 되었다. 자가격리 1주일을 마치고 벚꽃이 활짝 핀 4월 3일 배 선생은 병원으로 복귀하여 의사 가운을 다시 입고 신경과 2년차 전공의로 활동을 시작하였다. 과장으로서 안전을 담보하기 위하여 1주일 동안은 배 선생과 접촉을 피하고 사회적 거리두기를 유지하도록 지시하였고, 그 1주일 동안 아무 일도 없었던 덕분에 우리 신경과는 다시 하나가 될 수 있었고 어려운 와중에 전우애와도 같은 서로 사랑하고 믿고 의지하는 가족과 같은 모습을 확인하고 행복할 수 있었다.

그렇지만 병동엔 아직 봄이 오지 않았다. 리모델링을 하려고 비운 신경과 병동은 코로나 병동으로 전환되어 버렸고 신경과 수간호사를 포함해서 절반의 간호 인력이 코로나 중환자실에 투입되었다. 강인한 체력의 수간호사이지만 코로나 중환자실의 수간호사라는 중노동에 투입되어

일하는 동안 체중이 5킬로그램이나 감소되었다. 근무 중에는 커피는 물론 물도 못 마시고 레벨 D 방호복에 양압보조장치까지 허리에 차고 근무하는 상황은 장정들도 견디기 힘든 환경이었다. 게다가 수간호사라는 책임감에 정상 퇴근을 하지 않고 늦게까지 남아서 후배 간호사들을 챙기며 환자들을 돌보았다.

100일간의 코로나 중환자실 근무를 마치고 나서 수간호사는 오십견이 발병하여 가을에 수술까지 받게 되었다. 과장으로서 해줄 수 있는 것은 격려 전화를 하는 것과 감사와 사랑을 담아 병동에 과일바구니를 보내는 것, 그리고 과장회의에서 간호 인력이 너무 지쳐있으니 순환을 하게 해 달라고 건의를 하는 정도밖에 없었다.

감사하게도 6월에 신경과의 모든 의료진들이 제 위치로 복귀할 때까지 추가적인 감염은 아무도 없었고 신경과 식구들 모두가 코로나와 싸우는 전사로 거듭나게 되었다. 그 어려운 와중에도 서로를 배려하며 솔선수범하여 어렵고 힘든 일을 함께 헤쳐 온 우리 신경과 식구들이 너무나 고맙고 자랑스럽다.

2020년 봄 그 어려운 시기를 이겨 내고 의료인으로서 받은 소명을 잘 감당한 우리 신경과의 교수들, 전공의들, 간호사들, 의료기사들에게, 그리고 전대미문의 감염병 사태를 맞이하여 소명의식을 가지고 헌신한 대구가톨릭대학교병원 모든 의료진들과 직원들에게 감사와 사랑의 마음으로 이 글을 바친다.

코로나 시대의 의사 생활

배정민

코로나19라는 한 번도 겪어 보지 못한 바이러스가 나라 전체와 의료계, 가족, 그리고 나를 속박한 지 벌써 1년이 넘었다. 그것도, 내가 사는 대구에서 본격적인 첫 유행이 시작될 줄이야. 처음에는 그런 현실이 안타까우면서도, 다른 지역도 아닌 대구라는 한정된 지역에서, 수년 전 메르스처럼 몇 개월 반짝 유행하고, 조금 번거롭게 고생하다 말겠지라고 대수롭지 않게 생각했었다.

그러나, 예상과 달리 1년이 넘도록 우리는 물론 전 세계인이 코로나19로 생사를 넘나들고, 의식주를 비롯한 모든 생활이 코로나 바이러스를 중심으로 재편될 줄은 꿈에도 몰랐다. 게다가 해외여행이나 해외학회 출장은 꿈도 꿀 수 없는 일이 되어 버렸다.

연기라면 눈에 보일 것이고 매캐한 냄새라도 날텐데, 코로나 바이러스는 보이지도 들리지도 않고, 냄새도 맛도 없고, 만질 수도 없다. 수많이 사람들이 교회, 노래방, PC방, 음식점 등등에서 코로나에 걸렸다고 뉴스에 나왔다. 내가 사는 동네에 있는 수많은 교회, 노래방, PC방, 음식점 등등에도 코로나 바이러스가 있지 않을까 하는 걱정이 들었다. 그러나 그놈이 어디에 있는지, 낮에도 있는지 밤에만 출몰하는지, 거기를 다녀왔거나 아니면 슬쩍 지나치기만 한 사람한테도 죄다 묻어있는 건지, 보이지도 않고 어디에 있는지 알 수도 없는 바이러스를 어떻게 피해 다녀야 하는지? 의사인 나도 처음에는 잘 몰랐고, 피할 방법이 없어 보였다. 의사인 나도 이런데 하물며, 의사가 아닌 내 가족과 지인들은 어떨까? 어떻게 해야 하나?

직업이 의사라고 코로나 바이러스가 눈에 보이는 것은 아니지만, 코로나19가 집어삼킨 환자의 모습은 생생히 목격할 수 있었다. 코로나 바이러스에 감염된 환자들은 영화 속 우주복 차림의 의료진들에 둘러싸여 가족과 사회로부터 철저하게 격리된 채 중환자실에서 사투를 벌였다. 호전되는 환자도 많았지만, 증세가 점점 나빠져 사경을 헤매다 끝내 사망하는 환자도 많았다. 그런 환자들을 한 명이라도 더 살리기 위해서 수많은 의료진들이 목숨을 걸고 현장에서 땀을 흘렸다. 외과 의사인 나뿐만 아니라, 전국 각지의 의료진들과 봉사자들이 대구로 와서 최선을 다해서 도와주었다. 그럼에도 불구하고, 전국에서 모여든 수많은 의료진들의 헌신을 그저 책상에 앉아서 모욕하고 편가르기하는 정치인들을 보면서 '우리나라 정치의 수준이 이 정도밖에 안 되나!' 하는 생각에 입술을 깨물기도 했다.

지난 1년간 질병이나 여러 사정으로 병원을 방문해 본 사람들은 알겠지만, 코로나 바이러스로부터 환자를 지키기 위해 병원의 출입관리 시스템이 매우 엄격해졌다. 병원 여러 출입구는 모두 폐쇄되었고, 병원 직원이나 방문객, 환자, 가족들은 오직 하나의 출입구로만 출입해야 했다. 그것도, 열이 없음을 열화상 카메라나 체온계로 일일이 확인받아야 했고, 그것도 모자라 호흡기 증상이 없어야만 병원 안으로 들어갈 수 있었다. 추가 비용이 들지만, 코로나19 검사에서 음성이 확인되어야 입원이나 수술이 가능했다. 이 모든 것이, 예기치 않은 한 명의 코로나 확진자로부터 수많은 환자와 병원을 출입하는 모든 사람들의 생명을 지키기 위해서 어쩔 수 없는, 그리고 유일한 방법이었다.

그러나, 코로나검사 결과가 몇 분 만에 나오는 것이 아니다 보니 촌각을 다투는 위중한 환자들의 치료나 응급환자의 처치와 수술도 코로나 검사 결과가 나올 때까지 덩달아 늦춰질 수밖에 없었다. 결국 코로나 바이러스는 코로나에 감염된 환자들뿐 아니라, 코로나와 상관없는 촌각을 다투는 수많은 환자들의 생명까지 위험하게 만들었다.

이뿐만 아니다. 코로나19 환자의 치료에서 격리는 기본 중의 기본이자 철칙이었다. 병원에서 이들을 격리하기 위한 공간을 마련하다 보니 중환자실 공간이 부족해질 수밖에 없었다. 그러다보니, 중환자실에서 집중치료가 필요한 환자들이 병상이 없어서 제대로 치료를 받지 못하고 상태가 계속 나빠지면서 안타까운 희생도 늘어 갔다.

환자를 돌봐야 하는 의료진이 코로나에 감염되는 것은 더 큰 일이다. 응급환자나 중환자를 돌봐야 하는 의료진이라면 더욱 그렇다. 필자 역시 응급환자와 중환자를 돌봐야 하는 분야다 보니 내가 코로나에 걸린다는 것은 절대로 있어서는 안 되는 일이었다. 의사로서 감염병 환자를 근거리에서 돌보는 것은 어쩔 수 없는 일이라 하겠으나, 그 외의 경우에는 코로나 바이러스가 있을 만한 근처에도 가지 말아야 했다. 내 환자들이 나로 인해 위험에 빠지는 일이 일어나지 않도록 나 자신을 바이러스로부터 철저하게 지켜야 했다. 병원 내에서 모든 의료진은 스스로를 지키기 위해 근무 중이나 이동 중은 물론 병원 내에서 일상적인 활동을 할 때도 내내 마스크를 쓰고 지내야 했다. 지금은 당연한 이야기지만 그 당시는 대구만 그렇게 했다. 오직 내 차, 내 집, 나 혼자인 공간에서만 마스크를 벗고 편하게 숨을 쉴 수 있었다.

나뿐만 아니라 가족들의 고생도 마찬가지였다. 혹여 가족들이 코로나에 걸려서 나까지 걸리게 되면 그로 인해 수많은 환자들이 피해를 입을 것이므로, 가족들에게 코로나에 걸리지 않도록 신신당부하고, 가급적 외출을 삼가고 집 안에만 머무르도록 종용해야 했다. 하긴, 전국적인 조치로 아이들은 학교에 가지 못하고 집에서 휴대용 기기로 온라인 수업을 했으니 집 밖으로 나갈 일이 없기도 했다. 한동안 마트 배달도 안 될 때가 있었는데 그런 때는 평소와 달리 내가 직접 마트에 가서 식료품을 사다 나르기도 했다.

지인들과의 모임도 자제했다. 지역이나 전국 규모의 학술모임들은 거의 대부분 취소되었고, 일부는 온라인 화상회의인 '웨비나(webinar)'로 대체되었다. 휴대폰을 받침대에 세워 놓고 작은 액정화면을 통해 전국의 다른 교수들과 만나는 화상회의는 1년이 지난 지금은 아주 자연스러운 일상으로 변했다.

교수로서 강의도 제대로 할 수 없었다. 대면강의가 전면 금지되다시피 하는 바람에 연구실이나 급조된 옹색한 스튜디오에서 구닥다리 카메라나 휴대폰으로 강의를 녹화하거나, PPT에 음성을 덧입힌 동영상으로 수업을 대신하는 풍경은 나나 우리 학교만이 아닐 것이다. 언택트(비대면)

가 원천적으로 불가능한 예체능 전공이 아니라도 모름지기 강의란 서로 얼굴을 마주 보며, 학생들의 수업 이해 정도를 피부로 느끼며, 쌍방향으로 소통이 되어야 마땅한데 동영상 수업으로는 학생들에게 전공지식이 제대로 전달되었는지, (모두가 성실하게 비대면 수업에 임한다고 하더라도) 이런 식의 수업으로 의학지식이 과연 얼마나 향상될 것인지, 쪽지나 게시판·이메일을 통해 텍스트로 주고받는 문답은 소기의 효과를 발휘할지, 제한된 비대면 방식으로 학생들의 학업 성취도를 제대로 평가할 수 있을지…. 의구심이 꼬리에 꼬리를 무는 와중에도 정해진 학사일정에 맞춰 입학과 진급과 졸업 사정까지 일사천리로 진행이 되었다. 코로나 이전 시대에 정해진 제도의 틀을 거의 바꾸지 않은 채, 엉거주춤한 모습으로, 화면을 사이에 두고 인터넷을 통해서 수업하고 평가하는 것을 반복해야 했다. 그러나, 1년이 지난 지금은 초반의 엉거주춤함에서 조금씩 익숙해지는 듯하다.

비대면, 재택근무, 온라인 거래가 '새로운 기회'로 떠오르는 직종도 있다고 하지만, 의사는 환자를 직접 마주하고 불편한 것에 대해 물어보고, 병소를 들여다보고, 청진하고, 촉진하며, 미세한 변화까지 찾아내어 치료하는 직업이다. 교수는 학생과 얼굴을 맞대고 학생이 이해하는 정도를 느끼며 전문인으로 양성해야 하는 직업이다.

마스크로 반 이상이 가려진 얼굴이 아닌, 온전한 얼굴로 서로를 마주 보며, 진료하고 치료하며, 강의하는 날을 기다린다. 더 이상 코로나가 환자의 생명을 위협하지 않을 날을 기다린다.

글로벌케어, 대구에 가다

박명철

2019년 12월 즈음하여 중국 우한에서 원인불명의 폐렴 환자가 속출한다는 외신이 들어오기 시작했다. 중국 정부는 2020년 1월 초에야 비로소 원인불명 폐렴의 원인이 새로운 코로나 바이러스 감염에 의한 것이라 밝힌다.

우리나라에서는 2020년 1월 20일 최초의 코로나19 환자가 인천공항 검역 과정에서 밝혀졌다. 이 신종 바이러스 감염 질환의 지역사회 전파는 물론 전국적 확산이 감지되는 상황에서도 정부는 중국으로부터의 입국을 막지 않았고, 감염원의 유입을 열어 놓은 상태에서 방역 단계는 느슨한 '경계' 상태를 유지했다.

2020년 2월 18일 대구에서 코로나 첫 확진자(31번)가 발생하면서 코로나 1차 대유행, 이른바 대구·경북 사태가 일어난다. 확진자가 폭발적으로 확산되면서 대구·경북 지역은 공포의 단계를 넘어 사실상 의료 마비에 가까운 상황으로 돌입하게 된다.

대구 코로나 사태는 몇 가지 점에서 기존의 방역상의 감염질환과 특징적으로 달랐다.

첫째, 신종 감염병이어서 질병에 대하여 아는 정보가 거의 없었다. 정확한 전파 경로, 무증상 감염 여부, 감염재생산지수 값, 항체 생성 여부 등등에 대하여 가용한 정보가 거의 없었다.

둘째, 그야말로 팬데믹한 질환이었다. 전국, 전 세계적으로 동시에 감염병이 발생하여, 이곳 한 군데만 잘해서 될 일이 아니고 전국, 전 세계로 전방위적인 방역 대책이 수립되어야 했고, 따라서 처음에는 모든 것이 정부 주도로 시작되었다.

셋째, 초기에는 여느 때처럼 정부 주도로 의료인을 수급하였고 공중보건의사·군의관 등이 동원되었다. 상황이 급박해지고 나서야 대구시의 사회의 자발적인 참여로 수백 명의 자원봉사 의료인이 전국에서 쇄도하면서 전문 의료인력의 현장 투입이 원활해졌다. 이들의 적정 배치와 그 운용이 새로운 문제로 대두되었다. 병상 수 자체는 충분하였으나 폭발적으로 증가하는 감염질환을 처치할 조직적이고도 체계적인 병상, 이에 따른 감염병 치료 전문인력 배치가 쉽지 않은 상황이었다.

전쟁과 같은 긴급 방역 상황에서 한 조그만 의료 작은 비영리(Non-Profit Organization, NPO) 의료단체가 시행한 하나의 역할을 소개해 본다.

글로벌케어는 의료인들에 의해 조직(발기)되어 20년 이상 운영 중인 NPO다. 코로나19라는 처음으로 대하는 세계적 대유행 감염병(WHO가 팬데믹 선언을 한 것은 3월 11일의 일이나, 대구사태 초기 당시 이미 팬데믹으로 진행되리라는 공포가 있었다)에 직면하여 글로벌케어는 평소 하던 방식대로 사업을 진행 하였다.

첫째, 가능한 빠른 시간 내에 요원을 현장에 파견했다.

글로벌케어는 대구시에 코로나 감염 환자가 발생한 지 1주일 만에 긴급구호 전문가를 파견하였다. 중환자병상이 마련된 대구 동산병원에는 발병 1개월 만에 전문간호사와 함께 보건전문가를 파견하였다.

둘째, 현지 조직을 활용했다.

대구 코로나19 퇴치에서 대구 동산병원의 중요성을 알아보고, 이 병원에서의 활동으로 돕기로 하고 인근 복지관·교회·동사무소를 접촉하여 글로벌케어 사업 지역으로 삼았다.

셋째, 전문가를 활용했다.

처음부터 (구호) 전문인력이 파견되었으나, 현장의 필요 요구도에 따라 간호사·복지사·구호전문가를 추가로 파견하였다. 전문인으로는 보건학 교수, 감염내과 및 호흡기내과 교수팀(미리 섭외된 대한중환자의학회 의사)이 대구 코로나 중환자 치료에 대응하였다. 보건복지사와 구호전문가 팀에서는 현지 복지관 및 동사무소에서 파악된 현장 요구에 따른 사업을 계획하여 시행하였다.

넷째, 전반적인 접근(holistic approach)을 했다.

해당 지역의 형편에 따라 필요한 일을 진행하였다. 생계 지원, 반찬 지원 등 지역사회가 요구하는 사업부터 경증환자 처치, 중증환자의 치료에서 글로벌케어가 감당할 업무를 검토하였다. 결국 중환자 처치에 필요한 시설·기계 등의 지원부터 진료를 위한 소프트웨어, 인력 지원(중환자의학회 의사 등) 등을 담당하게 되었다.

글로벌케어가 진행한 사업은 크게 대구동산병원 지원사업과 대구 건강돌봄사업으로 대별된다.

대구동산병원 지원사업(2020. 3. 1~6. 1)

감염 환자가 폭발적으로 증가하면서 전문 중환자실의 숫자가 수요를 못 따라가는 상황으로 진전하여 대구·경북 지역의 의료 체계는 바야흐로 붕괴 위험을 맞게 되었다. 이에 글로벌케어는 대한중환자의학회와 협의하여 감염병 전문 의료진을 전국에서 수배하여 전문인력을 확보하고, 사회공동기금회의 지원을 요구하여 10억 원의 재원을 마련하였다.

결과적으로 중환자실 확충(인공호흡기 등의 기계설비 지원) 및 의료진 지원(대한중환자의학회 의료진 파견)이 적절한 시간에 가능하게 되었다. 구체적인 사업 내역은 ▲중환자실 확충(기존 3개에서 20개로), ▲중환자 전문 의료인력 파견 32명(의사 21, 간호사 11), ▲의료시설·장비 지원(인공호흡기 등 27종), ▲의료진 격려 물품 지원, ▲의료진 간식 지원 등이다.

결과적으로 대구 코로나 환자의 타지역 이송 요청이 급속도로 감소하였고, 중환자실 입원 대기 시간 없이 적기에 환자에게 집중치료 및 간호 제공이 가능해졌다. 이는 코로나로 인한 대구 지역 의료 시스템의 붕괴 방지와 사망자 감소에 크게 기여한 것이다.

대구 건강돌봄사업

코로나 확산으로 복지 사각에 놓인 소외계층에 대하여 인도적 지원을 시행하였다. 의료취약계층에게는 긴급구호키트를 제공하고, 신선한 반찬 제공 및 비대면 문진으로 취약계층의 건강 관리를 지원하였다.

대상(취약) 계층의 기초영양 및 보건을 개선한 결과, 건강돌봄 대상자 760명 중에서 확진자가 단 한 명 발생하는 등 코로나 감염 예방 환경이 구축되는 성과를 확인했다. 이 사업에서는 특징적으로 지역 주민의 적극적인 참여 유치가 가능하여 상생 모델을 구축할 수 있었다.

감염병의 대문을 확 열어 놓은 정권의 정치방역으로 유발된 대구 코로나 사태는 의료진의 헌신적 노력과 지역 주민의 참여 협조, 많은 국민의 우려와 성원 속에 모범적으로 극복되었다. 정부 주도 방역에서 과학적이고 합리적인 방역정책을 찾아볼 수 없었는데도 대구의 코로나 극복이 세계적인 모범이라 할 정도로 성공한 이면에는 사회활동을 절제하는 등 온 시민의 단합된 참여, 전문가 집단의 의견을 경청하고 수용한 대구시의 결단, 그리고 대구시의사회를 포함한 민간부문의 긴밀하고도 침착한 협조가 있었다.

코로나 극복에 가장 결정적인 역할을 한 민간부문 중에서도, 생업(개인의업)을 뒤로 하고 자발적으로 의료활동에 나선 수백 명의 의료인들에 대하여는 그 노고를 아무리 치하하여도 모자란다. 코로나 사태를 영웅적으로 물리쳐 낸 대구시민의 협조에도 이 자리를 빌려 경의를 표한다. 마지막으로, 작고 알려지지 않은 NPO로서 헌신적으로 참여하여 대구 코로나 사태의 결정적이고 긍정적인 시점에서 중요한 역할을 담당한 글로벌케어의 모든 회원들에게 감사의 말씀을 올린다.

(사)글로벌케어(globalcare.or.kr, 이사장 김병수 전 연세대 총장)는 1997년 출범한 의료인 및 전문인들로 구성된 국제개발·보건의료 NGO다. 국내뿐 아니라 전 세계의 병들고 소외된 이웃을 직접 찾아가 사랑을 몸소 실천하는 데 목적을 두고, 의료 및 교육을 포함한 국제사회 개발에 앞장서는 비영리단체다. 인도적 지원, 보건의료, 식수위생, 교육지원 사업과 함께 1997년 베트남을 시작으로 2003년 라오스, 2014년 미얀마로 범위를 넓혀 해마다 60~100명의 선천성 안면기형 환자들에게 무료로 수술을 진행하고 있다.

존엄하게 죽을 권리

안기성

코로나19 환자의 임종은 관련자 모두에게 참혹한 일이다. 사망자는 온몸에 달고 있던 주사나 산소를 공급하는 도관, 모니터용 테이프는 물론 소변 도관마저 떼어 내지 못한 채 그대로 비닐에 싸서 밀봉 처리된다. 그런 다음 바로 화장장으로 보내지기 때문에 유가족에게는 사랑하는 부모나 배우자를 떠나보내는 애틋한 마음을 나눌 시간이 주어지지 않는다. 게다가 사망한 환자의 가족 중 상당수가 다른 병원이나 생활치료센터에서 격리 중이기 때문에 공간적으로도 함께 하기가 어렵다. 한편, 의료진은 죽어가는 환자의 상황을 보호자에게 전화로 알리는 것 외는 할 수 있는 일이 아무것도 없다. 이처럼 환자는 낯선 장소에서 모르는 사람들에게 둘러싸여 무서움과 고독 속에서 죽어가고, 가족들은 고인의 얼굴도 보지 못한 채 죽음을 통보받는 비통한 상황에 놓이며, 의료진은 더 이상 손 쓸 수 없어 죽어가는 환자의 상황을 가족들에게 알려야 하는 무력감으로 고통받는다.

'좋은 죽음'이란 것이 있다. 영국인들 사이에 합의를 이루고 있는 이 개념은 죽음이 임박한 사람이 평소 생활했던 친근한 환경에서 서로 존중하고 사랑하는 마음으로 모인 가족과 친지들에 둘러싸여 임종을 맞는 것이다.

내가 전공의 생활을 하던 1980년대 초반에는 입원 치료받던 환자가 회복할 기미가 없다고 판단되면 사망하기 전에 집으로 모시는 게 당연한 일이었다. 그것은, 사람은 자기가 살던 익숙한 환경에서 가족들이 함께하는 가운데 편안히 눈을 감도록 해야 한다는 전통적인 규범에 기반한 관행이었다. 그렇게 하지 못하고 집 밖에서 사망한 사람은 객사라 하여 시신을 집안으로 들일 수 없었고, 임종을 지켜보지 못한 자손들은 불효를 저지른 것에 해당되었다. 따라서 환자의 사망시간을 잘 예측하여 집에서 죽음을 맞이할 수 있도록 하는 게 전공의가 업무 중 하나였고 내과계 전공의는 더욱 그러하였다.

우리나라는 급격한 산업화 과정을 거치면서 생활환경이 크게 바뀌어 최근에는 집에서 사망한 사람도 장례를 집에서 치르지 않고 영안실이 있는 병원으로 옮기는 것이 일상화되었다. 2016년 통계에 의하면 우리나라에서 1년간 약 28만 명이 사망했고, 사망자 10명 중 8~9명이 만성질환으로 사망했는데, 이들 중 70~80퍼센트가 병원에서 사망했다. 2017년 자료에 의하면, 전체 사망자 중 의료기관에서 사망한 사람의 비율은 76.2퍼센트로 전 세계에서 가장 높았다. 병원은 치료를 하는 곳인데 왜 이렇게 병원에서 사망하는 환자가 많을까? 치료를 못해서 그런 것은 아닐 텐데? 아마도 그 이유는 생활환경의 변화와 더불어, 치료효과가 없는 말기나 임종기를 맞은 환자들마저도 환자 자신이나 보호자들의 의료적 집착이 병원에서 사망자가 증가하는 원인일 것이다.

대체로 병원에서의 죽음은 익숙하지 않은 장소에서 대부분의 가족과 단절된 상태로 심신의 고통에 짓눌리면서 죽어가야 하는 상황에 던져짐을 의미한다. 특히, 코로나19 사태에서는 이런 문제가 극명하게 나타나고 있다. '병원에서의 죽음'과 관련해서 파생되는 여러 현상들이 앞에서 말한 '좋은 죽음'과 대비되어 사회문제화되면서 존엄사 논란이 제기되었다. 그 와중에 1997년 '보라매병원 사건'과 2009년 '세브란스 김 할머니 사건'을 거치면서 [연명의료결정법]이 도입되어 시행되고 있다. 연명의료결정법 도입의 의미는 말기나 임종기에 도달한 환자나 그 가족이 치료 방향 설정에 개입할 수 있도록 함으로써 존엄사로 나아갈 수 있는 기초를 마련한 것이다. 한편, 코로나19로 인한 사망은 우리의 일상에 존엄사를 정착시키고자 할 때 마주하게 되는 여러 가지 상황을 집약적으로 보여 준다.

코로나19 사태를 겪으면서 위중증 환자들은 외롭게 죽어갔다. 감염된 환자는 가족과 떨어져 격리시설에서 입원치료를 받고 있지만, 기관지 삽관술 등의 적극적인 생명 유지 치료가 필요한 상황이 언제든지 발생할 수 있고, 그러한 치료가 적시에 제대로 제공된다 하더라도 언제든지 급격하게 사망에 이를 수 있다. 이런 상황에서 환자는 이후에 전개될 상황에 대해 본인의 의견을 개진할 수 없는 것이 일반적이다. 문제는 코로나에 감염되어 죽어가는 환자에게만 있는 게 아니다. 감염차단을 위해 보건 당국이 만든 엄격한 방역지침에 따라 모든 병원은 출입이 통제되므로 대부분의 가족은 임종도 지켜보지 못한 채 환자를 떠나보내야 한다. 코로나19 방역에 반대하는 것이 아니다. 임종과 관련된 질병 전파의 위험성이 있다 하더라도, 코로나19로 인한 사망자 수가 1,800명이 넘어가고 있는 현재 상황에서 이제는 코로나19 환자의 존엄한 죽음에 대해서 논의할 때가 되었다. 더 이상 개인의 문제가 아니라, 사회적 고려가 필요한 문제로 떠올랐다는 사실을 인식하자는 것이다.

세계보건기구 등의 단체는 치료에도 불구하고 만성적으로 병이 진행되어 죽어가는 환자가 존엄하고도 편안한 임종을 할 수 있도록 의료기관과 의료인들이 임종 돌봄과 남는 가족에 대한 지지를 제공할 것을 권고하고 있다. 그러한 연속선상에서 그들은 강한 감염성을 가진 코로나19 환자에게도 같은 기회가 제공되어야 한다고 주장한다. 그러나 코로나19 팬데믹 상황에서 인간의 존엄성이 유지될 수 있는 임종 방법을 찾는 것이 쉬운 일은 아니다. 갑작스런 감염으로 예상하지 못하고 미처 준비하지 못한 채 죽음에 이르게 된다는 점에서 코로나19의 긴급하고 복잡한 상황 등을 고려하여 환자와 가족의 가치를 반영한 사전 의료계획을 논의하는 것은 쉽지 않다. 그 결과, 강한 전염력에 대비한 방역지침에 갇혀서 환자는 임종할 장소를 선택할 수도 없고 가족과 격리된 채 병원에서 홀로 죽음을 맞이해야 하며, 가족은 사랑하는 사람의 마지막이 얼마 남지 않았음을 통보받고도 그를 대면하거나 마지막 시간을 함께할 수 없다. 지난 1년 동안 이렇게 죽어간 사람이 무려 1,800명이 넘었다.

2020년 초 코로나19 감염이 대구지역에서 폭발적으로 발생했을 때 필자가 근무하는 대구가톨릭대학교 병원도 코로나19 환자를 위해서 어렵게 격리병상을 마련하여 진료에 임했다. 대구시 방역 당국이 환자상태에 따른 전원체계를 세웠지만, 거기에 포함되기를 원치 않는 환자들이 있었기 때문에 병원에서는 코로나 환자들을 위해서 별도의 '임종방'을 마련했다. 임종방은 본 병원의 전통으로, 중환자실로 가기를 원치 않는 환자들을 대상으로 일반 환자와 분리시켜 가족이 임종을 함께 할 수 있도록 배려된 공간이다. 개원 초창기부터 병동 단위로 운용되던 간단한 공간이었으나, 코로나19 환자라는 대상의 특수성 때문에 음압병실 1개소를 임종실로 대치하였다. 어쩌면 혹자는, 가뜩이나 부족한 음압병실을 죽어가는 환자에게 내준 것을 비난할지도 모르겠지만 우리 병원은 '존엄한 죽음'을 지켜주는 것이 그만한 가치가 있다고 판단했다.

입원치료 중 사망한 5명 중 4명의 가족이 임종실을 사용했으며, 한 환자가 평균 4일 정도 머물렀다. 그 기간 동안에는 평소와 달리 보호자 한 명에게 하루 40분씩 면회를 허용했고, 면회가 가능한 가족을 2인까지 늘렸다. 임종 때에는 2명이 참석할 수 있도록 허용했다. 면회와 임종을 위해 가족이 임종실에 입장할 때는 감염의 위험을 차단하기 위해서 의료진이 환자 가족의 방호복을 일일이 입혀주고 벗겨주었다. 연명의료결정법에 따라 환자는 임종실로 입장하기 전에 본인의 의사로 기관지 삽관을 통한 인공심폐술을 시행하지 않는 것에 동의하였다.

임종실에서의 일련의 과정들은 의료진 특히 담당 간호사 입장에서는 매우 번거로운 것이었고, 병원 입장에서는 경영적인 면에서 손실이었으나 코로나19에 감염되어 격리된 환자도 존엄하게 죽을 권리가 있다는 것, 그 권리를 실현시켜주는 것이 카톨릭 정신에 입각하여 세워진 우리 병원의 소명이라는 생각에 의료진도 경영진도 그러한 번거로움과 손실을 기꺼이 감내했다. 임종을 맞은 보호자들은 아쉬움 속에서도 긍정적으로 참여했으며, 면회나 임종에 임했던 가족 중 코로나19에 감염된 사람은 한 명도 없었다.

비록 한 병원의 작은 경험이긴 하지만 이를 바탕으로 의료기관, 지역사회, 방역 당국이 서로의 역할을 인정하고 협조한다면 코로나19 환자에게도 존엄한 죽음을 제공할 수 있을 것으로 기대된다.

코로나 블루? 코로나 블랙!

정영기

2020년 벽두부터 중국 우한발 신종 코로나 바이러스에 의한 중증호흡기증후군(이하 코로나)이 전 세계를 강타했다. 대유행(pandemic) 초기 사람들의 반응은 충격과 공포, 그 자체였다. 해외 언론 등을 통해서 사람들이 속수무책으로 죽어 나가는 것을 볼 수 있었다. 대유행의 발원지인 중국 우한은 화장장을 24시간 가동해도 시신 처리가 버겁다고 했다. 이동식 화장장을 만들어 시신을 처리하고 있다는 등의 소식도 들려왔다. 대구에서 확진자가 폭증하자 대구가 제2의 우한이 되는 것이 아닌가 하는 불안과 공포가 뒤따랐다. 대구의 1차 유행이 발생하기 전, 대한의사협회가 중국발 입국을 막아야 한다고 7차례나 방역 당국과 청와대에 건의했지만 마이동풍이었다. 그 대가가 현재 대만과 대한민국의 경제상황의 차이로 나타나고 있다. 대유행이 발생한 지 1년 이상이 지났지만 아직도 전 세계는 코로나 바이러스의 지배 하에 놓여 있다. 정확하게 말하면, 지구상의 거의 모든 인간들이 코로나 방역지침 아래에서 살고 있다. 그런데 그 방역지침이라는 것이, 자유민주주의 국가에서는 전쟁과 같은 매우 특수한 경우를 제외하고는 지금까지 겪어보지 못했던 규제와 통제를 포함하고 있으며 개인의 자유를 심각하게 제한하고 있다는 점이 문제다. 대한민국 역시 예외는 아니다. 우리 역시 엄격한 규제와 통제 속에서 살고 있다.

코로나 방역지침과 관련 정책들은 그동안 우리들이 당연하다고 생각해 왔던 생활과 행동 양식, 심지어 가치관까지 크게 바꾸어 놓았거나 바꿀 것을 강요하고 있다. 필자는 이러한 지침과 정책의 핵심을 폐쇄(lockdown) 혹은 격리라고 부르고 싶다. 방역을 이유로 동네를 폐쇄하고 이동을 제한하고 모이는 것을 금기시 한다. "쓸데없이 돌아다니지 말라. 사람들 만나지 말라. 별도의 지시가 있을 때까지는 집안에 틀어 박혀있어라"라는 메시지를 은연 중에 주입하고 있다. 우리나라도 예외는 아니다. 이것은 삶 속에서 형성된 인간과 인간, 인간과 단체, 인간과 지역사회 간의 모든 연결고리를 끊고 살라는 말과 같다. 각 개인이 철저하게 원자화(atomization)될 것을 종용하고 있는 셈이다. 명절에 가족들이 모이는 것도, 사사로이 남의 집에 방문하는 것도 참석자의 숫자가 정부가 일방적으로 정한 기준을 초과하면 신고의 대상이 되는 살벌한 세상으로 변해 버렸다. 코로나에 대한 미국 질병통제센터의 웹사이트에 들어가 봐도 "마스크를 써라, 사람 사이에 6피트(약 2미터) 이상 거리를 유지해라, 사람 많은 곳을 피해라"라는 행동원칙을 잔뜩 게시해 놓고 있다.

직장, 학교, 가게 등이 질병 전파 우려가 있다는 이유로 폐쇄되었고, 그 결과 자영업자의 몰락과 심각한 경제 침체가 나타나고 있다. 수입이 줄어들고, 실직자가 증가하고, 폐업하는 가게들이 넘쳐난다. 종로, 광화문, 강남 한복판 대로변에서도 빈 가게들이 눈에 뜨인다. 과거에 아무리 어려웠던 경제 상황에서도 상상하기 어려웠던 광장들이다. 필자는 환자들과 이야기를 나누면서 코로나 이후의 삶의 곤궁함을 확실하게 실감하고 있다.

코로나 대유행이 지속됨에 따라 각 개인은 격리되고 외로움에 처하게 되었다. 격리와 외로움 자체가 인간에게는 매우 큰 스트레스다. 인간관계가 단절되어 사회적 지지망(social support network)이 작동하지 않게 됨에 따라 사회적 지지가 가장 절실하게 필요한 사람들이 코로나 대유행으로 인해 정신적, 신체적, 복지적 측면에서 가장 큰 타격을 받고 있다. 격리, 외로움, 사회적 지지의 결핍은 고스란히 정신건강에 나쁜 영향을 줄 수밖에 없다. 코로나 대유행을 겪으면서 많은 사람들의 정신건강이 나빠졌을 것이라고 쉽게 예상할 수 있다.

코로나 대유행이 정신건강에 미치는 영향에 대한 대규모 연구들이 진행 중인 것으로 알려져 있으나, 코로나 대유행과 정신건강과의 관련성에 대한 연구 발표는 아직 많지 않은 것 같다. 그러나 지금까지 발표된 연구나 조사 자료만 봐도 필자의 예상과 그다지 어긋나지 않는다. 비교적 일관되게 나타나는 현상들을 정리하면 다음과 같다.

첫째, 일반적으로 대유행 기간 동안 정신건강(mental health)이 나빠졌다는 증거들이 많다. 우울과 불안 증상을 호소하는 성인인구 비율이 증가했다. 이는 대유행 전인 2019년과 비교하여 훨씬 증가한 수치다. 또한 식사와 수면에서 장애를 겪는 비율이 높아졌고, 음주나 약물 사용이 증가했다.

둘째, 대유행이 정신건강에 미치는 해로운 영향은 젊은 층에서 더욱 현저하게 나타난다. 특히 다른 성인 연령층에 비해 자살 사고가 증가한 것이 눈에 띈다. 그리고 젊은 여성들이 젊은 남성들보다 심리적 스트레스가 더 큰 것으로 나타났다. 또한, 어린 자녀를 두고 있는 사람들의 스트레스가 더 커졌으며 역시 남성보다 여성이 더 큰 스트레스를 받는 것으로 나타났다. 젊은 층에서 대유행과 관련된 스트레스가 더 큰 이유는 대학 폐쇄, 실직 등이 작용하는 것 같다. 코로나 대유행 전 경기 침체기에 조사한 자료를 보면 실직으로 인한 불안과 우울증상이 증가하고, 자존감이 낮아지고, 술을 비롯한 약물 사용이 많아지고, 자살이 증가했다. 이런 맥락에서 보면 젊은 층에서 자살사고가 증가하는 것은 충분히 이해할 만하다. 2020년 미국 자료를 보면 그해 초에 약물과용으로 사망한 사례가 증가했는데 이는 대유행을 억제하기 위해 폐쇄(lockdown)가 이루어졌던 시기와 일치한다.

셋째, 코로나 대유행에 의한 실직이나 수입 감소의 유무에 따라 대유행이 정신건강에 나쁜 영향을 미치는 효과가 달랐다. 즉 수입 감소나 실직이 있었던 가구에서(수입 감소나 실직이 없었던 가구에 비해) 수면, 식사, 음주 문제가 빈발했으며, 기존에 가지고 있었던 만성질환이 악화되었다. 가구의 수입에 반비례하여 악영향이 나타났다고 봐야한다.

넷째, 코로나 방역을 위해 학교가 폐쇄되고 온라인 수업이 이루어지므로 아동들이 집에 머무를 수밖에 없는데 이로 인해 부모와 아동의 일상생활 리듬이 와해되었다. 아동을 보살펴야 하는 부모들의 부담이 늘어났으며 아버지들보다는 어머니들이 이로 인한 스트레스가 더 큰 것으로 나타났다. 일상의 진료에서도 자주 관찰되는데 학교나 보육시설의 폐쇄로 인한 아동들의 보살핌, 가정학습과 관련된 스트레스나 정신적, 신체적, 경제적 부담은 취약계층에서 훨씬 더 크게 나타나는 것 같다. 또한, 온 가족들이 집안에서 서로 부대끼는 시간이 늘어남으로써 가정폭력이나 아동학대의 위험성도 증가했다.

이상에서 코로나 대유행이 정신건강에 부정적인 영향을 끼치고 있음은 확실하다. 방역지침에 따른 사회적 격리, 외로움, 실직이나 수입 감소와 같은 사회적 후폭풍으로 인한 자존감 상실 등을 통하여 정신건강에 매우 부정적인 영향을 끼치고 있는 것이다. 정신의학에서 블루(blue)라는 용어는 산후 우울감(postpartum blue 혹은 baby blue)을 언급할 때 사용한다. 이때의 블루는 출산 후 짧은 기간 동안 나타나는 우울감을 지칭한다. 즉, 병으로 보지는 않는다. 따라서 특별한 치료를 요하지도 않는다. 그러나 위에서 열거한 코로나와 관련된 정신건강의 문제들(코로나 블루)은 코로나 대유행이 끝난 후에도 지속될 가능성이 있다고 보는 견해가 있다. 이는 대유행에 따른 사회적, 경제적, 정신적 측면의 변화가 전례가 없을 정도로 워낙 크고, 현재에도 우리 삶에 지대한 영향을 미치고 있다는 점에서 타당한 예측이라고 생각한다.

그렇다면 우리의 실제 상황은 어떠한가? 여기에 대해서는 아직 객관적인 증거에 근거한 자료를 제시하기는 어렵다. 그러나 필자는 면담을 하는 직업인지라 환자들이 사는 이야기나, 동료 교수나 의사들이 전하는 환자들의 삶에 대한 이야기를 자주 듣는다. 피부로 느끼는 점은 대부분의 환자들이 사는 형편이 나빠졌다는 것이다. 이로 인하여 증상이 더 나빠졌는지, 또한 새로운 정신질환이 더 많이 발생했는지 아직은 알 수 없다. 그러나 최근에 후배 정신과 교수로부터 전해들은 이야기가 현재 상황을 가장 실감나게 암시하는 것 같다.

모 대학병원 장례식장(장례 건수가 상당히 많은 곳임) 관계자에 따르면, 2020년 9월부터 2021년 3월 초까지 5개월을 약간 넘는 기간 동안 장례를 치른 사망자 가운데 의도적 죽음(자살)이 30퍼센트나 차지한다는 것이다. 장례 업무에 오랜 기간 종사한 그의 경험에 의하면 이런 적이 과거에는 한번도 없었다면서 굉장히 놀라더라는 것이다. 물론 사망자들의 사망진단서를 보고 수기로 작성한 것이고 전년도와 비교할 자료가 없어 뭐라 말하기는 어렵다. 한편, 상기 대학병원 응급실에 자살 시도 때문에 내원하는 환자도 급격히 증가했다. 이런 현상이 코로나 대유행과 관련되어 있는지는 아직 분명하지 않지만, 앞에서 언급한 조사 결과-대유행으로 인한 자살 사고의 증가와 약물과용으로 인한 죽음의 증가-를 고려한다면 매우 주의 깊게 지켜봐야 할 사안이라고 생각한다.

그러나, 필자는 코로나 블루보다 더 걱정스러운 것이 있다. 방역의 필요성 때문이라고는 하지만 너무나 아무렇지 않게 헌법에 명시된 국민의 기본권이 제약되고 있다는 점이다. 집회와 결사의 자유가 제한당하고 있으며 이전의 자유 또한 제약당하고 있다. (해외에서 귀국한 사람들을 14일간 자가격리를 강제하는 것이 좋은 예일 것이다) 방역을 핑계로, 발전된 IT 기술을 이용하여 정부기관이 개인의 일거수일투족을 추적한다. 식당이나 카페에 드나들 때마다 개인의 신분증이나 다름없는 휴대전화 번호를 적게 하거나 QR 코드를 찍으라고 강요한다. 이에 따라 우리의 사생활은 정부당국에 완전히 노출되어 있다고 해도 과언이 아니다. 벌거벗고 있는 것이나 마찬가지다.

또 하나 크게 우려하지 않을 수 없는 사안은 낙인찍기(stigmatization)이다. 2020년 초 대유행이 시작되면서 대구를 비롯한 특정 지역은 기피 대상이 되었다. 대구 지역을 다녀온 사람들도 일단 의심과 기피의 대상이 된 것이 사실이다. 어디 그뿐인가? 여러 종교 중에서 특히 교회(소위 개신교를 말함)가 코로나 전파의 주범이라고 간주하고 싶어하는(?) 것 같은 기류가 노골적으로 감지되고 있다. 작년 8·15 광화문 집회에 나간 애국시민들 역시 코로나 전파에 기여한 자들로 백안시당한 바 있다. 일부 사람들에게는 이 낙인찍기가 여전히 상당한 영향력을 발휘하고 있는 것 같다. 낙인찍기는 항상 편견과 책임 전가, 희생양 만들기를 동반한다. 그런 점에서 현재의 방역수칙은 과학적 사실을 기반으로 하는 것이 아니라, 어떤 완고한 편견에 의해서 수행되고 있는 것 같다. 혹시 방역 외에 다른 목적이 있는 것이 아닌가 싶은 생각이 들 때가 많다. 물론 필자의 지나친 의심이라고 생각하고 싶지만 "1년 동안 약 25억 명이 전철을 탔는데도 불구하고 확진자가 단 한 명도 없었다면 K방역의 영웅은 지하철공사 사장"이라는 어느 의사의 외침이 예리하게 느껴진다.

모임을 금기시하니 학교 수업도, 회의도 비대면 온라인으로 이루어지는 경우가 많다. 그런데 학교는 단순히 지식을 전달하기 위해 존재하는 기관이 아니고, 회의나 모임도 단순히 정보를 전달하기 위한 자리가 아니다. 비대면만으로는 감정교류, 상호작용, 연대감, 동료의식, 상호존중 등 인간으로서 가져야 할 덕목들이 형성될 수 없다는 것이 필자의 생각이다. 비대면 문화가 장기화된다면 각자의 나이에 걸맞는 사회화도 이루어질 수 없다. 이런 추세가 계속된다면 몇 년 지나지 않아, 이 세상에는 오직 자신만 존재한다는 식의 망상을 가진 인간들로 넘쳐날지도 모른다. 참으로 걱정스럽다.

강제된 방역수칙을 '뉴 노말(new normal)'이라는 그럴듯한 말로 포장하여 전통적인 행동양식과 사고체계를 해체하라고 부추기고 있다. 무엇보다, 개인의 자유를 우선시하는 사고체계를 해체하라고 강요한다. 그렇게 해체하고 난 후에는 도대체 어떤 '새로운' 세상이 우리 앞에 나타날까? 최소한, 정치인들이 항상 떠드는 정의롭고 공정한 세상은 아닐 것 같다.

IT 기술을 이용한 초감시사회가 구현될 것이다. '자유로운 개인'은 없어지고 '거대한 군중'만 존재하는 세상이 올 것이다. 우리나라에서도 초감시사회 구현을 위한 움직임이 '스마트 시티'라는 미명 하에 여러 곳에서 진행되고 있다. 이런 식으로 간다면, 아마 거의 모든 사람들이 자신들의 생존을 극소수 엘리트들의 자비심에 의지하는 세상이 올 것이다. 이것은 '코로나 블루'를 넘어선 '코로나 블랙'이다. 코로나가 가져올 암흑세상이 단지 필자의 지나친 상상에 불과하기를 간절히 바란다.

부록

코로나19 주요 일지

	발표일	확진자	국내발생	해외유입	검역단계	지역사회	위중증	사망자	치명률	검사자	양성률
2019년	12.12.(목)										
	12.31.(화)										
2020년	01.08.(수)										
	01.09.(목)										
	01.20.(월)	1	0	1				0			
	01.21.(화)	0	0	0				0			
	01.22.(수)	0	0	0				0			
	01.23.(목)	0	0	0				0			
	01.24.(금)	1	0	1				0			
	01.25.(토)	0	0	0				0			
	01.26.(일)	1	0	1				0		244	4.51
	01.27.(월)	1	0	1				0			
	01.28.(화)	0	0	0				0			
	01.29.(수)	0	0	0				0			
	01.30.(목)	3	1	2				0			
	01.31.(금)	4	3	1				0			
	02.01.(토)	1	0	1				0		127	0.79
	02.02.(일)	3	1	2				0		58	5.17
	02.03.(월)	0	0	0				0		61	0.00
	02.04.(화)	1	0	1				0		117	0.85
	02.05.(수)	5	3	2				0		107	4.67
	02.06.(목)	3	1	2				0		171	1.75
	02.07.(금)	0	0	0				0		245	0.00
	02.08.(토)	0	0	0				0		571	0.00
	02.09.(일)	3	1	2				0		639	0.47
	02.10.(월)	1	1	0				0		436	0.23
	02.11.(화)	0	0	0				0		853	0.00
	02.12.(수)	0	0	0				0		1445	0.00
	02.13.(목)	0	0	0				0		723	0.00
	02.14.(금)	0	0	0				0		1,057	0.00
	02.15.(토)	0	0	0				0		665	0.00
	02.16.(일)	2	2	0				0		400	0.50
	02.17.(월)	0	0	0				0		252	0.00
	02.18.(화)	2	2	0				0		1,094	0.18
	02.19.(수)	34	34	0				0		1,146	2.97
	02.20.(목)	16	16	0				1		1750	0.91
	02.21.(금)	74	74	0				0		2655	2.79
	02.22.(토)	190	190	0				1		4,805	3.95
	02.23.(일)	210	209	1				4		3,012	6.97
	02.24.(월)	207	206	1				2		5,982	3.46
	02.25.(화)	130	129	1				3		8,101	1.60
	02.26.(수)	253	252	1				1		9,411	2.69
	02.27.(목)	449	447	2				1		11,863	3.78
	02.28.(금)	427	427	0				3		12,950	3.30
	02.29.(토)	909	909	0				1		14,753	6.16
	03.01.(일)	595	593	2				1		11,292	5.27
	03.02.(월)	686	684	2				4	0.5	10,670	6.43

국내외 주요 사항	발표일
중국 우한, 최초 환자 보고	12.12.(목)
중국 우한 자치질병본부, 폐렴환자 최초 발표(확진자 27명)/ 대만, 우한발 입국자 발열여부 확인	12.31.(화)
코로나19 의심환자 최초로 보고되어 검사(아닌 것으로 밝혀짐)/ 우한 여행력 확인가능(DUR)	01.08.(수)
중국, '신종코로나 바이러스'로 명명/ 첫 사망자 보고	01.09.(목)
첫 확진자 발생/ 주의단계, 방역대책본부(질병관리본부장) 가동/ 우한방문 후 14일이내 유증상자 검사(사례정의 제3판)/ 우한 여행력 확인(DUR) 가능/ 콜센터(1339) 가동	01.20.(월)
	01.21.(화)
대만 첫 확진자 발생	01.22.(수)
중국 우한 봉쇄	01.23.(목)
전국17개시·도 보건환경연구원 염기서열분석검사 가능/ 설 연휴(~27) WHO, 감염재생산지수 1.4~2.5로 추정	01.24.(금)
외교부, 우한·후베이성 여행철수 권고 중국 우한 의료진 첫 사망	01.25.(토)
의협, 중국발 입국금지 권고(1차)	01.26.(일)
경계단계, 중앙사고수습본부(보건복지부장관) 가동 대만, 중국발 내·외국인 14일간 강제 자가격리	01.27.(월)
14일 이내에 중국에서 입국한 폐렴환자 검사(사례정의 제4판)/ 지자체별 선별진료소 288개 운영	01.28.(화)
질병관리본부, 무증상감염 가능성 일축	01.29.(수)
의협, 중국발 입국중단 요청(2차)/ 해외여행력정보 제공(DUR, ITS)/ 지역 콜센터(지역번호+120) 가동 WHO, 국제적 공중보건 비상사태 선언	01.30.(목)
전국18개 보건환경연구원 RT-PCR 가능/ 오늘 중국발 입국 항공편 10,366명+선박편 979명 미국 공중보건비상사태 선포, 중국발 외국인 입국금지	01.31.(금)
일본발 확진자 발생(12번 중국국적)/ 의협, 중국전역 및 상위5개국 입국제한 또는 중단 권고(3차) 호주·뉴질랜드·싱가포르·베트남 중국발 입국금지	02.01.(토)
대한감염학회, 중국전역 입국금지 제안 중국 원저우 봉쇄	02.02.(일)
의협, 중국전역 입국차단 건의(4차)/ 보건복지부, 무증상감염 인정	02.03.(월)
14일이내 후베이성 방문·체류한 외국인 입국금지/ 밀접·일상 구분없이 모든 접촉자는 2주간 자가격리	02.04.(화)
의협, 해외유입 감염원차단 건의(5차)/ 마스크 지침 발표-병원근무자 KF94 이상, 일반인 KF80 또는 방한마스크(X)/ 첫 완치사례(2번 확진자)	02.05.(수)
의협, 중국전역 입국차단 건의(6차)	02.06.(목)
중국전역에서 입국하는 내·외국인 특별입국절차 시행/ RT-PCR 상용화 대만, 중국빨 외국인 입국 전면금지	02.07.(금)
중국방문 후 14일 이내 유증상자나 의사소견 있으면 검사가능(사례정의 제5판)	02.08.(토)
	02.09.(일)
	02.10.(월)
	02.11.(화)
확진자의 접촉자 1,782명 중 11명0.62%() 확진 WHO, 'COVID-19'로 명명	02.12.(수)
문 대통령, '머지않아 종식될 것.. 정부 믿고 일상생활'	02.13.(목)
싱가포르 컨퍼런스(1.20~22) 관련 6개국 20명 확진	02.14.(금)
대만 첫 사망자 발생(위생복리부장관 눈물 브리핑)	02.15.(토)
	02.16.(일)
	02.17.(월)
1차 유행 시작(~3월)/ 31번 확진자 발생(2월초 감염추정, 10일부터 발열, 17일 검사)/ 의협, 중국전역 입국제한 요청(7차)	02.18.(화)
대구경북 응급실 대부분 폐쇄(환자들이 선별진료소로 안가고 평소처럼 3차병원 응급실 방문+접촉의료진 2주간 자가격리 지침)	02.19.(수)
최초 사망자 발생(만성폐질환)/ 사례정의 개정(제6판)/ 청와대 '기생충' 짜파구리 오찬, 영부인 파안대소	02.20.(목)
신천지대구교회 신도명단확보 및 검사시작/ 대구경북 감염병 특별관리지역 지정	02.21.(금)
	02.22.(토)
심각단계, 중앙재난안전대책본부(국무총리) 가동	02.23.(일)
청도대남병원 정신병동 한 층이 전원 확진판정(총 113명)	02.24.(월)
코로나 담당 법무부직원 한강에서 숨진 채 발견	02.25.(화)
마스크 수출 제한	02.26.(수)
대구에서 자가격리 중이던 70대 확진자 사망	02.27.(목)
집단발생 관련 천안시 운동시설 등은 이름 비공개, 교회와 병원은 이름 공개	02.28.(금)
전국 사회적 거리두기 시작(~3.21.)/ 대구 일일 신규 확진자 741명, 자가격리 1,500명 돌파	02.29.(토)
중국인 유학생 첫 확진자 발생	03.01.(일)
첫 생활치료센터 개소(경북대병원 지원)/ 4단계 환자분류기준 발표(중등도 이상은 입원, 그외는 생활치료센터 입소)	03.02.(월)

2020년

발표일	확진자	국내발생	해외유입	검역단계	지역사회	위중증	사망자	치명률	검사자	양성률
03.03.(화)	600	599	1				6	0.6	16,260	3.69
03.04.(수)	516	516	0				4	0.6	10,856	4.75
03.05.(목)	438	437	1				3	0.6	9,834	4.45
03.06.(금)	518	518	0				7	0.7	18,199	2.85
03.07.(토)	483	483	0				2	0.7	13,449	3.59
03.08.(일)	367	366	1				6	0.7	10,329	3.55
03.09.(월)	248	247	1				1	0.7	8,100	3.06
03.10.(화)	131	131	0				3	0.7	13,526	0.97
03.11.(수)	242	239	3				6	0.77	12,251	1.98
03.12.(목)	114	112	2				6	0.84	12,603	0.90
03.13.(금)	110	107	3				1	0.84	13,649	0.81
03.14.(토)	107	102	5				5	0.89	12,688	0.84
03.15.(일)	76	72	4				3	0.92	6,877	1.11
03.16.(월)	74	70	4				0	0.91	6,292	1.18
03.17.(화)	84	79	5				6	0.97	12,212	0.69
03.18.(수)	93	80	13				3	1	8,931	1.04
03.19.(목)	152	135	17				7	1.06	11,377	1.34
03.20.(금)	87	73	14				3	1.09	9,640	0.90
03.21.(토)	147	126	21				8	1.16	10,845	1.36
03.22.(일)	98	77	21				2	1.17	4,271	2.29
03.23.(월)	64	46	18	13	1		7	1.24	6,256	1.02
03.24.(화)	76	46	30	20	2		9	1.33	10,546	0.72
03.25.(수)	100	42	58	34	17		6	1.38	9,314	1.07
03.26.(목)	104	56	48	30	9		5	1.42	7,046	1.48
03.27.(금)	91	57	34	13	6		8	1.49	12,019	0.76
03.28.(토)	146	90	56	24	17		5	1.52	10,964	1.33
03.29.(일)	105	38	67	21	20	79	8	1.59	6,216	1.69
03.30.(월)	78	35	43	13	16	78	6	1.64	1,053	7.41
03.31.(화)	125	88	37	15	14	74	4	1.66	15,370	0.81
04.01.(수)	101	56	45	7	29	76	3	1.67	10,983	0.92
04.02.(목)	89	43	46	18	18	78	4	1.69	10,196	0.87
04.03.(금)	86	37	49	22	16	80	5	1.73	11,530	0.75
04.04.(토)	94	53	41	15	17	80	3	1.74	11,759	0.80
04.05.(일)	81	31	50	24	16	81	6	1.79	6,201	1.31
04.06.(월)	47	25	22	7	9	80	3	1.81	5,571	0.84
04.07.(화)	47	23	24	14	3	77	6	1.86	10,500	0.45
04.08.(수)	53	23	30	14	10	80	8	1.93	8,699	0.61
04.09.(목)	39	13	26	10	13	80	4	1.96	8,708	0.45
04.10.(금)	27	17	10	4	1	71	4	1.99	8,340	0.32
04.11.(토)	30	16	14	6	6	67	3	2.01	7,428	0.40
04.12.(일)	32	9	23	18	6	67	3	2.04	4,142	0.77
04.13.(월)	25	10	15	6	10	66	3	2.06	4,122	0.61
04.14.(화)	27	11	16	7	5	66	5	2.1	8,695	0.31
04.15.(수)	27	13	14	4	7	65	3	2.12	7,114	0.38
04.16.(목)	22	11	11	4	7	61	4	2.16	4,223	0.52
04.17.(금)	22	7	15	11	3	61	1	2.16	7,688	0.29
04.18.(토)	18	9	9	4	5	61	2	2.18	8,371	0.22

국내외 주요 사항	발표일
고려대의료원, 대구경북 생활치료센터 지원	03.03.(화)
삼성의료원, 대구경북생활 치료센터 지원	03.04.(수)
서울대병원과 서울성모병원, 대구경북 생활치료센터 지원	03.05.(목)
평택 박애병원과 순천향의료원, 대구경북 생활치료센터 지원	03.06.(금)
	03.07.(토)
원주기독병원, 대구경북 생활치료센터 지원	03.08.(일)
국민건강보험 일산병원, 대구경북 생활치료센터 지원 / 식약처, 공적공급 마스크 5부제 실시	03.09.(월)
서울아산병원, 대구경북 생활치료센터 지원/ 서울 구로구 콜센터 관련 집단감염 발표 이탈리아 전역 봉쇄	03.10.(화)
한양대의료원, 대구경북 생활치료센터 지원	03.11.(수)
인천길병원, 대구경북 생활치료센터 지원 WHO, 코로나19 팬데믹 선언	03.12.(목)
세브란스병원, 대구경북 생활치료센터 지원/ 대구지역 골든 크로스	03.13.(금)
	03.14.(토)
코로나19의 무증상 전파 가능성을 공식적으로 인정/ 대구경북 감염병 특별재난지역 선포	03.15.(일)
	03.16.(월)
보건복지부, 무증상전파 인정	03.17.(화)
대구 17세 남학생 원인미상 폐렴으로 사망	03.18.(수)
대구가톨릭대병원, 전국 최초 코로나19 임종실 마련/ 전 세계 모든 입국자에 대해 특별입국절차 확대	03.19.(목)
	03.20.(금)
	03.21.(토)
전국 강화된 사회적 거리두기(~4.19.)/ 종교시설·실내체육시설·유흥시설 등 운영제한/ 유럽발 입국자 코로나19검사 의무화(일일 검사비 약 2억원), 오늘 입국자 1,442명 중 유증상자 152명	03.22.(일)
신규 확진자 21.9%가 해외입국자(이전보다 4배 이상 증가)	03.23.(월)
	03.24.(화)
미국입국자 90.1%, 유럽입국자 83.4%가 내국인/ 신규 확진자 100명 중 해외유입 51명/ 서울 구로구 콜센터 3.8. 이후 170명 확진	03.25.(수)
	03.26.(목)
	03.27.(금)
	03.28.(토)
	03.29.(일)
	03.30.(월)
	03.31.(화)
모든 해외입국자 2주간 격리 의무화(국익공익목적 방문 제외), 유증상자는 공항에서 검사	04.01.(수)
코로나19 치료제 임상연구결과 발표(하이드록시클로로퀸-칼레트라 병합요법이 경증환자에서 효과)	04.02.(목)
대구 의료진 첫 사망	04.03.(금)
	04.04.(토)
	04.05.(일)
	04.06.(월)
	04.07.(화)
	04.08.(수)
	04.09.(목)
격리해제된 확진자 36명 중 18명 재양성 판정	04.10.(금)
GH유형 최초 출현(경북 예천군 관련 집단발생) WHO, COVID-19 백신후보물질 임상현황 공유시작	04.11.(토)
	04.12.(일)
최근 2주간 전파경로-해외유입 49.4%, 병원·요양병원 27.5%, 집단발생 9.2%/ 코로나19는 무증상·경증 많고 초기에 전염력 매우 높다고 발표	04.13.(월)
권역 감염병전문병원(409억, 36병상) 및 국가지정 음압병실(300억, 80병상) 참여희망기관 공모	04.14.(화)
	04.15.(수)
	04.16.(목)
민관합동 코로나19 치료제·백신개발 범정부실무추진단 발족	04.17.(금)
	04.18.(토)

2020년

발표일	확진자	국내발생	해외유입	검역단계	지역사회	위중증	사망자	치명률	검사자	양성률
04.19.(일)	8	2	6	2	3	57	2	2.19	4,275	0.19
04.20.(월)	13	6	7	4	3	56	2	2.21	3,926	0.33
04.21.(화)	9	4	5	3	2	56	1	2.22	7,979	0.11
04.22.(수)	11	5	6	2	4	52	1	2.23	6,945	0.16
04.23.(목)	8	4	4	2	2	49	2	2.24	6,012	0.13
04.24.(금)	6	4	2	1	1	42	0	2.24	5,549	0.11
04.25.(토)	10	5	5	4	0	46	0	2.24	5,641	0.18
04.26.(일)	10	1	9	1	8	42	2	2.26	3,124	0.32
04.27.(월)	10	3	7	5	2	42	1	2.26	3,375	0.30
04.28.(화)	14	2	12	3	9	38	1	2.27	6,854	0.20
04.29.(수)	9	4	5	3	2	37	2	2.29	5,683	0.16
04.30.(목)	4	0	4	4	0	36	1	2.29	5,684	0.07
05.01.(금)	9	1	8	4	4	33	1	2.3	3,188	0.28
05.02.(토)	6	0	6	3	3	29	2	2.32	4,493	0.13
05.03.(일)	13	3	10	5	5	29	0	2.32	3,411	0.38
05.04.(월)	8	0	8	4	4	27	2	2.33	2,948	0.27
05.05.(화)	3	0	3	2	1	27	2	2.35	6,316	0.05
05.06.(수)	2	0	2	2	0	27	1	2.36	2,858	0.07
05.07.(목)	4	1	3	1	2	25	1	2.37	6,293	0.06
05.08.(금)	12	1	11	3	8	24	0	2.37	5,475	0.22
05.09.(토)	18	17	1	0	1	23	0	2.36	5,167	0.35
05.10.(일)	34	26	8	6	2	23	0	2.35	3,856	0.88
05.11.(월)	35	29	6	3	3	23	0	2.35	4,606	0.76
05.12.(화)	27	22	5	1	4	22	2	2.36	12,398	0.22
05.13.(수)	26	22	4	1	3	20	1	2.36	15,030	0.17
05.14.(목)	29	26	3	0	3	22	1	2.37	15,564	0.19
05.15.(금)	27	22	5	1	4	22	0	2.36	15,263	0.18
05.16.(토)	19	9	10	8	2	18	2	2.37	13,898	0.14
05.17.(일)	13	6	7	4	3	18	0	2.37	7,008	0.19
05.18.(월)	15	5	10	7	3	16	1	2.38	5,558	0.27
05.19.(화)	13	9	4	0	4	15	0	2.37	12,363	0.11
05.20.(수)	32	24	8	2	6	15	0	2.37	10,859	0.29
05.21.(목)	12	10	2	1	1	16	1	2.37	12,251	0.10
05.22.(금)	20	11	9	7	2	16	0	2.37	13,734	0.15
05.23.(토)	23	19	4	3	1	14	2	2.38	12,002	0.19
05.24.(일)	25	17	8	4	4	13	0	2.38	5,869	0.43
05.25.(월)	16	13	3	1	2	13	1	2.38	6,148	0.26
05.26.(화)	19	16	3	2	1	12	2	2.4	13,038	0.15
05.27.(수)	40	37	3	1	2	12	0	2.39	13,401	0.30
05.28.(목)	79	68	11	7	4	11	0	2.37	15,790	0.50
05.29.(금)	58	55	3	0	3	10	0	2.36	16,454	0.35
05.30.(토)	39	27	12	5	7	10	0	2.35	17,781	0.22
05.31.(일)	27	15	12	0	12	11	1	2.35	7,921	0.34
06.01.(월)	35	30	5	2	3	12	1	2.36	10,569	0.33
06.02.(화)	38	36	2	1	1	11	1	2.36	18,460	0.21
06.03.(수)	49	46	3	0	3	8	1	2.36	17,001	0.29
06.04.(목)	39	33	6	2	4	9	0	2.35	17,006	0.23

국내외 주요 사항	발표일
	04.19.(일)
감염확산 위험도 높은 유흥시설·일부 생활체육시설·학원·종교시설 등 운영자제권고	04.20.(월)
	04.21.(화)
완치자 25명 전원 중화항체 형성되었으나 48%는 호흡기검체에서 RT-PCR 양성	04.22.(수)
#덕분에챌린지 시작	04.23.(목)
코로나19 치료제·백신 개발 범정부지원단 제1차 회의	04.24.(금)
	04.25.(토)
	04.26.(일)
최근 2주간 전파경로-해외유입 57.7%, 집단발생 16.9%, 병원·요양병원 10.9%	04.27.(월)
	04.28.(화)
소아·청소년 확진자 중 사망·중증환자는 없었으며, 507명 중 419명(82.6%) 격리해제	04.29.(수)
신규 확진자 전원 해외유입/ 2.18. 이후 처음으로 지역사회 신규 확진자 없음	04.30.(목)
신규 확진자 거의 전원 해외유입 미국 FDA, 렘데시비르 긴급사용승인	05.01.(금)
신규 확진자 전원 해외유입	05.02.(토)
신규 확진자 해외유입이 3배 더 많음	05.03.(일)
신규 확진자 전원 해외유입	05.04.(월)
신규 확진자 전원 해외유입/ 전국, 사회적 거리두기 1단계 실시/ 국민 75.3%가 코로나19 정례브리핑 신뢰한다고 발표	05.05.(화)
신규 확진자 전원 해외유입/ 이태원클럽 관련 최초 확진자 발생	05.06.(수)
신규 확진자 해외유입이 3배 더 많음	05.07.(목)
이태원클럽 관련 확진자 12명(외국인 3명, 군인 1명 포함) 발생	05.08.(금)
이태원클럽 관련 총 27명(군인 1명, 가족·지인 포함)	05.09.(토)
	05.10.(일)
국내발생 29명 전원 이태원클럽 관련/ 코로나바이러스감염증-19 대응지침 개정(제8판)/ 최근 2주간 전파경로-해외유입 50.9%, 집단발생 42.7%	05.11.(월)
국내발생 22명 중 이태원클럽 관련 21명	05.12.(화)
국내발생 22명 중 이태원클럽 관련 18명	05.13.(수)
국내발생 26명 중 이태원클럽 관련 20명/ '이태원 클럽' 관련 대신 '클럽' 관련으로 명칭 변경	05.14.(목)
국내발생 22명 중 이태원클럽 관련 17명	05.15.(금)
국내발생 9명 중 이태원클럽 관련 6명	05.16.(토)
국내발생 6명 중 이태원클럽 관련 5명	05.17.(일)
국내발생 5명 중 이태원클럽 관련 2명/ 입영장정 코로나19검사/ 재양성자 조사 및 분석결과 발표	05.18.(월)
국내발생 9명 중 이태원클럽 관련 7명	05.19.(화)
	05.20.(수)
	05.21.(목)
국내 코로나19환자 유전자염기서열 분석결과 발표/ 이태원클럽방문 유증상자 검사 마지막 요청(2주간)	05.22.(금)
국내발생 19명 중 이태원클럽 관련 10명	05.23.(토)
	05.24.(일)
최근 2주간 감염경로-집단발생 62.6%, 해외유입 27.6%/ 코로나19 연관 소아·청소년 다기관염증증후군 감시체계 운영	05.25.(월)
경기 부천 쿠팡물류센터 집단발생 시작	05.26.(화)
	05.27.(수)
	05.28.(목)
수도권 강화된 방역조치(~6.14.)/ 음압병실 83개 확충	05.29.(금)
	05.30.(토)
이태원클럽 관련 누적확진자 270명(24일간 보도)	05.31.(일)
확진자 발생 및 노출자 추적관리 중인 교회 현황 발표/ 종교시설 대상 거리두기 지침 발표/ 식약처, 공적공급 마스크 5부제 폐지	06.01.(월)
	06.02.(화)
식약처, 렘데시비르 특례수입승인	06.03.(수)
	06.04.(목)

2020년

발표일	확진자	국내발생	해외유입	검역단계	지역사회	위중증	사망자	치명률	검사자	양성률
06.05.(금)	39	34	5	1	4	11	0	2.34	17,102	0.23
06.06.(토)	51	43	8	5	3	14	0	2.33	14,345	0.36
06.07.(일)	57	53	4	2	2	14	0	2.32	7,464	0.76
06.08.(월)	37	32	5	3	2	14	0	2.31	5,445	0.68
06.09.(화)	38	35	3	0	3	18	1	2.31	17,783	0.21
06.10.(수)	50	43	7	6	1	20	2	2.32	15,975	0.31
06.11.(목)	45	40	5	2	3	20	0	2.31	14,916	0.30
06.12.(금)	56	43	13	10	3	18	1	2.31	14,599	0.38
06.13.(토)	48	43	5	1	4	22	0	2.3	13,218	0.36
06.14.(일)	34	31	3	1	2	22	0	2.29	5,624	0.60
06.15.(월)	37	24	13	7	6	20	0	2.29	5,392	0.69
06.16.(화)	34	21	13	9	4	24	1	2.29	14,048	0.24
06.17.(수)	43	31	12	7	5	25	1	2.29	13,056	0.33
06.18.(목)	59	51	8	4	4	27	1	2.28	12,889	0.46
06.19.(금)	49	32	17	11	6	33	0	2.28	12,351	0.40
06.20.(토)	67	36	31	18	13	33	0	2.26	12,838	0.52
06.21.(일)	48	40	8	4	4	34	0	2.25	5,562	0.86
06.22.(월)	17	11	6	0	6	34	0	2.25	5,603	0.30
06.23.(화)	46	16	30	26	4	37	1	2.25	13,946	0.33
06.24.(수)	51	30	21	12	8	38	0	2.24	12,585	0.41
06.25.(목)	28	23	5	4	1	37	1	2.24	11,881	0.24
06.26.(금)	39	26	13	7	5	35	0	2.24	11,837	0.33
06.27.(토)	51	31	20	11	9	30	0	2.23	11,465	0.44
06.28.(일)	62	40	22	16	6	32	0	2.22	7,915	0.78
06.29.(월)	42	30	12	5	7	32	0	2.21	8,259	0.51
06.30.(화)	42	22	20	13	7	32	0	2.2	13,812	0.30
07.01.(수)	51	36	15	5	10	33	0	2.19	11,466	0.44
07.02.(목)	54	44	10	2	8	34	0	2.19	10,731	0.50
07.03.(금)	61	49	12	4	7	34	0	2.17	11,799	0.52
07.04.(토)	63	36	27	18	9	30	1	2.17	11,762	0.54
07.05.(일)	61	43	18	9	9	32	0	2.16	6,532	0.93
07.06.(월)	48	24	24	15	9	32	1	2.16	5,741	0.84
07.07.(화)	44	20	24	16	8	36	1	2.16	14,398	0.31
07.08.(수)	62	30	32	11	22	31	0	2.15	13,541	0.46
07.09.(목)	50	28	22	5	17	26	2	2.16	12,037	0.42
07.10.(금)	45	23	22	4	19	22	1	2.16	13,119	0.34
07.11.(토)	35	20	15	8	7	20	0	2.15	12,051	0.29
07.12.(일)	44	21	23	12	11	19	1	2.15	5,203	0.85
07.13.(월)	62	19	43	18	25	20	0	2.14	6,168	1.01
07.14.(화)	33	14	19	12	7	17	0	2.14	12,304	0.27
07.15.(수)	39	11	28	23	5	17	0	2.13	10,700	0.36
07.16.(목)	61	14	47	20	27	16	2	2.14	10,032	0.61
07.17.(금)	60	21	39	25	14	16	2	2.14	9,669	0.62
07.18.(토)	39	11	28	12	16	19	1	2.14	9,187	0.42
07.19.(일)	34	21	13	7	6	19	1	2.15	5,095	0.67
07.20.(월)	26	4	22	10	12	19	1	2.15	4,894	0.53
07.21.(화)	45	20	25	18	7	21	0	2.14	12,197	0.37

국내외 주요 사항	발표일
	06.05.(금)
감염경로가 파악되지 않은 산발적인 환자로 인한 유행이 지속된다고 발표	06.06.(토)
	06.07.(일)
	06.08.(월)
이태원클럽 관련 누적확진자 277명(보도는 안하고 자료만 제시)	06.09.(화)
국군안보지원사령부 5명 확진/ 전화진료 허용	06.10.(수)
	06.11.(목)
	06.12.(금)
	06.13.(토)
광주 및 충남논산 위양성 판정(검체오염 가능성)	06.14.(일)
수도권 강화된 방역조치 무기한 연장	06.15.(월)
지역사회 확진자 20명대로 감소	06.16.(화)
노인생활·이용시설 집단발병사례 분석 WHO, 하이드록시클로로퀸 사용중단발표	06.17.(수)
	06.18.(목)
권역 감염병전문병원 선정(순천향대천안병원, 양산부산대병원)	06.19.(금)
뇌졸중, 당뇨병, 흡연자가 코로나19에 취약한 이유 발표	06.20.(토)
	06.21.(일)
코로나의 3대 전파요소(3밀-밀접·밀폐·밀집) 발표	06.22.(월)
부산항 러시아선박 유증상자 3명 검사하다가 16명 확진/ 고위험국가 항만검역관리 예정	06.23.(화)
	06.24.(수)
확진자 격리해제기준 변경(검사 양성이어도 임상경과 고려하여 격리해제 가능: 코로나바이러스감염증-19 대응지침 제9판)	06.25.(목)
환경소독의 중요성과 올바른 소독방법 발표	06.26.(금)
	06.27.(토)
	06.28.(일)
	06.29.(월)
	06.30.(화)
항만검역관리 대상지역을 전 세계로 확대	07.01.(수)
	07.02.(목)
	07.03.(금)
코로나19 치료제·백신 등 연구개발예산 1,916억원 집행 예정	07.04.(토)
	07.05.(일)
질병청, 3-4월 해외입국 굉장히 많았고 그때 유입된 GH형이 현재의 유행을 주도하고 있다고 발표/ 신규 확진자 절반이 해외유입	07.06.(월)
신규 확진자 국내발생보다 해외유입이 더 많음(20명 vs. 24명)	07.07.(화)
신규 확진자 국내발생보다 해외유입이 더 많음(30명 vs. 32명)/ 확진자 8,976명 임상정보 분석결과 발표	07.08.(수)
국내 코로나 19 항체가 조사 중간결과 발표	07.09.(목)
신규 확진자 절반이 해외유입/ 방문판매 관련 주요 감염사례 분석결과 발표/ 정규예배 외 모임·단체식사 금지 등 방역수칙준수 의무화	07.10.(금)
	07.11.(토)
신규 확진자 국내발생보다 해외유입이 더 많음(21명 vs. 23명)	07.12.(일)
신규 확진자 국내발생보다 해외유입이 2배 넘음(19명 vs. 43명)/ 국가별 확진자 및 사망자 분석결과 발표	07.13.(월)
신규 확진자 국내발생보다 해외유입이 더 많음(14명 vs. 19명)	07.14.(화)
신규 확진자 국내발생보다 해외유입이 2배 넘음(11명 vs, 28명/ 광주 방문판매 관련 사례 분석결과 발표	07.15.(수)
신규 확진자 국내발생보다 해외유입이 2배 넘음(14명 vs, 47명/ 행정안전부, 안전신문고 제도 시행	07.16.(목)
신규 확진자 국내발생보다 해외유입이 더 많음(21명 vs. 39명)/ 러시아선박 3일연속 확진자 발생/ '마스크의 기적' 홍보 안내	07.17.(금)
신규 확진자 국내발생보다 해외유입이 2배 넘음(11명 vs. 28명)	07.18.(토)
	07.19.(일)
신규 확진자 국내발생보다 해외유입이 5배 넘음(4명 vs. 22명)/6개월간의 국내발생 현황과 대응경과 발표/ 노인 주간보호시설 등 사회복지이용시설 운영 재개	07.20.(월)
신규 확진자 국내발생보다 해외유입이 더 많음(20명 vs. 25명)	07.21.(화)

2020년

발표일	확진자	국내발생	해외유입	검역단계	지역사회	위중증	사망자	치명률	검사자	양성률
07.22.(수)	63	29	34	19	15	21	1	2.14	9,681	0.65
07.23.(목)	59	39	20	5	15	18	0	2.13	8,783	0.67
07.24.(금)	41	28	13	3	10	16	1	2.13	9,437	0.43
07.25.(토)	113	27	86	81	5	15	0	2.11	8,307	1.36
07.26.(일)	58	12	46	42	4	15	0	2.11	4,292	1.35
07.27.(월)	25	9	16	7	9	14	1	2.11	4,048	0.62
07.28.(화)	28	5	23	10	13	12	1	2.11	10,730	0.26
07.29.(수)	48	14	34	21	13	12	0	2.11	9,603	0.50
07.30.(목)	18	7	11	8	3	13	0	2.1	8,908	0.20
07.31.(금)	36	14	22	12	10	12	1	2.1	7,581	0.47
08.01.(토)	31	8	23	19	4	13	0	2.1	8,034	0.39
08.02.(일)	30	8	22	17	5	13	0	2.1	4,416	0.68
08.03.(월)	23	3	20	14	6	13	0	2.09	3,511	0.66
08.04.(화)	34	13	21	7	14	13	0	2.09	10,023	0.34
08.05.(수)	33	13	20	6	12	14	1	2.09	8,407	0.39
08.06.(목)	43	23	20	6	14	18	0	2.08	8,300	0.52
08.07.(금)	20	9	11	5	6	18	1	2.09	7,165	0.28
08.08.(토)	43	30	13	5	8	17	1	2.09	6,862	0.63
08.09.(일)	36	30	6	1	5	16	1	2.09	4,136	0.87
08.10.(월)	28	17	11	6	5	16	0	2.09	3,653	0.77
08.11.(화)	34	23	11	3	8	15	0	2.08	9,541	0.36
08.12.(수)	54	35	19	8	11	15	0	2.07	8,808	0.61
08.13.(목)	56	47	9	3	6	15	0	2.06	8,246	0.68
08.14.(금)	103	85	18	7	11	14	0	2.05	10,186	1.01
08.15.(토)	166	154	12	2	9	14	0	2.03	10,212	1.63
08.16.(일)	279	267	12	0	12	13	0	1.99	6,491	4.30
08.17.(월)	197	188	9	2	7	13	0	1.97	6,683	2.95
08.18.(화)	246	235	11	6	5	9	1	1.94	8,572	2.87
08.19.(수)	297	283	14	2	12	12	0	1.91	18,022	1.65
08.20.(목)	288	276	12	2	10	12	1	1.88	19,019	1.51
08.21.(금)	324	315	9	3	6	18	2	1.85	20,040	1.62
08.22.(토)	332	315	17	4	13	24	0	1.82	21,677	1.53
08.23.(일)	396	386	10	4	6	29	0	1.78	15,386	2.57
08.24.(월)	266	258	8	4	4	31	0	1.75	13,236	2.01
08.25.(화)	280	264	16	3	13	37	1	1.73	21,415	1.31
08.26.(수)	320	307	13	3	10	42	2	1.71	23,669	1.35
08.27.(목)	441	434	7	3	4	46	1	1.67	20,073	2.20
08.28.(금)	371	359	12	8	4	58	3	1.66	18,138	2.05
08.29.(토)	323	308	15	5	10	64	5	1.65	21,612	1.49
08.30.(일)	299	283	16	7	9	70	2	1.64	14,841	2.01
08.31.(월)	248	238	10	3	7	79	1	1.62	13,519	1.83
09.01.(화)	235	221	14	4	9	104	0	1.61	21,391	1.10
09.02.(수)	267	253	14	3	11	123	2	1.59	21,215	1.26
09.03.(목)	195	188	7	3	4	154	3	1.59	20,257	0.96
09.04.(금)	198	188	10	4	5	157	2	1.59	18,354	1.08
09.05.(토)	168	158	10	4	6	159	2	1.58	18,139	0.93
09.06.(일)	167	152	15	4	11	163	1	1.58	8,890	1.88

국내외 주요 사항	발표일
신규 확진자 국내발생보다 해외유입이 더 많음(29명 vs. 34명)/ 입영장병 46,835명 전수검사결과 발표	07.22.(수)
교회 집합제한 해제	07.23.(목)
러시아선박 집단감염/ 이라크 근로자 293명 귀국	07.24.(금)
신규 확진자 국내발생보다 해외유입이 3배 넘음(27명 vs. 86명)/ 해외유입 사례는 러시아 선원 32명, 이라크 귀국 근로자 36명 포함	07.25.(토)
신규 확진자 국내발생보다 해외유입이 3배 넘음(12명 vs. 46명)/ 프로야구 입장 재개(관중 10% 허용)	07.26.(일)
신규 확진자 국내발생보다 해외유입이 더 많음(9명 vs. 16명)	07.27.(월)
신규 확진자 국내발생보다 해외유입이 4배 넘음(5명 vs. 23명)	07.28.(화)
신규 확진자 국내발생보다 해외유입이 2배 넘음(14명 vs. 34명)	07.29.(수)
신규 확진자 국내발생보다 해외유입이 더 많음(7명 vs. 11명)	07.30.(목)
신규 확진자 국내발생보다 해외유입이 더 많음(14명 vs. 22명)/ 프로축구 입장 재개(관중 10% 허용)	07.31.(금)
신규 확진자 국내발생보다 해외유입이 2배 넘음(8명 vs. 23명)/ 이라크 근로자 1차 귀국 293명 중 77명 확진, 2차 귀국 72명 중 18명 확진/ 의협, '의료 4대악 철폐를 위한 대정부 요구사항' 발표	08.01.(토)
신규 확진자 국내발생보다 해외유입이 2배 넘음(8명 vs. 22명)	08.02.(일)
신규 확진자 국내발생보다 해외유입이 약 7배(3명 vs. 20명)	08.03.(월)
신규 확진자 국내발생보다 해외유입이 더 많음(13명 vs. 21명)	08.04.(화)
신규 확진자 국내발생보다 해외유입이 더 많음(13명 vs. 20명)	08.05.(수)
충북 청주 우즈베키스탄 이슬람예배 7명 확진	08.06.(목)
신규 확진자 국내발생보다 해외유입이 더 많음(9명 vs. 11명)	08.07.(금)
	08.08.(토)
	08.09.(일)
코로나19환자 바이러스 유전자염기서열 추가분석결과(776건) 발표	08.10.(월)
포천 군부대 관련 7.21. 이후 22명 확진	08.11.(화)
2차 유행 시작(~8월말)/ 성북구 사랑제일교회 첫 확진자 발생(발표 13일)/ 남대문시장 선별진료소 설치	08.12.(수)
집회금지 행정명령	08.13.(목)
의협 1차 총파업	08.14.(금)
성북구 사랑제일교회 8. 12. 이후 59명 확진/ 파주시 스타벅스 집단감염 발생/ 주말인데 평소보다 2-3배 검사	08.15.(토)
서울·경기 사회적 거리두기 2단계(~8.18.)/ 주말인데 평소보다 2-3배 검사	08.16.(일)
	08.17.(월)
8.15집회 관련 첫 확진자 발생(발표 19일)	08.18.(화)
수도권 사회적 거리두기 2단계(8.29.)/ 대면예배 금지	08.19.(수)
	08.20.(목)
인턴·전공의 4년차 무기한 파업 돌입	08.21.(금)
민노총집회 첫 확진자 발생/ 전공의1·2년차 무기한 파업	08.22.(토)
전국 사회적 거리두기 2단계~9.27.)/ 주말인데 평소보다 2-3배 검사/ 모든 전공의 무기한 파업	08.23.(일)
주말인데 평소보다 2-3배 검사/ 전임의 순차적으로 무기한 파업	08.24.(월)
	08.25.(화)
파주시 스타벅스 관련 역학조사 중간보고/ 의협 2차 총파업/ 보건복지부, 수도권 전공의·전임의에게 업무개시명령	08.26.(수)
	08.27.(목)
의협 무기한 제3차 전국의사 총파업(9. 7.) 예고/ 보건복지부, 업무개시명령 불이행 전공의 10명 고발	08.28.(금)
	08.29.(토)
수도권 사회적 거리두기 2.5단계(~9.13.)/ 주말인데 평소보다 2배 넘게 검사/ 요양·일반병원 주요사례 발표	08.30.(일)
주말인데 평소보다 2배 넘게 검사/ 의사국시 1주 연기	08.31.(월)
누적확진자 20,000명 돌파	09.01.(화)
WHO, 중증환자에 스테로이드 사용권고	09.02.(수)
	09.03.(목)
여당-의협-복지부 합의문 작성	09.04.(금)
	09.05.(토)
전공의 복귀 결정, 의대생 국시거부 유지	09.06.(일)

2020년

발표일	확진자	국내발생	해외유입	검역단계	지역사회	위중증	사망자	치명률	검사자	양성률
09.07.(월)	119	107	12	4	7	162	2	1.58	5,362	2.22
09.08.(화)	136	120	16	4	12	150	5	1.59	14,781	0.92
09.09.(수)	156	144	12	4	8	154	3	1.59	16,156	0.97
09.10.(목)	155	140	15	4	10	169	2	1.59	17,357	0.89
09.11.(금)	176	161	15	9	6	175	4	1.6	19,620	0.90
09.12.(토)	136	118	18	10	8	164	5	1.61	16,246	0.84
09.13.(일)	121	99	22	7	15	157	3	1.61	7,813	1.55
09.14.(월)	109	98	11	5	6	157	5	1.63	7,732	1.41
09.15.(화)	106	90	16	5	10	158	4	1.64	13,576	0.78
09.16.(수)	113	105	8	2	6	160	0	1.63	14,254	0.79
09.17.(목)	153	145	8	2	6	160	5	1.64	13,060	1.17
09.18.(금)	126	109	17	2	15	150	5	1.65	14,473	0.87
09.19.(토)	110	106	4	1	3	152	1	1.65	12,797	0.86
09.20.(일)	82	72	10	6	4	146	5	1.67	7,539	1.09
09.21.(월)	70	55	15	10	5	141	2	1.67	4,888	1.43
09.22.(화)	61	50	11	2	8	146	3	1.68	13,523	0.45
09.23.(수)	110	99	11	6	5	139	0	1.67	11,787	0.93
09.24.(목)	125	109	16	5	11	126	5	1.68	12,100	1.03
09.25.(금)	114	95	19	6	13	128	2	1.68	11,277	1.01
09.26.(토)	61	49	12	9	3	122	4	1.7	10,069	0.61
09.27.(일)	95	73	22	11	11	124	2	1.7	6,172	1.54
09.28.(월)	50	40	10	7	3	120	5	1.72	4,786	1.04
09.29.(화)	38	23	15	9	6	115	1	1.72	11,741	0.32
09.30.(수)	113	94	19	5	15	109	6	1.73	9,955	1.14
10.01.(목)	77	67	10	6	4	107	2	1.74	5,436	1.42
10.02.(금)	63	53	10	6	4	107	1	1.74	5,342	1.18
10.03.(토)	75	52	23	14	9	104	4	1.75	6,082	1.23
10.04.(일)	64	47	17	9	8	105	1	1.75	6,486	0.99
10.05.(월)	73	64	9	2	7	107	1	1.75	6,033	1.21
10.06.(화)	75	66	9	5	4	100	0	1.74	13,055	0.57
10.07.(수)	114	94	20	7	13	98	3	1.75	12,640	0.9
10.08.(목)	69	60	9	3	6	94	2	1.75	10,771	0.64
10.09.(금)	54	38	16	6	10	90	1	1.75	11,389	0.47
10.10.(토)	72	61	11	5	6	86	2	1.75	4,451	1.62
10.11.(일)	58	46	12	3	9	86	2	1.76	5799	1
10.12.(월)	98	69	29	9	20	83	1	1.75	5,127	1.91
10.13.(화)	91	69	22	5	6	84	1	1.75	13,161	0.69
10.14.(수)	84	53	31	14	17	85	4	1.76	12,683	0.66
10.15.(목)	110	95	15	6	9	82	1	1.76	9,296	1.18
10.16.(금)	47	41	6	3	3	78	2	1.76	8,687	0.54
10.17.(토)	73	62	11	5	6	78	2	1.76	9101	0.8
10.18.(일)	91	71	20	13	7	77	1	1.76	6002	1.52
10.19.(월)	76	50	26	12	14	78	0	1.76	4,697	1.62
10.20.(화)	58	41	17	3	14	71	3	1.76	12,085	0.48
10.21.(수)	89	57	32	22	12	70	3	1.77	12,178	0.73
10.22.(목)	121	104	17	9	8	62	3	1.77	11,836	1.02
10.23.(금)	155	138	17	8	9	62	2	1.77	13,296	1.17

국내외 주요 사항	발표일
인플루엔자 4가백신 무료예방접종 시작	09.07.(월)
성북구 사랑제일교회 관련 누적확진자 1,167명(28일간 보도)/ 의사국시 실기시험(~11.20.; 조민 포함 14% 응시)	09.08.(화)
	09.09.(수)
	09.10.(목)
	09.11.(금)
	09.12.(토)
	09.13.(일)
수도권 사회적 거리두기 2단계(~9.27.)/ 코로나19 항체가 조사 중간결과 발표/ 입원시 코로나19검사 건보적용/ 질병관리청 개청 기념식	09.14.(월)
	09.15.(화)
	09.16.(수)
8월 이후 모임·여행 관련 집단발생사례 발표	09.17.(목)
9월 이후 종교시설 관련 집단발생사례 발표	09.18.(금)
방문판매·설명회 관련 집단발생사례 발표	09.19.(토)
8.14. 이후 37일만에 두자리 수 확진자	09.20.(일)
이번 명절은 "집에서" 쉬면서 보내기 캠페인/ 인플루엔자 예방접종사업 중단(유통과정문제)	09.21.(월)
인플루엔자 국가예방접종사업 중단	09.22.(화)
8·15 도심집회 관련 누적확진자 623명(36일간 보도)	09.23.(수)
역학조사 거부·방해 등으로 인한 추가전파사례 발표	09.24.(목)
2020-21절기 인플루엔자 국가예방접종사업 시작	09.25.(금)
	09.26.(토)
신도림역사 관련 9.25. 이후 9명 확진	09.27.(일)
전국 사회적 거리두기 2단계(~10.11.)	09.28.(월)
	09.29.(화)
추석연휴(9.30~10.4)	09.30.(수)
영국· 남아공발 입국자 전수검사 시작	10.01.(목)
	10.02.(금)
	10.03.(토)
	10.04.(일)
	10.05.(월)
	10.06.(화)
	10.07.(수)
손씻기를 통한 예방효과의 중요성 발표/ 위중증환자, 38일 만에 100명 미만으로 감소	10.08.(목)
	10.09.(금)
	10.10.(토)
	10.11.(일)
사회적 거리두기 1단계(~11.6.)/ 마스크착용 행정명령시행 및 과태료 부과/ 어학연수 네팔인 13명 확진	10.12.(월)
러시아 선원 14명 확진/ 인플루엔자 국가예방접종사업 재개	10.13.(화)
미국인 입국자 13명 확진	10.14.(수)
세계 손씻기의 날	10.15.(목)
이마트 상봉점 10. 13. 이후 7명 확진	10.16.(금)
코로나19 중증도 단계구분 조정	10.17.(토)
	10.18.(일)
수도권 노인·정신병원및시설 종사자와 이용자 약 16만명 선제적 전수검사 시작/ 어르신 인플루엔자 국가예방접종사업 시작	10.19.(월)
	10.20.(화)
2020-21절기 인플루엔자 백신접종 및 이상반응 신고현황 발표	10.21.(수)
흡연에 대한 주의사항 발표	10.22.(목)
인천공항 화물터미널 관련 10.14 이후 11명 확진 미국 FDA, 렘데시비르 정식사용승인	10.23.(금)

2020년

발표일	확진자	국내발생	해외유입	검역단계	지역사회	위중증	사망자	치명률	검사자	양성률
10.24.(토)	77	66	11	6	5	60	2	1.77	12,058	0.64
10.25.(일)	61	50	11	9	2	53	0	1.77	5,467	1.12
10.26.(월)	119	94	25	17	8	53	0	1.76	6,118	1.95
10.27.(화)	88	72	16	5	11	52	3	1.77	15,323	0.57
10.28.(수)	103	96	7	2	5	52	1	1.76	15,373	0.67
10.29.(목)	125	107	18	9	10	53	1	1.76	15,018	0.83
10.30.(금)	113	93	20	4	17	51	1	1.75	14,253	0.79
10.31.(토)	127	96	31	25	6	54	1	1.75	12,261	1.04
11.01.(일)	124	101	23	14	9	51	2	1.75	6,138	2.02
11.02.(월)	97	79	18	7	11	49	2	1.75	6,020	1.61
11.03.(화)	75	46	29	12	17	52	4	1.76	13,209	0.57
11.04.(수)	118	98	20	11	9	53	2	1.76	12,401	0.95
11.05.(목)	125	108	17	6	11	51	1	1.76	11,446	1.09
11.06.(금)	145	117	28	11	17	50	1	1.75	12,608	1.15
11.07.(토)	89	72	17	8	9	53	1	1.75	10,935	0.81
11.08.(일)	143	118	25	14	11	58	1	1.74	5,631	2.54
11.09.(월)	126	99	27	11	16	57	2	1.74	6,319	1.99
11.10.(화)	100	71	29	8	21	54	5	1.75	14,761	0.68
11.11.(수)	146	113	33	8	25	49	2	1.75	12,574	1.16
11.12.(목)	143	128	15	9	6	53	0	1.74	13,238	1.08
11.13.(금)	191	162	29	14	15	50	1	1.73	11,639	1.64
11.14.(토)	205	166	39	21	18	54	4	1.74	15,878	1.29
11.15.(일)	208	176	32	18	14	56	1	1.73	9,589	2.17
11.16.(월)	222	192	30	23	7	55	1	1.72	10,813	2.05
11.17.(화)	230	202	28	8	20	60	0	1.7	18,064	1.27
11.18.(수)	285	245	40	50	18	67	2	1.69	18,579	1.53
11.19.(목)	325	293	32	39	11	79	2	1.68	19,463	1.67
11.20.(금)	348	320	28	23	20	84	3	1.67	19,585	1.78
11.21.(토)	386	361	25	9	16	86	2	1.65	23,303	1.66
11.22.(일)	330	302	28	20	8	87	2	1.64	12,144	2.72
11.23.(월)	271	255	16	5	11	79	4	1.64	13,245	2.05
11.24.(화)	349	318	31	10	19	79	1	1.63	24,264	1.44
11.25.(수)	382	363	19	7	12	81	3	1.62	20,006	1.91
11.26.(목)	581	552	29	12	18	78	2	1.59	21,640	2.68
11.27.(금)	555	525	30	31	13	77	1	1.57	21,517	2.58
11.28.(토)	503	486	17	3	15	78	6	1.56	22,441	2.24
11.29.(일)	450	413	37	17	20	76	1	1.55	14,968	3.01
11.30.(월)	438	414	24	10	14	76	3	1.54	14,262	3.07
12.01.(화)	451	420	31	14	17	97	0	1.52	22,825	1.98
12.02.(수)	511	493	18	6	12	101	0	1.5	22,973	2.22
12.03.(목)	540	516	24	13	11	117	3	1.48	24,916	2.17
12.04.(금)	628	600	29	18	11	116	7	1.48	25,523	2.46
12.05.(토)	577	559	24	12	12	121	4	1.46	23,080	2.5
12.06.(일)	631	599	32	12	20	125	5	1.45	14,371	4.39
12.07.(월)	615	580	35	10	25	126	4	1.44	14,509	4.24
12.08.(화)	592	566	28	7	21	134	3	1.42	11,949	4.95
12.09.(수)	671	662	24	9	15	149	4	1.41	31,903	2.1

국내외 주요 사항	발표일
할로윈데이 방역수칙 안내	10.24.(토)
	10.25.(일)
요양병원·시설 역학조사결과 발표	10.26.(월)
	10.27.(화)
	10.28.(수)
감염취약시설 종사자 및 이용자 전수검사 중간결과 발표	10.29.(목)
	10.30.(금)
할로윈데이	10.31.(토)
사회적 거리두기 5단계 체계개편 발표	11.01.(일)
요양병원·시설 역학조사결과 추가발표	11.02.(월)
	11.03.(화)
	11.04.(수)
서울 언론사 관련 11. 2. 이후 7명 확진	11.05.(목)
	11.06.(금)
전국 개편된 사회적 거리두기 1단계	11.07.(토)
	11.08.(일)
광주 교도소 첫 확진자 발생(미발표)/ 비수도권 노인·정신병원및시설 종사자와 이용자 선제적 전수검사 시작	11.09.(월)
감염병 예방 및 관리에 관한 법률 하위법령 개정안 입법예고	11.10.(화)
강남구 역삼역 관련 11. 8. 이후 17명 확진	11.11.(수)
용산구 국군복지단 관련 11. 10 이후 14명 확진	11.12.(목)
3차 유행 시작/ 마스크착용 의무화	11.13.(금)
민노총 집회	11.14.(토)
추수감사절/ 충남 서산 군부대 관련 11. 11. 이후 9명 확진	11.15.(일)
	11.16.(월)
	11.17.(화)
	11.18.(수)
수도권 거리두기 1.5단계(~12. 2) 전 세계적으로 매일 50~60만 명의 신규 확진자 발생(9월보다 2배 이상, 5월보다는 6배 이상 증가)	11.19.(목)
도봉구 청련사 관련 29명 확진/ 누적 확진자 30,000명 돌파, 사망자 500명 돌파	11.20.(금)
마포구 유학생모임 관련 11.17 이후 8명 확진/ 감염취약시설에 대한 수도권·비수도권 선제적 전수검사 중간결과 발표	11.21.(토)
	11.22.(일)
강원 철원군 군부대 관련 11. 20. 이후 37명 확진/ 국민건강영양조사 및 군입영장정 코로나19 항체조사 중간결과 발표	11.23.(월)
수도권 거리두기 2단계	11.24.(화)
광주 교도소 관련 11. 9. 이후 17명 확진	11.25.(수)
서울 노원구청 관련 11. 24. 이후 15명 확진/ 경기 연천군 군부대 관련 11. 25. 이후 68명 확진	11.26.(목)
정부주관 시험의 확진자·자가격리자 응시기준 제각각/ 이동량분석 결과발표/ 군 코로나19 조치사항 발표	11.27.(금)
송파구 교정시설 첫 확진자 발생(미발표)/ 감염취약시설 수도권·비수도권 선제적 전수검사 중간결과 발표	11.28.(토)
교정시설 코로나19 방역관리 강화 방안/ 수능준비현황 및 특별상황관리 계획 발표	11.29.(일)
부산검역소 11.18.~20. 검사오류로 61명 위양성결과/ 경기도 누적확진자 7,277명으로 대구(7,232명)를 넘어섰다	11.30.(월)
수도권 강화된 사회적 거리두기 2단계, 비수도권 1.5단계(~12.7.)/ 입국자 전수검사대상국에 브라질 추가	12.01.(화)
수도권 생활치료센터·중환자병상 확보 노력/ 생치센터 비대면진료 시스템 오픈	12.02.(수)
	12.03.(목)
요양병원 등에서 확진자 발생하면 동일집단격리(코호트격리) 결정	12.04.(금)
감염취약시설한 수도권·비수도권 선제적 전수검사 중간결과 발표	12.05.(토)
무증상·경증환자 자가치료방안 검토	12.06.(일)
확진자 격리해제기준 변경/ 감염취약시설 신속항원검사 및 타액 PCR 추진/ 수도권 선별진료소 확대, 드라이브스루 운영	12.07.(월)
수도권 사회적 거리두기 2.5단계, 비수도권 2단계(~'21.2.14)	12.08.(화)
	12.09.(수)

	발표일	확진자	국내발생	해외유입	검역단계	지역사회	위중증	사망자	치명률	검사자	양성률
2020년	12.10.(목)	680	646	36	16	20	172	8	1.41	24,727	2.75
	12.11.(금)	689	673	16	7	9	169	8	1.4	33,265	2.07
	12.12.(토)	950	928	22	12	10	179	6	1.38	38,651	2.46
	12.13.(일)	1,030	1,002	28	14	14	179	2	1.36	24,731	4.16
	12.14.(월)	718	682	36	17	19	185	7	1.35	22,444	3.2
	12.15.(화)	880	848	32	8	24	205	13	1.35	44,181	1.99
	12.16.(수)	1,078	1,054	24	6	18	226	12	1.35	61,179	1.76
	12.17.(목)	1,014	993	21	7	14	242	22	1.36	69,237	1.46
	12.18.(금)	1,064	1,036	26	9	17	246	11	1.36	83,799	1.27
	12.19.(토)	1,047	1,029	24	4	20	275	14	1.36	104,945	1
	12.20.(일)	1,097	1,072	25	9	16	278	15	1.36	81,740	1.34
	12.21.(월)	926	892	34	10	24	274	24	1.38	56,520	1.64
	12.22.(화)	867	824	45	18	27	281	24	1.4	108,324	0.8
	12.23.(수)	1,090	1,060	32	9	23	284	17	1.41	107,215	1.02
	12.24.(목)	985	955	30	11	19	291	17	1.41	113,731	0.87
	12.25.(금)	1,240	1,216	25	6	19	311	17	1.41	118,030	1.05
	12.26.(토)	1,132	1,104	28	10	18	299	20	1.42	64,214	1.76
	12.27.(일)	970	946	24	10	14	293	15	1.42	71,122	1.36
	12.28.(월)	807	787	21	8	13	295	11	1.42	56,148	1.44
	12.29.(화)	1,045	1,030	16	5	11	330	40	1.46	109,043	0.96
	12.30.(수)	1,050	1,025	25	11	14	332	20	1.47	103,996	1.01
	12.31.(목)	967	940	27	13	14	344	21	1.48	95,607	1.01
2021년	01.01.(금)	1,027	1,004	25	4	21	354	17	1.48	100,026	1.03
	01.02.(토)	820	788	36	14	22	361	25	1.5	52,986	1.55
	01.03.(일)	657	641	16	8	8	355	20	1.52	73,563	0.89
	01.04.(월)	1,020	985	35	11	24	351	19	1.53	59,379	1.72
	01.05.(화)	714	672	43	16	27	386	26	1.55	95,268	0.75
	01.06.(수)	838	809	31	6	25	411	20	1.56	97,943	0.86
	01.07.(목)	869	833	37	14	23	400	19	1.57	102,790	0.85
	01.08.(금)	674	633	41	6	35	404	35	1.6	91,126	0.74
	01.09.(토)	641	596	45	10	35	409	19	1.62	93,609	0.68
	01.10.(일)	657	631	34	14	20	401	25	1.64	56,948	1.15
	01.11.(월)	451	419	32	11	21	395	15	1.65	42,043	1.07
	01.12.(화)	537	508	29	8	21	390	25	1.67	94,537	0.57
	01.13.(수)	561	536	26	3	23	374	20	1.69	92,392	0.61
	01.14.(목)	524	496	28	11	17	380	10	1.69	87,625	0.6
	01.15.(금)	512	484	29	5	24	374	22	1.71	84,389	0.61
	01.16.(토)	580	547	33	8	25	360	19	1.72	87,806	0.66
	01.17.(일)	520	500	20	8	12	352	13	1.73	45,832	1.13
	01.18.(월)	389	366	23	10	13	343	15	1.74	38,007	1.02
	01.19.(화)	386	351	35	8	27	335	19	1.75	72,702	0.53
	01.20.(수)	404	373	31	1	30	323	17	1.77	71,747	0.56
	01.21.(목)	400	380	21	6	15	317	16	1.78	66,099	0.61
	01.22.(금)	346	314	32	9	23	299	12	1.79	65,649	0.53
	01.23.(토)	431	403	28	12	16	297	9	1.79	74,184	0.58
	01.24.(일)	392	369	23	9	14	282	12	1.8	37,645	1.04
	01.25.(월)	437	405	32	11	21	275	11	1.8	29,362	1.49

국내외 주요 사항	발표일
인천 남동구 군부대 12.3. 이후 11명 확진	12.10.(목)
서울 은평구 소재 역사 12.9. 이후 10명 확진	12.11.(금)
수도권 임시선별진료소 운영	12.12.(토)
	12.13.(일)
	12.14.(월)
송파구 교정시설 관련 11.28. 이후 23명 확진	12.15.(화)
경기 파주시 군부대 관련 12.14 이후 14명 확진	12.16.(수)
	12.17.(목)
	12.18.(금)
	12.19.(토)
	12.20.(일)
경북 울릉군 해양경찰 관련 12.17 이후 12명 확진/ 취약시설 종사자 선제적 전수검사 주기 단축-수도권 매주, 비수도권 2주	12.21.(월)
전국 연말·연시 방역강화 조치사항 발표	12.22.(화)
	12.23.(수)
OECD 회원국 코로나19 발생현황 발표	12.24.(목)
	12.25.(금)
남아프리카 변이 발생상황과 대응계획 발표	12.26.(토)
	12.27.(일)
교정시설·군부대 등 집단생활시설 신속항원검사 추진/ 영국발 입국자에서 영국 변이 바이러스 확인	12.28.(월)
주한미군 모더나 접종시작/ 변이 바이러스 관련 해외입국자 방역조치 강화 예정	12.29.(화)
감염병의 예방 및 관리에 관한 법률 개정안(시행령, 시행규칙) 시행	12.30.(수)
2020년 코로나19 발생상황 발표	12.31.(목)
	01.01.(금)
	01.02.(토)
	01.03.(일)
	01.04.(월)
약 1개월 만에 신규 확진자 700명대 이하	01.05.(화)
	01.06.(수)
코로나19 진료권고안 발표/ 의사국시 필기 재시험(~1.8.)	01.07.(목)
전국 교정시설 직원 선제적 주1회 정기검사 시행	01.08.(금)
BTJ열방센터 154명 확진	01.09.(토)
	01.10.(일)
해외개발 코로나19 백신접종 준비 진행상황 발표	01.11.(월)
	01.12.(화)
경기 가평군 군부대 관련 1. 8. 이후 11명 확진	01.13.(수)
코로나19 환자의 임상적 후유증연구 중간결과 발표/ 3차 유행의 특성과 거리두기 효과 발표	01.14.(목)
서울 동대문구 역사 1.4. 이후 12명 확진	01.15.(금)
서울 용산구 미군기지 관련 1.11. 이후 18명 확진	01.16.(토)
전남 영암군 사찰 관련 1.14. 이후 25명 확진	01.17.(일)
코로나19 변이 바이러스 특성과 국내 바이러스 유전자염기서열 분석현황 발표	01.18.(월)
송파구 교정시설 누적확진자 1,223명	01.19.(화)
송파구 교정시설 1명 추가(총 1,224명)됐는데 보도 안함	01.20.(수)
1년간의('20.1.20.~'21.1.19.) 집단발생 관련 주요시설 발표	01.21.(목)
	01.22.(금)
의사국시 실기 재시험(~2.18.)	01.23.(토)
송파구 교정시설 1명 추가(총 1,225명)됐는데 보도 안함/ 강원 동해시 다문화센터 관련 1.17. 이후 10명 확진	01.24.(일)
대전 IM 선교회 산하 국제학교 1.24. 이후 125명 확진/ 송파구 교정시설 1명 추가(총 1,226명)됐는데 보도 안함	01.25.(월)

	발표일	확진자	국내발생	해외유입	검역단계	지역사회	위중증	사망자	치명률	검사자	양성률
2021년	01.26.(화)	349	338	16	6	10	270	11	1.81	71,041	0.49
	01.27.(수)	559	516	43	12	31	270	7	1.8	68,504	0.82
	01.28.(목)	497	479	18	7	11	251	8	1.8	77,650	0.64
	01.29.(금)	469	445	24	9	15	239	13	1.81	68,421	0.69
	01.30.(토)	456	423	35	15	20	231	15	1.82	77,164	0.59
	01.31.(일)	354	325	30	15	15	229	6	1.82	48,800	0.73
	02.01.(월)	305	285	20	6	14	225	5	1.82	33,651	0.91
	02.02.(화)	336	295	41	12	29	224	10	1.82	81,852	0.41
	02.03.(수)	467	433	34	17	17	220	6	1.82	73,843	0.63
	02.04.(목)	451	429	22	6	16	211	7	1.82	74,427	0.61
	02.05.(금)	370	351	19	7	12	200	11	1.82	72,452	0.51
	02.06.(토)	393	366	27	11	16	197	5	1.82	78,581	0.5
	02.07.(일)	371	326	46	27	19	190	7	1.82	44,307	0.84
	02.08.(월)	288	264	25	9	16	188	3	1.82	34,964	0.82
	02.09.(화)	303	273	30	11	19	189	8	1.82	82,942	0.37
	02.10.(수)	444	414	30	6	24	184	4	1.81	77,291	0.57
	02.11.(목)	504	467	37	15	22	170	10	1.81	81,260	0.62
	02.12.(금)	403	384	19	6	13	161	11	1.82	41,983	0.96
	02.13.(토)	362	345	17	5	12	157	7	1.82	36,663	0.99
	02.14.(일)	326	304	22	7	15	156	8	1.82	50,892	0.64
	02.15.(월)	343	323	21	6	15	156	5	1.82	43,312	0.79
	02.16.(화)	457	429	28	8	20	166	7	1.82	85,227	0.54
	02.17.(수)	621	590	31	6	25	169	4	1.83	76,650	0.81
	02.18.(목)	621	590	31	12	19	161	6	1.8	71,122	0.87
	02.19.(금)	561	533	28	10	18	153	6	1.8	75,496	0.74
	02.20.(토)	448	416	32	7	25	156	3	1.79	81,977	0.55
	02.21.(일)	416	391	25	8	17	155	4	1.79	42,689	0.97
	02.22.(월)	332	313	19	4	15	146	5	1.79	32,191	1.03
	02.23.(화)	356	330	27	5	22	148	11	1.79	79,268	0.45
	02.24.(수)	440	417	23	4	19	140	3	1.79	69,520	0.63
	02.25.(목)	395	369	27	10	17	144	5	1.79	70,279	0.56
	02.26.(금)	387	382	24	8	16	144	4	1.78	71,840	0.54
	02.27.(토)	415	405	10	3	7	142	10	1.79	72,645	0.57
	02.28.(일)	355	334	22	9	13	135	8	1.79	44,241	0.8
	03.01.(월)	355	338	17	5	12	131	2	1.78	32,877	1.08
	합	90,039	82,966	7,063	3,026	3,775	105(평균)	1,605	1.82(평균)	8,883,792	1.13(평균)

국내외 주요 사항	발표일
확진자 1명이 1.57명의 가족에게 전파시킨다고 발표/ 주한미군 모더나 2차접종 시작/ 코로나19 회복환자 후유증연구 중간결과 발표	01.26.(화)
	01.27.(수)
	01.28.(목)
	01.29.(금)
	01.30.(토)
	01.31.(일)
10월 이후 해외유입 변이 바이러스 총 34건/ 백신수송모의훈련(~2.3.)	02.01.(월)
강동구 한방병원 관련 20명 확진/ 코백스 화이자백신 특례수입 신청	02.02.(화)
구로구 교정시설 2.1. 이후 9명 확진	02.03.(수)
2020년 코로나19 항체조사결과 발표/ 지난 2월 긴급사용 승인한 코로나19 확진용 유전자진단시약 사용종료	02.04.(목)
	02.05.(금)
송파구 교정시설 6명 추가(총 232명)됐는데 보도 안함/ 목욕탕·사우나 관련 집단감염 역학적 특성 발표	02.06.(토)
	02.07.(일)
10월 이후 해외유입 변이 바이러스 총 54건/ 아프리카 입국자전원 PCR 음성확인서 제출 의무화	02.08.(월)
백신관련 가짜뉴스 엄정대응방침	02.09.(화)
모든 입국자 PCR 음성확인서 의무화(2.24~) 및 총 3회 검사(입국전, 직후, 격리해제 전)	02.10.(수)
	02.11.(목)
경기 안산 이슬람사원 관련 2.6. 이후 24명 확진	02.12.(금)
수도권 방역조치 중 마스크착용 의무화 일부 수정	02.13.(토)
경기 평택 이슬람예배소 관련 16명 확진	02.14.(일)
항체치료제 렉키로나주 공급시작	02.15.(월)
	02.16.(화)
	02.17.(수)
	02.18.(목)
	02.19.(금)
변이 바이러스 국내발생 세부현황 발표/ 개인안심번호 도입	02.20.(토)
	02.21.(일)
	02.22.(월)
외국인 노동자 집단감염사례 위험요인 분석결과 발표	02.23.(화)
백신은 코로나19를 예방할 수 있는 가장 안전하고 효과적인 방법이라고 홍보	02.24.(수)
	02.25.(목)
요양병원·시설 AZ백신접종 시작	02.26.(금)
외국인 '21. 1월 이후 총 1,747명 확진/ 코로나19 치료병원 종사자 화이자백신접종 시작	02.27.(토)
	02.28.(일)
	03.01.(월)

정교모 소개

〈사회정의를 바라는 전국교수모임(이하 정교모)〉은 2019년 11월 "대한민국 헌법과 보편적인 양심에 따라 자유·진실·정의를 수호하기 위해 모든 교수가 연대하여 노력해 나아가는 것"을 목적으로 결성되었다. 정교모는 공동대표, 중앙집행위원, 사무처, 대학 및 지역대표조직을 결성하여 문재인 정권의 폭정에 맞서 자유대한민국이 회복되고 진실과 정의가 존중되는 사회를 확립하기 위한 지식인 운동을 전개하고 있다. 정교모는 문재인 정권이 '촛불혁명정부'를 선언하며 유사(類似)전체주의적 거짓과 기만의 정치를 일삼고, 부패카르텔로 엮인 권력기득권이 되어 수탈정치를 일삼는 것에 대해 끊임없이 비판하고 저항하면서 대한민국의 체제적, 국가적, 헌정적 위기를 극복하기 위하여 활동하고 있다.

정교모는 2019년 9월 19일 '조국 법무부장관 임명으로 사회정의와 윤리가 무너졌다'는 제목으로 첫 기자회견을 했으며 이후 공수처 설립 의반(反)헌법성, 공직선거법 개정안 및 패스트 트랙의 불법성, 정부의 전도(顚倒)된 교육정책, 청와대의 울산시장 선거개입, 탈원전 정책, 종북·종중정책 등 거짓과 기만의 폭정을 고발했다. 정교모는 2020년 1월 제2차 시국성명서를 발표하여 문재인 정권의 유사전체주의 독재에 저항하는 '진실과 정의의 가치전쟁'의 정당성을 환기하였으며, 이어 3월에는 '자유대한민국을 위한 제2독립선언서'를 공표했고, '대한민국을 더 이상 문재인 정권에 맡길 수 없는 이유 100가지'를 발표했으며, '자유시민운동 결집과 전개'를 통해 문86정권의 폭정을 추방하기로 결의하였다.

이어 정교모는 '대한민국 교육 자유화' 운동을 시작했고, 문재인의 친

중·사대 정책, 코로나19 초기방역 실패, 4.15 총선 부정 의혹, 대북전단 살포금지 법안, 편향적인 민주시민교육지원법, 고 박원순 전 서울시장 자살과 관련된 위력에 의한 성범죄, 외국인 투기세력 방치, 조민 부산 의전원 입시부정 등 문재인 정권의 국민 기만정책과 무능·비리·불법에 대한 비판적 공론를 제기하는 한편, 지성적 대안을 제시하고 있다. 2020년 8월 광복절에는 제3차 정교모 시국성명서를 발표하여 문86정권을 '부패카르텔'을 통한 국민수탈집단으로 규정했고, '국민소추기록원'의 설치와 운영을 통해 상시적인 법률 투쟁에 임하는 동시에 문86의 범법 행위를 낱낱이 기록하고 있다. 또한, 정교모는 '시민아카데미'를 정례적으로 개최하여 비판과 대안 제시를 겸하는 '국민공론장'을 활성화시키기 위해 노력하고 있다.

정교모는 한국 사회의 주요 부문별 상설위원회, 전략적 현안에 대한 특별위원회를 복합적으로 조직하여 활동하고 있다. 아울러 부산, 충청, 경인 지부를 조직했고 이어서 전국적인 광역 지부와 해외 지부 조직을 결성하기 위해서 노력하고 있다. 우리 6천여 회원은 문86 세력의 집권으로 말미암은 자유대한민국의 위기를 극복하기 위해 '코리아 르네상스'의 가치 운동에 헌신하는 시대적 책무를 다할 것이다.

저자(가나다 順)

권 오 대

신경과 전문의로서 치매와 파킨슨병 환자를 돌보고 있으며 의과대학 교수로 학생들에게 신경학을 가르치고 있다. 질병으로 고통받는 이들을 전인격적으로 바라보며 질병의 치료와 함께 의미있는 삶을 회복하도록 돕고 있다. 경상북도 의성군에서 태어나 경북의대를 졸업하고 계명대학교 동산병원에서 신경과 수련을 받았다. 현재 대구가톨릭대학교병원 신경과장과 임상시험센터장으로, 식품의약품안전처 전문위원으로 근무하고 있다. 1997년부터 여러 개발도상국으로 의료봉사를 다니며 이웃을 사랑하라는 성경의 가르침을 따라 실천하기를 바라며 방송통신대학교 대학원에서 영문학을 전공하였고 그에 따르는 소양을 준비하고 있다. 저서로는 '환자와 보호자가 궁금해하는 파킨슨병101가지 이야기', 'Neuroscience, Intech'이 있다.

김 대 현

계명대학교 의과대학 가정의학과 교수

1987년 경북의대 졸업. 연세의료원에서 가정의학과 전공의 수료. 전북의대에서 박사 학위 취득. 현 계명대학교 동산병원 가정의학과장

국제금연학회 회장, 한국워킹협회 이사장 역임.

김 용 대

충북대학교 의과대학 예방의학교실 교수

충북대학교 미생물학과를 졸업하고 충북대학교 의과대학 대학원에서 예방의학 석사와 박사(의학박사) 과정을 이수하였다. 일본 산업의과대학에서 박사 후 연구원, 미국 식약청 산하 독성연구소에서 방문연구원을 역임하였다.

현재 충북대학교 의과대학 예방의학교실의 교수로 환경역학 분야의 연구를 주로 하고 있으며 의학연구소장과 동 대학병원의 암관리사업부장을 맡고 있다.

김 준 명

연세대학교 의과대학 감염내과 명예교수

연세의대 졸업. 전 연세의대 감염내과 교수

대한감염학회 회장 및 이사장, 대한화학요법학회 회장, 대한병원감염관리학회 회장, 대한에이즈학회 회장, 대한에이즈예방협회 회장 역임

현 한국에이즈예방재단 이사장, 대한민국 의학한림원 정회원

박 명 철

아주대학교 의과대학 성형외과 명예교수

연세대학교 의과대학을 졸업하고 동 대학원에서 의학 석사와 박사 학위를 받았다. 1994년부터 2020년까지 아주대학교에 근무하면서 대한성형외과학회 이사, 대한미세수술학회 이사장, 대한수부외과학회 회장, 세계미세재건외과학회(WSRM 2017) 조직위원장 등으로 활동했다. 1997년부터 동남아시아(베트남, 라오스, 미얀마)의 선천성 기형아를 위한 수술 및 교육사업을 위한 팀(인지클럽)을 이끌어 오고 있다. 현재 (사)글로벌케어 이사로 있다.

박 민 정

한림대학교 강남성심병원 진단검사의학과 교수

연세대학교 사회학과와 한림대학교 의과대학을 졸업했고, 한림대학교 강남성심병원에서 전공의 수련을 받았다.

현재 대한진단검사의학회 임상화학분과 위원, 임상화학회 이사 및 대한의학회 임상진료지침 평가위원, 식약처 의료기기위원회 위원, 한국보건의료연구원 신의료기술 평가위원으로 활동하고 있다.

박 은 철

연세대학교 의과대학 예방의학교실 교수

연세대학교 의과대학을 졸업하고 동 대학 예방의학교실에서 전공의 과정을 수료하였고, 동 대학원에서 보건학 석사와 박사 학위를 취득하였다. 주요 연구분야는 보건정책이다.

현재 연세대 의대 예방의학교실 교수, 연세대 보건정책 및 관리연구소장, 대한민국의학한림원 제8분회장, 한국보건행정학회 고문으로 활동하고 있다.

건강보험심사평가원 조사연구실장(2004~06), 국립암센터 국가암관리사업단장(2006~11), 대한의사협회 의료정책연구소장(2008~09), 한국보건행정학회장(2020) 등을 역임했다.

저서로 『의료보장론』(유승흠 공편, 2009), 『국가암관리사업 이론과 실제』(2010), 『한국형 보건의료체계 구축을 위한 로드맵』(2019)이 있으며 국내외 학술지에 600편 이상의 논문을 게재하였다.

박 재 영

고려대학교 의과대학 비뇨의학과 교수

서울대학교 의과대학을 졸업하고 동 대학병원에서 인턴, 전공의 및 전임의 수련을 받았다.

2008년 고대구로병원에서 임상조교수로 근무를 시작하여 2018년부터 고려대학교 안산병원 비뇨의학과 과장으로 근무하고 있다. 고려대학교 교수의회 고대안산병원 교수의원으로 활동 중이다.

2021년 현재 대한비뇨의학회 부총무 및 학술위원회 간사, 대한전립선학회 기획이사, 요로생식기손상재건연구회 부회장, 신장암 연구회 총무로 봉사하고 있고, 대한비뇨의학회 공식학술지인 Investigative and Clinical Urology (SCIE)의 Editorial Board Member, Medicine® (SCI)의 Academic editor, International neurourology journal (SCIE) 편집위원으로 활동 중이다.

저서로 『2016년 전립선암 진료지침, 전립선암 2017, Bladder Cancer, Management of Advanced Prostate Cancer, 전립선암 치료 진료권고안, 비뇨의학 제6판』 등이 있다.

배 재 현

고려대학교 의과대학 비뇨의학과 교수

고려대학교 의과대학을 졸업하고 동 대학병원에서 인턴과 전공의 수련을 받았다. 현재 고려대학교 안산병원 비뇨의학과에서 근무하고 있다.

병원에서 적정진료관리부장직을 수행하고 있으며 대한요로생식기감염학회 총무, 대한배뇨장애요실금학회 총무를 역임했다.

저서로 『올바른 간헐적도뇨법 사용을 위한 지침서』, 『노인요양 재활비뇨의학 진료지침서』, 『노인비뇨의학』(제2판), 『대한비뇨기과학회사』 등이 있다.

배 정 민

영남대학교병원 외과 교수

동국대학교 의과대학을 졸업하고 동 대학병원에서 인턴과 전공의 수련을 받았고, 동 대학원에서 의학 석사 학위를 받았다. 현재 영남대학교병원 외과에서 근무하고 있다.

석 희 태

연세대학교 보건대학원 의료법윤리학 전공 객원교수

연세대학교 법과대학을 졸업하고 동 대학원에서 법학박사 학위를 받았으며, 그 후 한국방송통신대학교 중어중문학과를 졸업했다.

경기대학교 법학과 교수로서 법과대학장, 행정대학원장, 일반대학원장을 역임했고, 교외 활동으로 대한의료법학회 초대~3대 회장, 미래의료인문사회과학회 초대 회장, 한국의료분쟁조정중재원 조정위원인선위원회 초대·2대 위원장, 〈교수신문〉 편집인을 역임했다.

현재 경기대 명예교수 겸 연세대 보건대학원 객원교수로 있다.

신정임

강원대학교 의학전문대학원 미생물학교실 교수

경북대학교 농과대학을 졸업하고 도미하여 남플로리다주립대학 의과대학 의학미생물학 및 면역학 교실에서 석사와 박사학위를 마치고 펜실베이니아대학 의과대학에서 포스닥 과정을 마쳤다.

현재 강원대학교 의학전문대학원 (의과대학) 미생물학교실 주임교수로 근무하고 있으며 감염성 질환 및 종양 타깃 백신 및 항체 관련 연구를 수행하고 있다. 국내 백신개발회사인 "진원생명과학"과 "플럼라인생명과학"의 자문위원장과 자문위원으로 활동했다.

안기성

대구가톨릭대학교 의과대학 신장내과 명예교수

경북대학교 의과대학을 졸업했고 동 대학원에서 의학 석사와 박사 학위를 받았다. 대구가톨릭대학교병원에서 인턴과 전공의 과정을 수료한 후, 군복무 기간을 제외하고 2021년 2월까지 대구가톨릭대학교 병원 신장내과에서 계속 근무했다. 진료부장과 의과대학장을 역임했으며, 현재는 정년 퇴임 후 명예교수로 있다.

이은소

아주대학교 의과대학 피부과 교수

연세대학교 의과대학을 졸업하고, 세브란스병원에서 전공의 수련을 받았다. 전문 분야는 베체트병, 건선, 아토피피부염, 여드름이며 특히 1994년 아주대학교병원 개원 당시부터 베체트병 클리닉을 개설하여 전문적으로 진료하고 있다.

이은혜

순천향대학교 의과대학 영상의학과 교수

경북대학교 의과대학을 졸업하고 서울아산병원에서 인턴과 레지던트 수련을 받았다. 울산대학교에서 의학 석사와 박사 학위를 받았다. 현재 순천향대학교 부천병원에서 근무하고 있으며 전문 분야는 유방영상이다. 병원에서 QI(Quality Improvement, 의료질 향상)실장과 사무처장 직무대리를 수행했고, 대한영상의학회 수련간사와 품질관리간사로 활동했다.

국가암검진 질관리사업에 자문위원으로 참여하면서 의료정책에 관심을 갖게 되었고, 현재 연세대학교 보건대학원에서 보건정책관리에 대해 공부하고 있다.

저서로 『공공의료라는 파랑새』(기파랑, 2021)가 있다.

이재태

경북대학교 의과대학 핵의학과 교수

전 경북대병원 진료처장, 대구1 및 2 코로나19 생활치료센터 자원봉사

대한핵의학회, 대한갑상선학회 회장 역임

대구경북 첨단의료진흥재단 이사장, 대구시의사회 부회장 역임

장병국

계명대학교 의과대학 소화기내과 교수

계명대학교 의과대학을 졸업하고 동 대학병원에서 인턴과 전공의 수련을 받았다. 의학 석사학위는 모교에서, 박사 학위는 경북대에서 받았다.

현재 계명대학교 동산병원 소화기내과 교수로 재직 중이며, 내과 과장 및 임상시험센터장을 맡고 있다.

정 기 석

한림대학교 의과대학 호흡기내과 교수

현재 한림대학교 성심병원 재직 중, 대한결핵및호흡기학회지 편집위원장

아시아-태평양 호흡기학회 2022년 서울대회 회장

전 질병관리본부장

전 한림대학교 성심병원장

정 영 기

아주대학교 의과대학 정신건강의학과 명예교수

1980년 연세의대 졸업. 연세의료원 세브란스병원 인턴 및 전공의 수료. 정신과와 신경과 전문의 취득. 세브란스병원 정신과 임상강사. 서울보훈병원 정신과 전문의. 2021년 2월 아주대학교병원 정년 퇴임

경기남부 해바라기센터(성폭력피해자 통합지원센터, 아주대학교병원 내) 소장, 아주대학교 교수회 의장 및 대학평의회 의장 역임

대한병원의사협의회 회장 역임, 경기도의사회 부회장